몸속이 깨끗해야
피부美人
된다

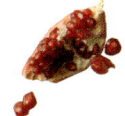
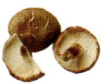

몸속이 깨끗해야
피부 美人
된다

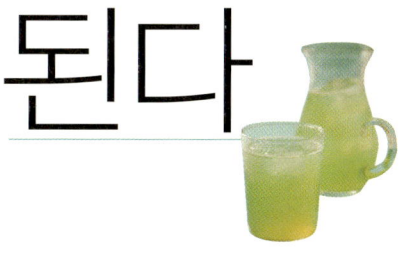
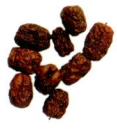

한승섭 지음

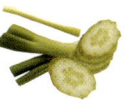
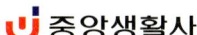

중앙생활사

| 이 책을 쓰면서 |

한방(韓方)은 어떻게 피부미인을 만드는가

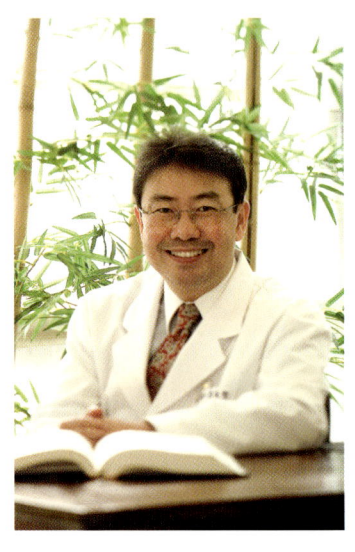

어린 시절, 우리 집의 풍경은 다른 아이들의 그것과는 달랐다. 아침부터 저녁까지 병을 고치러 오는 사람들로 북적였으며 집안 곳곳에서 한약재 냄새가 진동을 했다. 또 늘 집 한쪽에서는 탕약 달이는 모습을 어렵지 않게 볼 수 있었다. 다른 아이들은 느끼지 못하는 그러나 3대째 한의사로 지내고 있는 나에겐 너무나 익숙하고 정겨운 것들이다.

"한약은 달이는 사람의 정성, 먹는 사람의 정성이 하나가 되어야 효과를 볼 수 있어."

요즘 부쩍 어른들이 입버릇처럼 하시던 말씀이 생각난다. 예전 사람들은 약의 효과를 높이기 위해 좋은 물을 찾아다녔다. 심지어

땅 속 깊은 곳에서 물을 끌어올려 약을 달이곤 했다. 요즘에는 한약을 지으면 한의원에서 약을 달여 비닐팩에 담아주지만 그 옛날에는 불 위에 탕기를 올려놓고 부채질을 해가며 정성껏 약을 달였다. 가족의 건강을 위해, 환자의 건강을 위해 정성과 노력과 시간을 아까워하지 않고 투자했던 것이다.

이처럼 한의학은 인간에 대한 정성에 그 뿌리를 두고 있다. 그런데 최근 한방피부과 전문의로 활동하면서 많은 것들을 느끼게 되었다. 나도 모르는 사이에 환자의 건강보다는 아름다운 외모에 더 많은 신경을 써온 것은 아닌지 반성하게 되었다. 티 없이 맑은 피부를 원하는 화이트닝 미인만을 강요하는 세태 속에서 보다 근본적인 몸속 건강에 조금 소홀했던 것은 아닌지 되돌아보게 되었다.

몸속이 깨끗해야 피부미인 된다

피부에 대한 연구는 서양의학에서 꾸준히 진행되어 온 것이긴 하지만, 한의학에서는 절대로 겉모습과 외피만 두고 피부를 얘기할 수 없다. 피부는 몸이 건강해야 함께 건강하고, 몸속이 바로잡혀야 맑은 피부, 깨끗한 피부를 유지할 수 있다. 즉, 몸 전체를 잘 알아야 피부의 문제도 해결할 수 있는 것이다.

오랫동안 한의학에 종사해 오면서 발견한 재미있는 사실 가운데 하나는 지금처럼 미용술, 화장술이 발달되어 있지 않은 고대에도 피부미인은 존재했고, 한의학을 기반으로 꾸준히 발전해왔다는 것이다.

한방에서 말하는 피부관리법은 이런 역사적 토대와 배경을 가지고 있다. 한의학에서는 피부의 상태를 건강의 척도로 삼는다. 이밖에도 피부, 머리카락, 이목구비, 손톱이 건강해야 몸도 건강하다고 본다. 피부는 오장육부의 기능이 좋아지고, 인체가 정상적으로 돌아가야 영양을 받아 윤택하게 된다.

한방의 피부관리법은 이를 목표로 기의 흐름을 원활하게 만들어주는 침과 뜸요법, 피를 맑게 하는 부항요법, 자궁을 치료하는 좌훈요법, 피부에 바르는 한약재인 미용고, 먹으면 좋아지는 미용환 등을 이용하는 것이 기본이며, 몸의 문제를 고치기 위한 탕재가 함께 병행된다.

그러나 이를 다 실시하려면 비용과 시간이 만만치 않게 들어가는 것 또한 사실일 것이다. 이를 위해 사람들이 생활 속에서 큰 비용을 들이지 않고도 실천할 수 있는 피부건강법을 알려주고자 한다.

　미용을 위해서건, 피부질환 치료를 위해서건 피부 문제를 생각했을 때 한의학적인 접근을 하지 않으면 일시적인 효과만 얻게 될 뿐더러 예상외로 꽤 많은 비용을 지불해야 하는 현실이기 때문이다.

피부관리는 체질에 따라 달라야 한다

　양방에서 오랫동안 피부 트러블을 치료해왔던 이들도 나를 찾아오는 경우가 있다. 피부질환으로 오래 고생한 이런 사람들을 보면, 몸 자체의 면역력을 길러 피부가 좋아지게 만들어야 하는데 피부 문제 자체만 지엽적으로 매달려 내성 약화로 더더욱 피부 문제가 악화되어 있는 경우가 많다.

　한의학에서는 피부에 문제가 생겼을 때 같은 증상도 체질에 따라 치료법이 다르고, 처방도 달라진다. 그렇기 때문에 먼저 자신의 체질에 맞는 피부관리법을 알아야 한다. 그런 다음 자신의 피부가 좋아하는 생활을 해야 하며, 자신의 피부에 맞는 음식을 먹고 마셔야 하는 것이다.

　이를 위해 이 책에 자신의 체질을 알고 그 체질에 맞는 피부가 좋아하는 생활에 대해 소개하였다. 아울러 큰 비용을 들이지 않고도 집에서 만들 수 있는 한방 보약재, 좋은 재료로 직접 만들어 쓸 수 있는 한방 화장품, 몸에 좋고 피부에 좋은 한방차와 한방죽에 대해 자세히 설명해 놓았다.

이 책을 읽고 실생활에서 적용하면 비싼 돈을 들이지 않고도 자신의 체질에 맞게 몸을 보하고 피부를 윤택하게 만드는 생활을 할 수 있을 것이다.

끝으로 이 책이 나오기까지 물심양면으로 애써주신 금산미학한의원 직원, 중앙생활사 김용주 대표와 임직원에게 깊은 감사를 표한다.

한승섭

| 인기 스타들의 피부관리 비결 |

금산미학한의원과 인연을 맺은 많은 연예인들

이효리

옥주현 때문에 인연을 맺게 된 이효리의 경우 바쁜 스케줄과 잦은 메이크업으로 인해 예민해져 있던 상태였다. 건조한 피부와 칙칙한 느낌의 피부톤을 많이 고민하고 있었다. 사람들은 섹시한 피부톤이라며 부러워하지만 정작 당사자인 이효리는 투명하고 맑은 피부톤을 가진 여성을 부러워했다.

이효리의 체질은 속에 열이 많은 소양인이며, 과로와 스트레스가 겹쳐 심장과 간장이 극도로 지쳐 있었다. 피곤할 때마다 이마에 한두 개씩 생기는 여드름은 심장 때문이었고, 왼쪽 볼에 생기는 여드름은 피곤해진 간이 원인이었다.

사실 보통 피부과에서는 단순히 피부상태를 진단하는 것에 그치고 신체 부위와 연관시켜 피부상태를 설명해 주지 않지만 이런 원인에 대한 설명을 들은 이효리는 피부 문제의 특징을 이해하며 한방 피부관리에 믿음이 생겨 차근차근 치료를 받기 시작했다.

첫 번째 치료는 우선 심장과 간장의 기를 풀어주는 침과 경락요법이었다. 이 과정을 끝내고 산소 공급 치료를 병행했으며, 얼굴에 비타민 C의 흡수를 촉진시켜주는 이온자임 시술과 광선요법을 함께 시술받았다. 한 달 정도 이렇게 집중적으로 치료를 받자 얼굴이 촉촉해지면서 피부톤이 투명해졌다. 또한 침 치료와 경락요법 때문에 몸의 군살도 빠져 몸매까지 예뻐진 결과를 얻었다.

이효리는 스케줄이 폭주해 몸이 두 개라도 모자랄 지경으로 바빴지만 틈이 나는 대로 금산미학한의원을 찾았다. 여유가 된다면 한두 시간을 머무르면서 치료와 스킨케어를 받는 동시에 부족한 수면을 채우기도 했다.

장기간 출장이 겹쳐 금산미학한의원을 찾을 수 없을 때는 보약을 지어 복용하면서 피부상태는 물론 피로 회복까지 신경을 쓰곤 했다. 금산미학한의원은 단순 미용 차원에서 그치지 않고 몸의 약한 부분을 보완해 강화시켜 피부 문제를 해결하기 때문에 최고의 피부관리법이라고 이효리는 말했다.

옥주현

　옥주현은 간기능이 실하고 폐기능이 허한 태음인 체질로서 과로와 습한 기운이 많아 피부 트러블, 여드름이 많이 생겼다. 그룹 핑클의 멤버로서 활동하던 그 시절에는 불규칙적인 식생활과 심한 과로로 인해 간에 열이 많이 쌓여 있었다.

　간장의 열 때문에 피부 트러블이 생기고 화농성 여드름이 양볼에 올라와 그녀를 괴롭혔다. 여러 곳의 피부과와 피부관리실을 찾아 헤매었지만 치료가 되질 않아 몸속부터 고쳐준다는 금산미학한의원을 어머니의 손을 잡고 찾아오게 되었다.

　우선 태음인 침 치료와 경락 치료, '습'을 없애주면서 염증을 가라앉혀주는 금은화갈근탕과 미용환을 처방하였다. 그리고 콜라겐 활성화 시술과 더불어 스케일링, 태음인 재생 치료를 하였다.

　재생 치료와 한약을 복용한 지 며칠이 지나자 그 효과를 바로 확인할 수 있었다. 치료한 지 한 달이 지나자 피부 트러블과 여드름은 더 이상 생기지 않는 등 증상이 크게 호전되었다.

보아

소음인인 보아는 소화기능, 장기능이 자주 저하되는 체질이다.

한국과 일본을 자주 넘나들면서 바쁜 일정과 극도의 피로로 인해 좁쌀여드름이 이마와 볼에 생겨났다. 조금 쉬면 호전될 거라고 생각했지만 좁쌀여드름은 더욱 번져가기만 했다.

피부는 몸속이 깨끗해야 한다는 금산미학한의원을 찾아 소음인 체질관리, 침 치료, 경락요법과 함께 미용환을 복용하였다. 피부에 비타민 C를 투입시켜주는 바이탈 이온트 치료, 수분을 공급해주는 스킨 마스터, 해초와 숯, 감초를 배합한 한방팩을 통한 한방 재생관리를 병행하였다.

그러자 지속적으로 솟아났던 좁쌀여드름은 어느 순간에 모두 사라져 버렸다. 그녀는 특히 한방팩과 미용환이 효과가 좋았다고 말한다.

김현중

아이돌 스타 중 전 SS501의 멤버 김현중은 바쁜 스케줄로 인한 끔찍한 수면 부족으로 피부가 회복될 시간을 전혀 주지 못했고 잦은 메이크업은 피부에 곧바로 반응하고 있었다. 자잘한 여드름이나 뾰루지가 생겼다가 사라지고, 심하게 무리한 날에는 화농성에 가까운 여드름 한두 개가 출몰하여 너무 곤혹스럽다고 하였다.

　이런 고민 때문에 금산미학한의원을 찾은 김현중은 여느 피부과처럼 피부과 의사가 피부상태를 들여다보는 것 대신 처음에는 진맥을 받았다. 한방에서 말하는 문진을 끝내고 진맥을 한 다음 태음인이라는 체질을 설명해 주었다. 김현중은 태음인이며 타고난 습한 기운 때문에 간장과 폐장에 열이 많아 피부질환, 특히 여드름이 생길 가능성이 높다.

　진료가 끝난 다음 진료실로 옮겨 여드름 제거와 천연 스케일링, 진정 치료, 콜라겐을 활성화시켜주는 치료를 받았다. 한방 피부 마사지까지 받고 난 다음 태음인의 피부미용에 적합한 약재인 녹용, 맥문동, 오미자, 갈근과 함께 율무, 오미자, 밤, 도라지 등이 들어있는 '태음위조탕'을 복용했다. 그 후 늘 기분이 상쾌하고 몸 안의 기가 제대로 돌아가는 듯한 기분이 느껴진다고 했다.

박주미

　아직도 '싱글'로 착각할 정도로 동안을 유지하고 있는 박주미와 인연을 맺은 것은 첫째 아이를 출산한 그때쯤이었다. 박주미는 예전 바쁜 스케줄에 정신없던 시절에도 여드름으로 고민한 적이 없을 정도로 피부 트러블과는 거리가 멀었다고 한다. 하지만 출산 후에 찾아온 기미로 인해 피부상태가 갑자기 나빠지면서 양쪽 눈가를 중심으로 옅은 기미가 보이기 시작하더니 피부상태도 푸석해지며 건조해져 있는 상태로 많은 고민을 하고 있었다.

　박주미는 위장이 허약하며 몸이 냉한 소음인 체질이었다. 일단 출산으로 인한 무리로 오장육부의 기와 혈이 막혀있는 상태였기에 침과 경락요법을 통해 기 순환을 순조롭게 만들고 피부 재생 시술을 동시에 받았다. 그런 다음 피부를 진정시키고 관리하는 단계에서 한방적인 요소가 가미된 팩으로 피부상태를 호전시켰다. 모든 치료 단계를 마친 다음에는 휴게실에서 여성에게 좋은 약쑥 좌훈을 하기도 했다.

　단 몇 차례 한방 시술이었지만 육안으로도 피부가 눈에 띄게 깨끗해진 것을 바로 확인할 수 있었다. 치료와 함께 처방해준 한약을 복용하면서부터는 몸까지 매우 가벼워졌다고 하였다. 그리고 타고난 피부도 몸에 변화가 생기면 피부상태에 영향을 미친다는 중요한 사실을 알게 되었다고 말했다.

평소 피부과 진료에 대한 아쉬움을 한방 치료로 큰 효과를 본 이후, 체질에 맞는 생활과 식사를 통해 피부까지 챙기는 안목을 가지게 되었으며, 이를 토대로 금산미학한의원을 통해 배운 것들을 생활에 응용해 더욱더 적극적으로 한방을 통한 피부관리를 하고 있다.

이승철

발라드의 황제라 불리는 이승철은 바쁜 생활로 인한 극도의 피로로 인해 심신이 지쳐 있었고 오장육부의 기와 혈이 막혀 있던 상태였다.

이승철은 소양인으로 스트레스를 받으면 심장과 간에 바로 열이 발생하는 체질이었다. 심장과 간에 모인 열로 인해 오장육부의 기능이 저하되며 외부의 찬 공기나 뜨거운 열기와 내부의 비정상적인 기(氣), 혈(血)이 만나는 과정에서 혈액순환장애와 부종뿐만 아니라 몸의 무거움을 많이 느끼고 있었다. 더구나 사람을 좋아하는 이승철은 잦은 모임으로 간이 피로하여 눈가의 다크서클과 복부 내장 지방으로 비만의 적신호가 찾아와 있었다.

일단 소양인에 대한 침 치료, 경락요법과 한약을 복용하면서 피부에 비타민 C를 투입시켜주는 바이탈 이온트 치료, 해초와 숯을 배합한 한방팩을 통한 한방 재생 관리를 받았다. 또한 간의 해독과 비만 예방을 위한 금산미학한의원만의 식이요법을 병행하여 독소 배출은 물론 몸의 군살도 빠지면서 건강한 몸매를 되찾게 되어 매우 만족하였다.

이숙영

매일 오전 7시부터 9시까지 SBS '이숙영의 파워FM' 진행을 맡고 있는 이숙영 아나운서. 어머니가 7년 전 췌장암으로 돌아가셨기 때문에 암에 대한 공포가 항상 잠재되어 있었다. 게다가 방송일과 거의 매일 전국을 다니며 초청 강연을 하느라 오장육부가 지쳐 있었다.

암을 예방하고 지친 오장육부에 활기를 불어넣기 위하여 언제나 긍정적인 사고, 꾸준한 운동과 더불어 금산미학한의원에서 제조한 금산 공진단을 복용하고 있다.

"피부는 오장육부의 거울"이라는 말이 있다. 금산 공진단 덕에 오장육부가 건강해지면서 피부까지 건강한 피부로 되었다. 더욱이 소음인 체질인 이숙영 아나운서는 소음인 재생 관리와 IPL, 써마스타 시술을 통하여 더욱 피부에 탄력이 생기고 윤택하게 되었다.

이숙영 아나운서는 이렇게 말한다.

"방송 활동과 강연을 힘차게 할 수 있게 된 것은 금산 공진단과 금산미학한의원 피부관리 덕분이다."

그외의 스타들

그밖에도 많은 인기 스타들이 금산미학한의원에서 피부관리와 치료를 받았다. 김아중, 장근석, 씨엔블루, 환희, 브라이언, 김지수, 김희선, 김하늘, 이루, 소희, 송선미, 에릭, 심혜진, 사강, 탁재훈, 수애, 서민정, 박정민, 손호영, 김현정, 노현정, 축구선수 마라도나, 설기현, 이호, 이동국 등등 많은 연예인들과 유명인들이 입소문을 통해 금산미학한의원을 찾았다.

| 차례 |

이 책을 쓰면서
한방(韓方)은 어떻게 피부미인을 만드는가　　　　　　　　04
인기 스타들의 피부관리 비결
금산미학한의원과 인연을 맺은 많은 연예인들　　　　　　09

1장
한방 피부관리로 덕본 미인들

온천욕 피부미인으로 현종을 사로잡은 여인 양귀비　　　026
인삼물 목욕으로 피부에 생기를! 황진이　　　　　　　　029
역사상 가장 건강한 피부를 자랑 서태후　　　　　　　　030
'신선옥녀분'으로 고령에도 젊은 피부를 유지 측천무후　　032
한약재와 음식 보양으로 아름다움을 간직 매란방　　　　034

한방의 지혜, 자연의 힘 1 _ 옛 궁녀들의 미용술　　　　036

2장

양방이 죽어도 못 따라가는 한방 피부관리 비결

마지막으로 찾는 한방피부과 · 044
피부상태는 건강의 척도, 한방에서 보는 피부 문제 · 045
깨끗한 피부를 위한 한방 피부관리 요법 · 046
얼굴을 보면 건강을 알 수 있다 · 051
한방의 지혜, 자연의 힘 ② _ 피부가 아름다워지는 한방 비법 · 056

사상체질로 진단하는 피부 특징 · 066
냉수를 많이 마시면 좋은 태양인 · 067
고혈압, 변비를 조심해야 하는 태음인 · 068
음의 기운이 부족하기 쉬운 소양인 · 070
환절기마다 피부 트러블이 많은 소음인 · 072

체질과 맞지 않는 관리가 피부를 망친다 · 074
냉한 체질인 줄 모르고 오이마사지로 피부를 괴롭히다 · 075
피지분비과다 억제제 장기복용으로 온몸이 건조해지다 · 077
성인기에 발생한 부분적 아토피로 고통받다 · 080
피부톤이 어둡고 알레르기 반응이 자주 나타나다 · 082
스트레스와 기, 혈의 부조화로 눈가가 거뭇해지다 · 083

유전적인 주근깨, 올빼미형 근무로 기미가 번지다   085

한방으로 완전히 해결하는 피부 트러블   087
남녀노소 가리지 않는 여드름   088
제거하기 어려운 기미   102
면역력 저하, 열에 민감한 아토피   115
예방 가능한 피부 노화   126
노화를 몰고 오는 건성 피부   132
매끄러운 피부를 위한 모공관리   135

3장
피부에 효과 빠른 한방 보약재 만들기

한방 약재를 이용한 피부 보약재 만들기   144
안티에이징   145
여드름과 지성 피부   149
기미·주근깨 피부의 화이트닝   155
고운 피부 만들기   161
변비 해소   164
불면증 해소   169
매월 찾아오는 생리통 치료   172

각종 피부 상처, 짐승이나 곤충에게 물렸을 때	174
한방의 지혜, 자연의 힘 ③ _ 체질을 개선하는 율무	176

4장

피부가 가장 좋아하는 한방 화장품 만들기

콩기름 클렌징	180
다시마·곡물 클렌저	183
감초물 세안	186
브로콜리 화장수	188
돌미나리·셀러리·더덕 화장수	190
포도·오이 화장수	192
현미 화장수	196
메주콩과 녹차 화장수	198
녹차 화이트닝 화장수	200
증기 쑥	204
쑥물팩	206
쑥가루팩	208
살구씨팩	210
살구씨 고약	212
녹두가루·포도즙팩	214

현미 · 과일즙팩	216
마 · 살구씨팩	218
포도팩	220
바나나팩	222
밀가루 · 우유 각질제거팩	224
상백피 · 향부자팩	226
키위팩	228
소금 스크럽	230
감초 · 사과팩	234
곡물 · 감초팩	236
쌀뜨물 · 녹두가루팩	238
상백피팩	240
율피팩	242
통도라지 · 쑥팩	244
한방의 지혜, 자연의 힘 4 _ 옛 미인들이 즐겨쓴 천연 화장품	246

5장

피부를 살리는 한방죽 & 한방차

팥죽	252
무죽	254

율무죽	256
녹두죽	258
호박죽	260
콩나물죽	262
파죽	264
우엉죽	266
대추죽	268
멥쌀·파슬리죽	270
표고버섯죽	272
유자차	276
진피차	278
오이차	280
솔잎차	282
둥굴레차	284
맥아차	286
감초차	288
삼백초차	290
차조기차	292

1장
한방 피부관리로 덕본 미인들

> 미인의 기준은 매우 다양하지만, 예나 지금이나 좋은 피부가
> 미인의 필수조건이다. 요즘 최고의 인기를 구가하고 있는
> 이효리에서 당나라 현종의 사랑을 독차지했던 양귀비까지
> 최고 스타의 공통점은 한방으로 피부를 다스렸다는 것이다.
> 한방으로 거듭난 피부미인들의 비법을 소개한다.

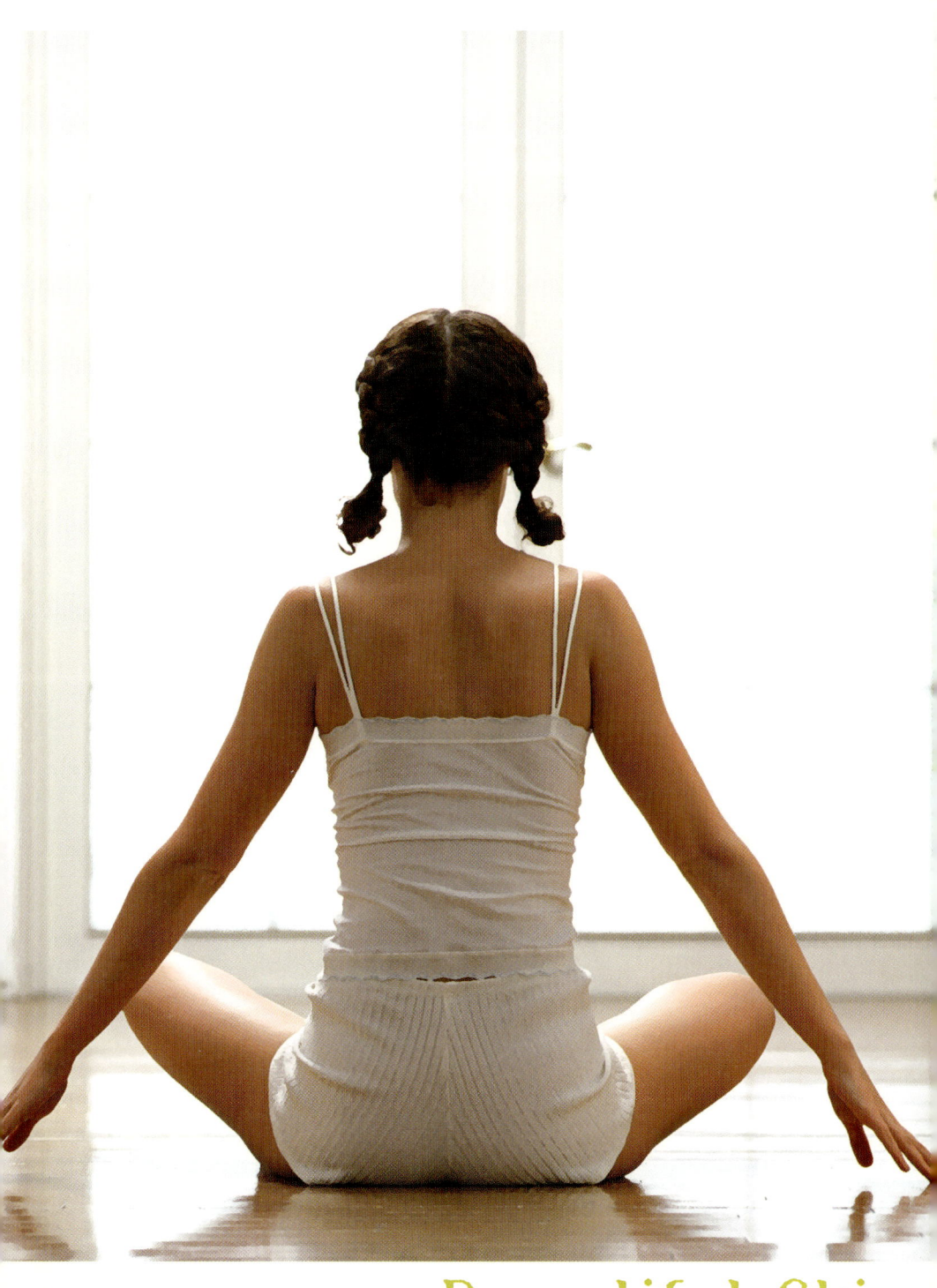

온천욕 피부미인으로 현종을 사로잡은 여인
양귀비

중국의 양귀비는 절세 미녀의 대명사로 불린다. 역사적으로 당 현종의 정치 몰락을 가져오고 그 또한 어린 나이에 비명횡사를 한 비운의 여인으로, 아름다운 여인을 얘기할 때 그 이름이 빠지지 않지만 사실 그녀는 중국사에서 인정하는 미인과는 제법 거리가 멀었다.

미인의 전형인 마르고 여윈 몸매와는 정반대로 통통하였던 그녀의 매력은 다름 아닌 뽀얗고 매력적인 피부였다. 당 현종이 그녀에게 흠뻑 빠진 이유는 통통한 몸매에 잡티 하나 없는 뽀얀 피부였다고 전해진다. 이 피부 하나로 당대의 성군인 당 현종의 눈을 멀게 한 것이다.

그녀의 미색에 빠진 현종은 양귀비를 위해 온천인 화청지에 궁을 지어주고 양귀비를 자신의 말을 이해하는 꽃, 즉 '해어화(解語花)'라 부르며 양귀비의 아름다움 앞에는 꽃조차도 부끄러워한다고 칭찬을 아끼지 않았다.

양귀비가 미용식으로 즐겨 먹는다는 이유로 2천리 밖에서 나는 '여지'라는 과실을 매일 공수해오도록 하였고, 양귀비가 원하는 모든 사치를 다 누리도록 해주었다. 양귀비 역시 현종의 사랑을 붙잡아두려고 새로운 화장법을 개발하는 등 미모를 가꾸는 데 게을리하지 않았다고 한다.

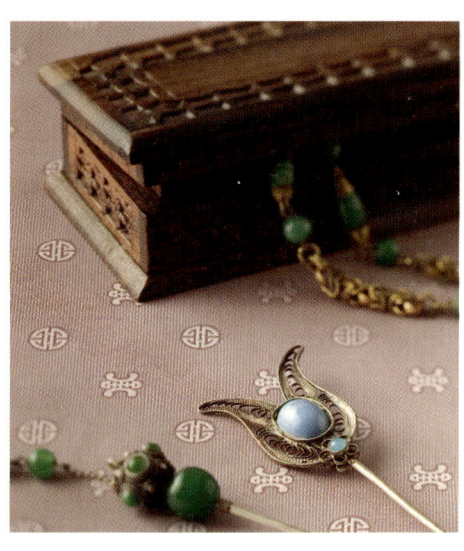

그녀는 매끄러운 피부를 유지하기 위해 매일 온천물에 몸을 담그는 노력을 아끼지 않았다. 온천은 25℃ 이상의 따뜻한 지하수로서 몸을 따뜻하게 하고, 기혈순환을 촉진하여 화색이 돌게 한다. 온천수의 염분은 만성 피부질환에 효과가 좋아 깨끗한 피부를 유지하게 하며, 철분은 빈혈에 좋다. 탄산과 유황이 함유된 온천수는 혈관계통을 건강하게 하므로 고혈압과 동맥경화에 좋다.

목욕을 자주 하기 힘들었던 시절, 일반인들은 온천욕을 통해 기혈순환 및 신진대사를 좋게 하여 오장육부의 기능을 개선하여 건강 및 아름다운 피부를 가꿨던 것이다.

양귀비는 피부 못지않게 아름다운 목소리를 유지하기 위해 검정콩을 솔잎과 함께 은은한 불에 중탕으로 끓이다가 은행 8알, 소량의 조청(물엿)을 탄 솔잎차를 즐겨 마셨다고 한다. 약용으로 쓰는 검정콩의 한약재명인 서목태(鼠目太)는 혈액순환을 촉진하여 어혈(瘀血)을 풀고 지방을 분해하며 해독작용을 한다.

이러한 노력으로 인해 그녀는 역사를 뛰어넘어 지금까지 회자하고 있는 미인이 되었다. 현대 미인들처럼 인공적인 아름다움과 겉모습에 매달리기보다는 한방적인 피부관리와 건강관리를 통해 자신만의 아름다움을 만들어냈던 것이다.

그러나 한때 현명한 성군으로 인정받았던 현종의 눈을 흐리게 하여 군주에 대한 명예도, 나라에 대한 의무도 벗어던지게 한 양귀비의 매력은 결국 스스로의 명마저 재촉하게 하였다. 여성에게 있어 아름다움은 그 어떤 것보다 가장 축복받은 일일 것이다. 그러나 그 아름다움은 반드시 현명하고 바른 가치관과 함께 빛을 더 발할 수 있다.

인삼물 목욕으로 피부에 생기를!
황진이

    조선시대의 명기 황진이는 시(詩)·서(書)·음율(音律)에 뛰어났으며, 출중한 용모로 많은 남성들을 매혹시켰다.

    황진이가 기생이 된 건 15세 때로 그녀의 뛰어난 용모를 보고 동네 총각이 연모 끝에 상사병으로 죽으면서부터다. 이후 명기로서 뛰어난 미모와 시적 재능으로 서경덕, 벽계수 등 당대의 명사들과 교류를 맺으면서 화려한 남성 편력을 자랑했다.

    그런 그녀가 즐겨 사용했던 미용관리법은 '인삼물'이었다. 건강보양제로만 인식되어진 인삼물은 여성의 피부에 생기를 준다. 인삼 속에 있는 사포닌 성분이 피부세포를 활력 있게 만드는 것이다. 일찍이 사포닌 성분의 효능을 알았던 황진이는 인삼물로 목욕을 했을 뿐만 아니라, 인삼의 잎을 깨끗이 씻어 그늘에 말렸다가 늘 차로 달여 마셨다고 한다.

    흔히 약재로 사용하는 굵은 뿌리보다는 가늘게 난 잔털이나 인삼의 잎부분에 피부가 원하는 미용성분이 더 많은데, 현명한 그녀는 이런 세심한 사실까지 알고 자신에게 맞게 이용했던 것이다.

역사상 가장 건강한 피부를 자랑
서태후

중국의 마지막 왕 푸이의 모후로 막강한 세력을 가졌던 서태후는 나이 70이 되어서도 건강한 피부를 간직, 피부미용 역사에도 길이 남을 업적을 남겼다.

그녀가 가장 즐겨 쓴 피부관리법은 검은깨, 연밥살로 만든 '미용환'과 배즙, 연근즙 등을 달여 고약처럼 만든 '운부고' 그리고 호두로 만든 죽 '호두낙'이다.

미용환은 검은깨 볶은 것 600g, 연밥살(속껍질과 내심을 빼고 잘 볶은 것)·노랗게 볶은 감인·율무·마·백복령·백편두(따끈한 물에 하루 담갔다가 껍질을 벗겨 볶은 것) 각각 300g을 모두 함께 섞어서 가루를 낸 뒤 꿀로 개어 녹두 크기만하게 환약으로 만든 것이다. 이것을 매일 세 차례 식후 술을 약간 탄 따끈한 물과 함께 30~50알씩 복용했다. 이것은 피부를 윤이 나게 하고, 머릿결을 검게 하며 얼굴을 아름답게 만들어준다.

운부고는 배즙·날 연근즙·생지황즙·소주 각각 1되씩을 생강즙 ½되, 물 3되와 함께 토기에 담아 은근한 불로 달여 연한 고약으로 만든 뒤 매일 2~3회 1큰술씩을 물 1컵에 풀어서 복용한다.

차처럼 오래 복용하면 피부에 윤이 나며, 얼굴이 깨끗해지고, 변비를 치료해준다.

호두낙은 깍지를 제거한 호두 10개를 물에 담갔다가 속껍질을 곱게 벗기고, 쌀 150g을 잘 씻어 4시간 정도 물에 담가둔 뒤 절구에 호두와 쌀을 섞어 물을 조금 부은 다음 곱게 갈아 체에 밭친다. 꿀이나 설탕 150g에 물을 조금 더하여 30분 정도 약한 불에 끓인 뒤 마지막으로 쌀가루로 만든 새알심을 넣으면 완성된다.

'신선옥녀분'으로 고령에도 젊은 피부를 유지
측천무후

성신황제(聖神皇帝) 측천무후, 즉 무측천은 당 고종의 황후로 고종이 죽은 후에 황제에 등극하였다. 무측천은 80세의 고령에도 여전히 젊은 시절의 용모를 유지했다고 전해지고 있다.

《신당서(新唐書)》에서는 그녀를 가리켜, "나이가 많이 들어서도 자신을 잘 가꾸어 측근들조차 그녀가 노쇠했다는 것을 눈치채지 못했다"고 적고 있다. 무측천이 사용한 미용 비방은 후세에 당대 관청에서 편찬한 약전(藥典)인《신수본초(新修本草)》에 수록되었다가, 얼마 안 있어 다시 민간으로 전해졌다.

그 비방은 5월 5일에 익모초(益母草)를 흙이 없도록 잘 캐어와 그것을 햇볕에 말린 후 잘게 찧어서 체로 친다. 거기에 다시 밀가루와 물을 넣어서 잘 섞은 다음 계란 크기만한 약단(藥團)으로 빚어서 다시 햇볕에 말리고, 황토로 화로를 만들어 사방에 구멍을 낸 다음 목탄을 쌓고 그 속에 이 약단을 넣는다. 밥 한 끼가 될 시간 동안 센 불을 가한 후에 다시 하루 밤낮 동안 약한 불을 가하고 식힌다. 그리고 나서 이것을 잘게 갈아서 체로 친 다음 건조한 자기그릇 속에 넣어둔다.

이것을 사용할 때는 활석분(델컴파우더) $\frac{1}{10}$, 연지 $\frac{1}{100}$을 함께 잘 섞어서 잘게 간 다음 목욕이나 세수할 때 발랐다가 씻어내면 된다.

바로 이 비방이 '신선옥녀분(神仙玉女粉)'이다. 익모초는 말 그대로 어머니를 이롭게 하는 약초로서 자궁의 기능을 개선하고, 어혈이나 노폐물을 배출시켜 생리불순, 생리통, 여성 불임을 치료하는 효능이 있다.

한약재와 음식 보양으로 아름다움을 간직
매란방

중국 경극의 아버지라 불리는 매란방은 학구열이 대단하여 미국에서 음악박사 학위까지 받았으나 중국대륙이 공산치하에 들어가자 공산주의 선전에 이용되어 혹사당해 사망했다.

그는 50세 이후에도 여장을 하고 무대에서 춤을 추면서 노래를 하면 처녀와 같았는데 이와 같은 매력과 아름다움은 타고난 것도 있었으나 남다르게 한약재와 음식을 통한 보양과 피부관리에 힘썼다. 얼굴이 아름다운 그가 즐겨 복용한 몇 가지가 있는데, 황대두차와 과일즙, 석곡차가 바로 그것이다.

황대두차는 볶은 누런 콩(황대두) 300g, 백급 37.5g을 가루 내어 꿀 600g으로 개어서 병에 담아 보관한다. 매란방은 이것을 매일 2~3회 1큰술씩을 유리잔에 담아 끓는 물로 풀어서 차처럼 마셨다. 이것을 장기간 복용하면 얼굴이 깨끗해지면서 아름다워지며, 소화기능을 좋게 하고, 피를 토하는 증상을 치료하기도 한다.

과일즙은 날배즙, 은행즙 또는 살구씨즙에 포도즙 또는 사과즙, 귤즙, 당근즙, 생강즙 등을 혼합하여 만들었다. 이때 비율은 배 2 : 은행 1 : 살구씨 1 : 포도 1 : 당근 1 : 생강 $\frac{1}{4}$ 정도이다. 이 즙은 열을 풀어주고 담을 없애줄 뿐만 아니라 목을 보호해주며, 얼굴을 아름답게 해주고, 피부와 살결을 깨끗하게 해준다.

　석곡차는 석곡(石斛) 75g을 물 2되로 달여 반이 되면 이것을 차 마시듯 수시로 마셨다. 이 석곡차는 얼굴색을 윤택하게 하고 성대 및 인후를 보호하고 목청을 맑게 해주며 혈압을 내려준다. 석곡 대신에 껍질 벗긴 은행 21개를 위와 같이 달여 마셔도 된다.

옛 궁녀들의 미용술

궁 안의 온갖 잡일을 떠맡아하는 수백 명의 궁녀들은 임금의 여자로서 평생 임금만을 바라봐야 하며 처녀의 몸으로 수절을 해야만 했다. 그런 궁녀들의 가장 큰 목표는 바로 임금의 눈에 띄는 것이었다. 임금의 눈에 띄어야만 비로소 여자로서 살 수 있을 뿐 아니라 온갖 부귀영화를 누리고, 나아가 운이 좋으면 장희빈처럼 한 나라의 왕비가 되는 기회마저 가질 수 있기 때문이다.

하지만 궁 안에는 수백 명에 이르는 궁녀를 비롯해서 왕비, 수십 명의 후궁들이 버티고 있기에 임금의 눈에 띈다는 건 여간 어려운 일이 아니었다. 그렇기 때문에 궁녀들은 남들보다 아름답기 위해, 임금에게 사랑을 받기 위해 저마다 특별한 생활 속 노하우를 통해 필사적으로 아름다움을 가꾸었다. 임금의 사랑을 받기 위해 노력한 궁녀들의 미에 관한 노하우를 몇 가지 소개한다.

● **매끄러운 피부를 만드는 쌀뜨물 세안**

그 옛날에도 사계절이 뚜렷한 기후의 특성은 강했으며 여성의 피부 노화에 주범이 되는 자외선과 각질 역시 존재했다. 지금처럼 스크럽제나 각질 제거용 마스크가 없었던 시절의 여성들은 아침에 밥을 지으면서 계절마다 일어나는 각질을 제거하였다. 아궁이 앞에서 밥을 짓던 그녀들은 솥 바깥으로 나오는 수

한방의 지혜, 자연의 힘 ①

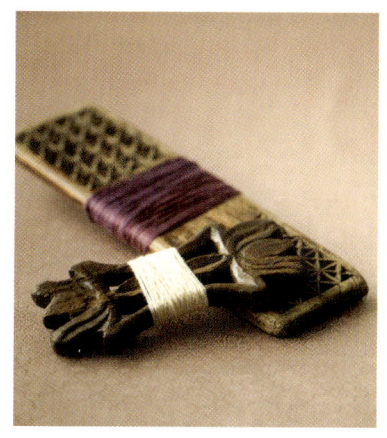

증기로 쌀의 미용성분을 피부 속에 흡수하였던 것이다.

밥 김이 솟아오를 때 얼굴을 데지 않을 정도로 가까이 대고 그 김을 쐬는 것이다. 가만히 보면 지금의 스킨케어실에서 하는 스팀 타월과 같은 효과로 묵은 각질을 벗겨냈으며 천연 곡물 팩의 효과도 덩달아 얻은 것이다. 소주방 궁녀들 중에서 얼굴에 윤기가 흐르고 매끄러워 미색이 짙은 궁녀들이 많았는데 이들 대부분이 이 방법을 사용했기 때문이 아닐까 싶다.

이렇듯 옛날 수라를 짓던 궁녀들의 얼굴이 하얗고 매끄러웠던 이유는 대단한 비법이 숨어있던 것은 아니었다. 밥 짓는 김에 얼굴을 쏘여주는 것과 함께 여성들이 자주 사용했던 또 하나의 방법으로는 쌀뜨물을 이용한 세안법이 있었다.

쌀을 씻고 난 다음 두세 번째에 해당하는 쌀뜨물로 얼굴과 손을 씻는 것은 궁중뿐만 아니라 민간에서도 널리 행해진 방법이다. 어느 외국 코스메틱 브랜드의 연구팀이 한국의 전통 미용법을 연구하다가 쌀뜨물에 녹아 있는 쌀 전분에 뛰어난 수분 흡수력과 화이트닝 효과가 있음을 발견하여 쌀뜨물의 미용 효과를 과학적으로 입증한 바 있다.

쌀겨의 미용 효과도 무시할 수 없다. 특히 순조 시대의 궁녀들은 임금의 성

1장 한방 피부관리로 덕본 미인들 | 037

은을 입기 위해 품질이 좋은 고운 쌀겨를 구하려고 노력했는데, 좋은 쌀겨를 값진 패물과 바꾸는 것을 조금도 아까워하지 않았다고 한다.

고운 쌀겨를 큰 나무통에 가득 넣고 전라의 몸으로 통에 들어가 마른 목욕을 즐겼으며, 그 속에서 잠을 청하면서 오랫동안 머물러 있은 후 다시 쌀겨로 전신 마사지를 한 다음 소금 볶은 것을 풀어놓은 따뜻한 염수로 목욕을 했다고 한다. 쌀겨가 고운 피부를 만들어준다는 것을 이미 알고 있었던 것이다.

● 피부 노화를 방지하는 검은깨와 들깨요리

옛 미녀들은 피부의 겉모습에만 집착하지 않았다. 피부가 좋아하는 음식이 무엇인지 어떤 음식이 피부를 아름답게 만드는지 알고 반드시 섭취하는 영민함을 보이기도 했다. 궁녀들에게 인기 있었던 요리 중에 검은깨와 들깨요리가 있다.

최근 검은콩, 검은깨의 효능이 새삼 알려지는 것을 보면 재미있는 사실이다. 검은깨와 들깨요리에는 저칼로리 필수지방산이 듬뿍 들어 있어 살이 찔 염려가 전혀 없으며 피부 노화를 방지하는 데 효과적이다. 그래서 궁녀들은 대부분의 반찬요리에 깨를 듬뿍 넣어 섭취하였다고 한다. 특히 검은깨는 미역, 다시마, 파래 등의 해조류와 함께 섭취하면 더욱 좋다고 한다.

마늘의 효능 역시 마찬가지이다. 식초에 절인 초마늘은 노화 방지와 혈액순환을 촉진시켜 준다. "아침저녁으로 식사한 후 초마늘 2~3쪽을 먹으면 허리가 가늘어진다"는 이야기가 궁중에 내려올 정도로 초마늘은 궁녀들의 사랑을 받았던 식품이다. 마늘의 알리신 성분이 혈액순환을 촉진하고 피부가 약산성을 유지하도록 돕기 때문이다.

또 옛날 궁녀들은 보드라운 피부를 유지하기 위해 잘 때 옷을 입지 않고 나체로 취침했다고 한다. 이는 비교적 근거 있는 이야기로 우리가 수면을 취할 때 피부도 충분한 휴식과 세포 재생을 하게 되는데 껴입은 옷은 이런 세포의 활동을 방해한다. 여러 가지 요건상 옷 벗고 잘 수 없다면 되도록 얇게 입고 자는 것이 건강과 미용에 좋다는 뜻이다.

◉ 피부미용에 효과가 탁월한 천연화장품

과거 여성들이 피부미용에 사용했던 여러 가지 천연제품을 살펴보면 그 효과와 효능이 매우 뛰어남을 알 수 있다. 우선 코스메틱의 훌륭한 원료로 사랑을 받아온 수세미즙은 그 옛날 궁녀들에게 빼놓을 수 없는 미용제품이었다.

당시 궁녀들 사이에서 아침에 일어나 부은 얼굴은 미인의 대열에서 탈락의 대상이면서 놀림감이 되었다고 한다. 수세미에 함유된 해독작용이 이런 궁녀들의 고민을 깨끗하게 해결해 주었다.

궁녀들은 주로 수세미가 오이 크기 정도로 자랐을 때 껍질을 벗겨 삶거나 말려서 차로도 마셨으며 즙을 내어 사용했다. 달덩이처럼 하얗고 고운 얼굴을 위해 궁녀들은 수세미즙을 요즘 화장수처럼 얼굴과 가슴에 바르고 자거나 팩으로도 사용했다. 수세미즙에 쑥가루, 달걀노른자, 고운 진흙 등을 섞어서 팩으로도 사용했다.

부기를 제거하기 위해서 사용한 수세미 부항은 모공에 고였던 노폐물과 함께 얼굴의 죽은 각질을 없애주었다. 부항으로 사용할 때는 수세미즙, 쑥가루, 다시마가루를 같은 분량으로 섞어 참기름으로 반죽하여 얼굴 전체에 도포한다. 그런 다음 수세미 잎으로 얼굴을 덮고 30분가량 있다가 수세미 잎과 팩을 떼어낸다. 그 자리에 부항을 하여 살결에 밀착시켜 위치를 옮겨가면 깔끔한 피부를 만드는 데 아주 효과적이다. 지금 생각해 보면 고급 에스테틱숍에서 사용하는 스페셜 스킨케어에 해당하는 것이다.

한편 천연 곡물을 이용한 다양한 궁중 미용술도 있었는데, 그 중에서 가장 으뜸인 곡물은 율무였다. 대부분의 궁녀들이 율무를 이용한 천연 팩을 즐겨했는데, 그 사용방법은 율무가루를 물에 개어 붓을 이용, 헝겊을 깐 얼굴에 발라주는 것이다. 한 번에 그치지 말고 여러 번 덧발라주면 더욱 효과적이었다고 한다. 수세미즙과 마찬가지로 이 방법은 얼굴이 부었을 때나 여드름, 기미, 검버섯 등 잡티를 제거하는 데 효과를 보았다고 한다.

고대 미인의 요건 중에 피부만큼 중요한 것은 다름 아닌 칠흑 같은 머릿결이었다. 따라서 윤기 있는 머릿결을 위한 헤어 테크닉도 만만치 않았는데, 가장 일반적이면서 쉽게 사용한 방법이 창포물에 머리를 감는 것이었다. 거친 머리카락을 윤기 있게 만들기 위해 창포물에 꿀 반 숟가락을 타서 머리를 감았다.

● 전신 피부를 위한 궁녀들의 약탕 목욕법

전신 피부도 매끄럽게 만들기 위해서 다양한 목욕법이 유행했다. 그 중에서

한방의 지혜, 자연의 힘 ①

　가장 대표적인 것으로는 쑥 목욕을 들 수 있다. 쑥을 이용한 약탕 목욕법은 최근 온천탕에서 심심찮게 볼 수 있다.

　옛날 궁녀들은 봄철에 나는 약쑥인 '인진쑥'이 효능이 뛰어나다고 하여 봄쑥을 가장 많이 사용하였다. 헝겊에 말린 쑥을 넣고 욕탕물에 우려낸 뒤 몸을 담근다. 여기에 볶은 소금이나 죽염을 넣고 목욕을 하면 피부가 더욱 고와졌다고 한다.

　말린 무청이나 순무 잎은 염장식품으로 만들어 먹거나 시래기국으로 사용하기도 했지만 약탕 목욕으로도 사용되는 훌륭한 천연 목욕제품이었다. 말린 무청이나 순무 잎을 욕탕물에 넣어 우려낸 물로 목욕을 하면 피부 노폐물 배출을 촉진하는 효과가 탁월하였다고 한다. 단, 이 재료들의 미용성분이 우러나는 데는 충분한 시간이 필요한데 보통 목욕을 하기 3~4시간 전에 담가서 성분이 물 속에 충분히 우러난 다음 입욕을 해야 효능을 얻을 수 있다.

　또 해안가에 사는 여성들이 주로 사용하던 해수탕도 그 효험이 입에서 입으로 전해지고 인정되어 궁중까지 알려졌다. 바닷물 속의 각종 무기질과 광물질이 신진대사를 원활하게 하고 삼투압작용으로 노폐물을 빨리 배출할 수 있게 도와주기 때문이었다.

　이렇듯 궁녀들의 미용비법의 면면을 살펴보면, 한방과 자연의 힘을 조화시켜 피부미용 효과를 누려온 것을 알 수 있다. 자연의 힘이 더욱더 필요한 현대인들에게 이제 한방으로 실생활에서 피부건강을 유지하는 법을 소개하기로 한다.

2장

양방이 죽어도 못 따라가는 한방 피부관리 비결

> 66 피부의 문제는 피부에만 있지 않다.
> 오장육부가 건강하지 않으면 피부도 건강할 수 없다.
> 피부질환을 피부 겉만의 문제로 보면 치료할 때만 증세가 좋아지고
> 시간이 지나면 또다시 나빠지는 반복을 계속하게 된다.
> 사상체질별 한방 피부관리는 완벽한 원인 제거로
> 피부뿐만 아니라 온몸을 건강하게 만든다. 99

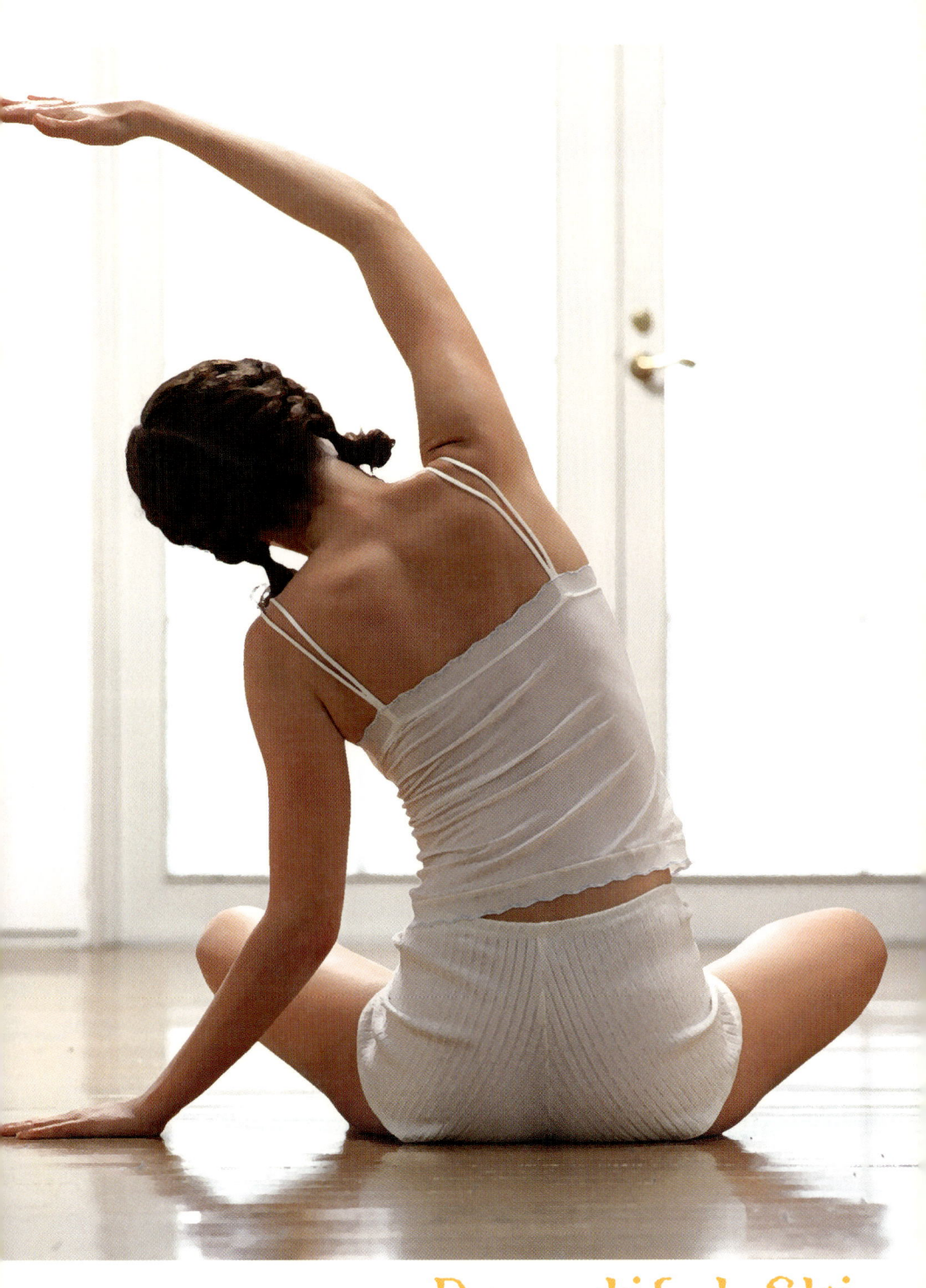
Beautiful Skin

마지막으로 찾는 한방피부과

옛날 명의들은 '피부는 오장육부의 거울'이라고 하여 사람의 살결만 보고도 온몸의 건강상태를 알았다. 다시 말해서 피부를 보면 내장의 건강상태를 알 수 있는데 피부가 맑고 윤이 나면 내장이 건강한 것이고, 피부가 거칠고 탁하면 내장이 병들어 있는 것이다. 그러므로 살결이 고우면 온몸이 건강하다고 볼 수 있다. 옛 사람들은 얼굴이 잘 익은 대추 빛깔처럼 붉고 윤이 나는 사람을 일러 흔히 신선 같다고 했다. 한방에서 말하는 피부미용이란 바로 피부를 신선처럼 만들기 위해 내장을 치료하는 것을 말한다. 즉, 한방요법인 침, 뜸, 부항 또는 좌훈, 먹고 바르는 한약재를 응용하여 인체의 생리기능을 조절하고 노화과정을 완화시켜줌으로써 건강하고 아름다운 피부를 유지하도록 하는 것이다.

♛ 피부상태는 건강의 척도, 한방에서 보는 피부 문제

한의학에서는 피부의 상태가 오장육부, 기혈과 밀접한 관계가 있다고 하여 인체의 일부분인 피부·머리카락·이목구비·손톱이 건강해야 몸도 건강하다고 본다.

기혈(氣血)은 우리 몸 안을 순환하고 있는 기와 혈을 아울러 이르는 말로, 오장육부의 기능을 좋게 하고 영양을 공급해 각 기관의 생리 기능을 유지하게 한다.

인체의 정상적인 생리활동을 돕는 미량물질은 모두가 경락을 통해 전신의 모든 부위로 운행되기 때문에 기혈이 막힘없이 운행되어야 피부가 영양을 받아 윤택하게 된다.

한방에서 12경락을 활용한 침, 뜸, 경락마사지와 한약처방 등으로 증상의 근본원인을 치유하는 것을 가장 중요시하는 이유도 바로 미용에 영향을 미치는 거의 모든 질환 여드름, 주근깨, 기미, 검버섯 등이 경락이 막히고 어혈이 정체된 것과 깊은 관계가 있다고 보기 때문이다.

한의학에서는 사람은 체질적으로 강한 장부(臟腑)를 갖고 태어나며, 살아가는 동안 내적 요인, 외적 요인에 의해 약하게 된 장부가 손상을 받아 질병을 일으키고 건강을 해한다고 본다. 피부 건강에 가장 영향을 주는 것으로 외적 요인인 열(熱)과 풍(風)을 들 수 있다.

피부는 외부로 드러나 있기 때문에 열과 풍에 가장 민감한 반응을 보이는데, 이것은 매우 쉽게 독이 되어 혈액에 침투, 혈액을 뜨거워지게 하여 피부 트러블을 일으킨다. 따라서 한방 피부관리에서는 무엇보다 열을 내리고 피를 식히고, 해독하여 뭉친 것을 풀어주는 것을 중요시한다.

♛ 깨끗한 피부를 위한 한방 피부관리 요법

 깨끗한 피부로 가꾸기 위해서는 체질에 따라 기능이 저하된 오장육부를 보하고, 기혈의 흐름을 원활하게 하고, 경락이 막히지 않고 잘 통해야 하고, 어혈(瘀血)과 풍(風)을 몰아내며, 열을 내리고, 독소를 없애 피를 맑게 해야 한다. 한방 피부미용 관리에 사용되는 여러 가지 요법은 다음과 같다.

■ 기의 흐름을 원활하게 하는 침요법·뜸요법

 사람이 건강하려면 우선 기의 흐름이 원활해야 한다. 만약 어떠한 요인, 예를 들어 감정의 변화, 환경적 인자, 음식, 과로, 외상 등으로 경락이 막히게 되면 바로 몸에 이상이 온다.

 침요법이란 막힌 경락을 침으로 뚫어주는 것을 말한다. 다만, 침은 전문적으로 교육을 받은 사람만이 할 수 있다. 만약 일반인이 침을 놓게 되면 경락의 위치를 제대로 찾지 못하기 때문에 오히려 몸에 해를 가할 수 있다. 침요법을 받기 힘들 때는 경락을 눌러주는 경락마사지나 뜸요법으로 대신해야 한다.

뜸은 과거에는 쑥을 살갗 위에 직접 놓고 태워 약 60~70℃의 가벼운 화상으로 경혈을 자극했다. 그러나 요즘은 약쑥을 압축시켜 만든 시트 타입의 뜸이 시판되고 있어 화상을 입지 않고 지속적으로 약쑥의 효능을 볼 수 있다. 뜸은 무조건 뜨거워야만 효과가 있는 것이 아니다. 적당한 크기와 열, 적절한 경혈 자리를 찾아 뜨는 것이 무엇보다 중요하다.

뜸은 침과는 달리 한의사의 지도를 한번 받고 나면 한의원에 가지 않고 집에서 쉽게 할 수 있다. 그뿐만 아니라 부작용이 없고, 값도 매우 싼 편이다. 단, 뜸은 오랫동안 해야만 비로소 원하는 효과를 얻을 수 있다. 주의할 점은 얼굴에 열이 많거나 땀이 많은 사람, 당뇨가 있는 사람은 전문가와 상의 후에 시행하는 것이 좋다.

침이나 뜸은 얼굴로 가는 경락들을 활성화시켜 노폐물 배설을 촉진시키고 기혈의 순환을 촉진한다. 또 스트레스로 인해 얼굴로 올라오는 열을 내려주기 때문에 염증과 색소침착을 억제한다. 게다가 얼굴로 가는 경락들은 대체로 비경(脾經), 위경(胃經), 대장경(大藏經)으로 소화기관과 관련이 있어서 소화기능을 촉진한다.

■ 피를 맑게 하는 부항요법

한방에서 사람의 질병을 고치는 방법에는 기운을 북돋아서 병을 치료하는 것과 나쁜 기운을 뽑아내어서 치료하는 것이 있다. 현대의 각종 질환은 주로 과잉 섭취와 운동 부족, 스트레스, 술, 담배 등이 주원인이 된 대사작용의 장애에서 오는 것이 많다. 이런 경우에는 뭔가 더 보태는 방법보다는 해로운 독을 빼내주는 방법을 이용하게 된다.

이러한 방법 중 하나인 부항요법은 경혈이 있는 피부에 한쪽이 뚫린 유리 단지를 붙여 공기를 빼서 피부 속에 뭉친 나쁜 피(어혈)를 뽑아내 체질을 정화시키는 것을 말한다. 부항요법은 부항기만 있으면 손쉽게 할 수 있다.

부항을 뜨면 경혈에 음압을 가하여 경락의 피를 맑게 해주고 근육을 이완하여 어깨와 등의 통증을 풀어준다. 또한 위장무력증을 완화시키며 장의 운동을 촉진시켜주기도 한다. 부항기는 한약재상이나 의료기기 판매점, 대형 할인매장 등에서 쉽게 구입할 수 있다.

■ 자궁을 치료하는 좌훈요법

여성에게 좌훈요법처럼 좋은 것도 없다. 좌훈요법이란 약재를 끓는 물에 넣고 그 김을 여성기에 쏘이는 것으로 옛날부터 주로 동양 여성들이 산후, 혹은 여성생식기나 외음부가 가렵다거나 문제가 생겼을 때 썼던 산부인과적 처방이다.

좌훈요법은 자궁을 따뜻하게 덥혀주어 불규칙한 생리와 생리통을 완화시킨다. 또 대장의 습(노폐물)을 제거하고, 대장운동을 활발하게 하여 변비를 치료한다.

좌훈요법은 집에서도 손쉽게 할 수 있다. 우선 물을 데울 수 있는 사기그릇과 구멍 뚫린 낮은 의자가 필요하다. 만약 구멍 뚫린 낮은 의자의 구입이 쉽지 않으면 높이가 낮은 대야도 괜찮다.

약재는 혈액순환을 돕고, 자궁의 기능을 활성화시키는 권백, 마황, 행인, 황금, 포황 등과 면역력을 높여주는 쑥이나 익모초 등이 좋다. 각각의 재료는 잘 마른 것이 좋고, 귤·땅콩껍질 등은 버리지 말고 모아두었다가 사용해도 좋다.

먼저 물을 팔팔 끓여 미지근하게 식힌 뒤 약재를 넣고 대야에 앉아 10분 정도 좌욕한다. 10분씩 하루에 3번 하면 더욱 효과적이다. 또는 구멍 뚫린 의자 밑에 물을 데울 수 있는 사기그릇을 놓고 약재와 끓는 물을 부은 뒤 의자에 앉아 김을 쏘인다. 물이 식으면 조금씩 데워가며 20~30분 정도 한다.

■ **피부에 바르고 먹는 한약재**

한약은 체질에 따른 질병을 고치기 위해 약재로 처방하는 것을 말한다. 피부미용에서의 한약은 스트레스로 인해 기가 울체된 것을 풀어주고, 열을 내려서 민감성 피부 및 색소성 질환 등의 피부질환을 근본적으로 치료한다. 또한 피부질환에 흔히 수반되는 소화불량, 변비, 생리통, 스트레스로 인한 정신적·육체적 긴장을 해소한다.

한약에 사용되는 약재라고 해서 특별한 것은 아니다. 우리가 평소 먹는 밥·콩·팥 등의 곡류, 파·부추·미나리·생강 등의 야채, 거의 모든 과일도 엄밀하게 따지자면 한약재이다. "식품이 약이고 약이 식품이다"라는 뜻의 의식동원(醫食同源)이라는 말이 있듯이 독초에 속하는 몇 가지 약재를 빼놓으면 한약재는 모두 먹을 수가 있다.

그렇지만 한약재라고 해서 먹는 것만 있는 것은 아니다. 성질이 뚜렷한 치료용 한약재들은 반드시 자신의 체질을 고려하여 전문의와 상의해야 한다.

과거 아름다움을 펼치고 역사까지도 주름잡던 미희(美姬) 양귀비나 측천무후는 귀비미용분(貴妃美容紛), 택면고(澤面膏) 등 한약재를 적절하게 조합하여 피부에 바르기도 했다.

얼굴을 보면 건강을 알 수 있다

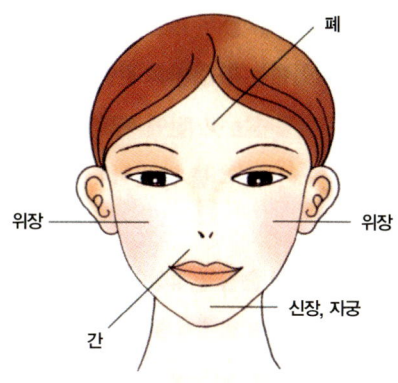

■ **이마**

한방에서 이마는 폐와 관련이 있다고 본다. 폐는 인체의 오장 중 가장 위쪽에 있는데, 얼굴에서도 마찬가지로 이마가 제일 위에 있기 때문이다. 이마에 뾰루지가 난 경우에는 폐를 보호해주는 우유가 좋다. 단 소화가 잘 안 되는 사람은 피한다. 매실이나 케일주스를 마시는 것도 효과적이다. 그리고 음식이나 운동으로 땀을 내는 것도 좋다.

■ **볼**

얼굴의 볼에는 위장 경락이 흐른다. 그래서 소화가 제대로 안 되면 경락이 막혀 볼에 뾰루지가 나게 된다. 볼에 뾰루지가 난 사람은 과식은 절대 금물이다. 위의 염증을 다스리는 칡차나 위를 튼튼하게 보호해주는 꿀차가 좋다.

■ 입과 턱 주변

신장과 자궁은 몸의 아랫부분에 있다. 그러므로 얼굴에서 가장 아래에 있는 입과 턱 주변이 바로 신장과 자궁과 관계가 있다. 이 부분이 검어지거나 뾰루지가 생긴다면 신장이나 자궁의 이상을 확인해 보는 것이 좋다. 신장과 자궁에 음기운이 부족해 생길 수 있으므로 딸기주스나 당근주스를 마신다. 또는 물 대신 보리차나 결명자차를 마시는 것만으로도 효과를 볼 수 있다.

■ 코와 코 주변

호흡을 할 때 숨을 빨아들이는 힘은 바로 간에서 나온다. 이 기능이 원활하지 않으면 코와 코 주변에 문제가 발생하는 것이다. 간에 부담을 주지 않는 신선한 야채와 과일이 좋다. 아침마다 키위주스나 사과주스를 한 잔씩 마시면 간의 피로 회복에 좋다.

■ 기미와 주근깨

간과 신장 등의 혈액순환에 이상이 있기 때문에 생긴다. 간과 신장의 기능에 이상이 생기면 혈액이 제대로 흐르지 못하고 불순물이 남아 문제가 생긴다. 기미는 후천적이고 주근깨는 선천적이라는 것이 다를 뿐이다. 알로에, 레몬, 녹차 등이 미백 효과에 좋다. 특히 알로에는 보습과 향균 효과도 뛰어나 팩을 하면 좋다.

■ 누렇게 뜬 얼굴

누렇게 뜬 얼굴은 소화기관이 약한 경우로, 소화에 관여하는 담즙이 제대로 내려가지 못하고 피부로 넘쳐나 누렇게 된다. 복부나 손발을 따뜻하게 하고, 모과차를 마시거나 쑥팩을 하면 좋다.

■ 거무스레한 얼굴

얼굴이 갈수록 어두운 빛이 돈다면 신장의 이상을 의심해봐야 한다. 피로가 쌓이거나 스트레스, 잠이 부족할 때도 나타날 수 있다. 감잎차나 산수유차를 마시거나, 녹두팩 또는 바나나팩을 하면 좋다.

■ 붉은 얼굴

술 마신 사람처럼 얼굴이 붉다면 심장에 문제가 있는 것이다. 이는 심장의 활동이 지나치게 왕성하거나 몸에 열이 있을 때 나타난다. 심장질환에 좋은 녹차를 마시거나 구기자팩을 하면 좋다.

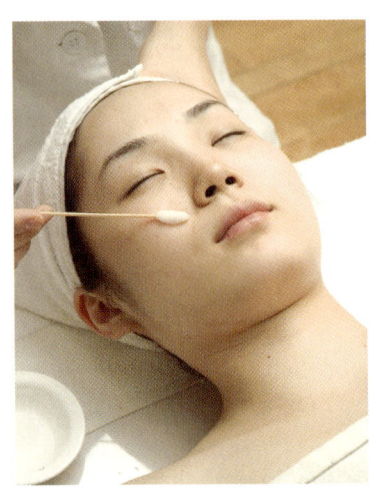

■ 창백한 얼굴

누구나 부러워하는 하얀 우윳빛 피부를 말하는 게 아니다. 윤기와 혈색이 없어 보이고 왠지 푸른빛이 도는 창백한 얼굴이라면 우선 폐에 이상이 있는지 의심해 봐야 한다. 폐에 기운을 주는 뽕잎차를 마시거나 율무팩, 살구씨팩을 하면 효과적이다.

■ 검고 푸르스름한 얼굴

검푸른 색을 띠면 간이 약하다는 신호이다. 기의 순환이 잘 안 되므로 흐르지 못하고 고여 있는 혈액인 어혈이 뭉쳐 피부를 검푸르게 만든다. 피로 회복에 좋은 오가피차를 마시거나 사과팩, 오이팩, 해초팩이 효과적이다.

■ 다크서클

눈 밑이 검은 것은 간이나 위가 좋지 않다는 증거이다. 또 몸 안의 기운이 제대로 흐르지 않아 문제가 생길 때도 다크서클이 심해진다. 이럴 때는 위와 간에 도움을 주는 포도나 딸기주스, 상추 등을 자주 먹도록 한다. 눈가의 혈액순환을 돕기 위해 눈썹 앞머리와 눈썹 산, 눈썹 꼬리 부분의 지압점을 눌러주면 효과적이다.

■ 자주 트는 입술

유난히 입술이 자주 트는 사람이 있다. 이는 비장(위의 왼쪽 뒤에 있는 내장)과 위장이 건강하지 않기 때문이다. 이곳이 제대로 기능하지 못하면 체내의 필요한 수분이 부족하게 되어 입술이 거칠어지고 트게 된다. 이럴 때는 참외, 고구마, 꿀, 흑설탕차 등의 단음식이 효과적이다. 특히 흑설탕차는 위벽을 튼튼하게 하며, 다른 설탕처럼 살이 찌지 않는다.

피부가 아름다워지는 한방 비법

◉ 피부의 영양비약 양용탕(養容湯)

양용탕으로 얼굴을 씻으면 피부가 희어지고, 머리를 감으면 머리카락이 검어지며, 부스럼과 여드름이 있을 때 씻으면 없어지고, 온몸을 씻으면 피부병은 물론 모든 종기와 신경통이 제거된다. 만약 피부병과 모진 부스럼이 있을 때에는 씻기도 하고 먹기도 한다.

가을 서리 맞은 뽕잎 600g과 쑥잎 300g을 자루에 담아 욕조에 넣어 약물을 우려낸 뒤 목욕을 하면 된다. 또 세숫물에 서리 맞은 뽕잎 40g과 쑥잎 19g을 우려내어 세수를 하면 좋다. 장기간 씻으면 그 효력이 아주 대단하다.

◉ 화색이 돋아나는 국화미용고(菊花美容膏)

흰 국화가루(白菊花粉) 40g, 배즙 1컵, 은행가루 40g, 꿀 600g, 인유(人乳) 1컵, 술 2컵을 함께 달여 고약을 만들고 이것을 매일 아침저녁 얼굴에 바른다. 날이 가면 갈수록 얼굴이 희어지고 윤이 나게 된다.

◉ 얼굴이 깨끗해지는 배즙고(梨汁膏)

배즙 3컵, 생강즙 1컵, 껍질을 벗긴 살구씨가루 20g, 패모가루 12g, 인삼가

한방의 지혜, 자연의 힘 2

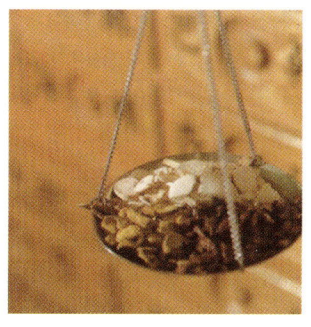

루 12g, 은행가루 20g, 꿀 3컵, 술 1컵을 모두 은근한 불에 서서히 달여 연고를 만들어 병에 담아둔다.

이것을 매일 아침저녁 얼굴에 바르거나, 이 고약 1큰술을 끓인 물 1컵에 풀어 매일 세 차례 식후에 복용한다. 장기간 복용하면 얼굴이 희고 깨끗해지며, 감기·기침·가래·부스럼·피부병·풍을 제거한다.

● 미를 다듬는 동과미용고(冬瓜美容膏)

동과자(冬瓜子)는 박과의 한해살이 덩굴 식물인 동아의 씨를 말한다. 동과자에는 사포닌 성분이 풍부하여 피부를 부드럽게 하며 미백효과가 뛰어나다. 껍질 벗긴 동아 1개를 잘게 썰어 술 2되에 넣고 흐물흐물하게 달여서 즙을 짠다. 이 즙에 꿀 1되를 넣고 은근한 불에 서서히 달이면 연한 고약이 만들어진다.

이것을 매일 아침저녁으로 바르면 얼굴이 어린아이 살결처럼 부드럽고 희어진다. 만약 얼굴에 부스럼이나 화장독(분으로 인한 중독으로 여자의 얼굴에 생기는 여드름과 같은 부스럼)이 있으면 삶은 동과를 달일 때 껍질 벗긴 살구씨 가루 225g을 섞으면 좋다.

● 선녀도 탐낸 천문동미용고(天門冬美容膏)

천문동(天門冬)을 보드라운 가루로 만든 뒤 꿀을 넣고 달여 연한 고약처럼 되면 이것을 매일 아침저녁 얼굴에 바르면 좋다. 계속하면 얼굴이 희어지고 깨끗해진다.

《향약집성방》에는 천문동은 진액을 늘려서 피부를 윤택하게 하고, 살결을 어린아이처럼 곱게 하는데 단연 으뜸이라고 하였다. 또한 복용하면 기침, 가래 등으로 인한 폐허증(肺虛症)에 좋고, 편도선염이나 인후염에 효과가 있으며, 유방암 초기에 항암 효과도 입증되었다.

● 얼굴이 깨끗해지는 미안미용고(美顔美容膏)

배꽃가루(梨花粉) 37.5g, 배즙 ½되, 그리고 술 300g을 한 번 찌고 껍질 벗긴 은행을 가루로 만든 것 150g을 넣어 저은 다음 다시 꿀 300g과 인유(人乳) 1컵을 넣어 섞어서 병에 담아둔다.

이것을 매일 아침저녁으로 얼굴에 바르거나, 이 고약 1큰술을 끓인 물 1컵에 풀어서 설탕을 약간 넣어 매일 세 차례 식후에 먹으면 좋다. 오랫동안 복용하면 얼굴이 희어지고 깨끗해지며 부스럼과 검버섯을 없애준다. 또한 모든 기침병을 다스리고 변비증도 치료한다.

백급가루 600g을 꿀 1근에 하루 동안 담근 뒤 매일 두 번 얼굴에 바르면 좋다. 이 고약은 기미·딱지·얼굴 부스럼 등을 치료하고, 장기간 얼굴에 바르면 희어지고 깨끗해진다.

껍질 벗긴 살구씨 40g과 백복령 40g을 함께 가루로 만든 뒤 건성 피부에는 꿀로, 지성 피부에는 계란 흰자위로 개어 바른다. 이것을 하루 두 번 바르면 얼굴이 하얗게 될 뿐 아니라 얼굴 부스럼과 기미에도 효과가 있다. 그밖에 매일 세 차례 식전마다 따끈한 물 1컵에 이 가루 8g을 타서 복용하면 더욱 효과가 좋다.

● 역사를 주름잡은 귀비연지분(貴妃臙脂粉)

앵두꽃, 개구리밥, 조각(쥐엄 열매), 매실의 육질부분을 보드라운 가루로 만든다. 이 가루 1컵을 아침저녁마다 물 한 대야에 풀어 세수를 하거나 손발 또는 국부를 씻으면 좋다. 얼굴 부스럼 및 음부에 종기가 생긴 가려움증에도 좋다.

그밖에 계란 1개의 구멍을 뚫어 노른자를 뺀 뒤 주사가루 40g을 구멍 안에 넣고 종이 여러 겹으로 구멍을 봉하고 닭(또는 부화기에 넣는다)이 품게 한다. 다른 계란이 부화할 때 이 계란을 꺼내어 깬 뒤 보드라운 가루를 만들어 말린다. 이 가루를 아침저녁 한 번씩 얼굴에 바르면 좋다. 장기간 계속하면 얼굴이 희어지고 깨끗해지며 옥같이 된다. 이것이 바로 귀비연지분이다.

● 예쁜 얼굴을 만들어주는 모과행인도면고(木瓜杏仁塗面膏)

껍질을 벗기고 속과 씨를 제거한 모과 120g과 껍질 벗긴 살구씨 40g을 보드라운 가루로 만들고, 돼지기름 300g과 개어 병에 담아둔다. 이것을 매일 두 번 얼굴에 바르면 좋다. 오랫동안 바르면 얼굴이 희어지고 깨끗해진다. 지성 피부인 사람은 돼지기름 대신 계란 흰자위로 개어 바르고, 얼굴에 부스럼이 나고 진물이 나는 사람은 참기름으로 개어 바른다.

또 모과와 살구씨를 가루로 낸 것 1큰술을 생강차로 매일 3회 복용하면 감기, 기침 그리고 온몸이 주기적으로 열이 나고 쑤시고 아플 때 좋다. 모과는 수렴작용이 있어 모공 수축 및 피부탄력 증진에 도움이 되며, 살구씨는 미백과 각질 제거 효능이 있다.

● 풍을 예방하는 윤피미용목욕탕(潤皮美容沐浴湯)

검은 깻잎이나 음력 7~8월에 채집하여 말린 참깨잎을 진하게 달인 물로 머리·얼굴 및 온몸을 씻으면 풍(風)을 제거하고, 몸을 가볍게 하며, 피부를 윤이 나게 한다. 이렇게 꾸준히 반복해서 씻으면 모든 피부의 부스럼과 가려움증을 치료한다.

피부에 염증이 심할 경우에는 구기자잎을 같은 양으로 더하면 더욱 좋다. 구기자는 허약체질을 보하는 자양강장제로 알려져 있으며 단백질, 지방, 당질뿐만 아니라 칼슘, 인, 철분, 비타민 A_1·B군·C 등이 골고루 함유되어 있어 흡수가 빠르다. 또한 구기자를 달인 물로 머리를 감으면 흰머리가 생기는 것을 막을 수 있다.

● 피부의 영약 행인고(杏仁膏)

껍질 벗긴 살구씨(杏仁) 3kg을 곱게 가루 내어 물 6kg이 반 정도의 양이 될 때까지 달인 뒤 즙을 짠다. 여기서 나온 찌꺼기에 끓는 물 1.2~1.8kg을 붓고 저어서 다시 즙을 낸다. 그런 다음 이 2개의 즙을 합쳐 은근한 불에 서서히 달여 그 양이 반 정도가 되면 꿀 600g을 넣고 또 한 번 달여 연한 고약처럼 되면 병에 담아둔다.

이 고약을 장기간 복용하면 얼굴 부스럼이나 얼굴의 풍이 치료되며 얼굴 전체가 옥같이 희고 깨끗해진다. 살구씨에는 어혈을 풀어 기미를 맑게 하면서도 자윤(滋潤)하는 기능이 있어 지친 피부를 부드럽게 한다. 손발이 거칠고 굳은 살이 일어나는 경우에도 좋다. 이 고약을 먹으면 모든 피부병·폐병·기침·천식에 좋고, 위장을 원만하게 해주고, 대변을 잘 통하게 하고, 자궁염증을 치료한다.

단, 먹을 때는 이 고약 1큰술에 뜨거운 술이나 술 반을 섞은 물, 또는 따끈한 물을 섞어 매일 2~3번 정도 복용한다. 상반신에 병이 있을 때에는 식후에, 하반신일 때에는 식전에, 그리고 전신인 경우에는 식간에 복용한다. 또 복숭아씨나 은행으로 이 약을 만들어 사용해도 된다.

● 얼굴이 고와지는 양유미용고(羊乳美容膏)

흰 양의 젖(白羊乳) 1.2kg과 양의 췌장 3개를 함께 찧은 뒤 풀처럼 되면 병에 담아 냉장보관한다. 이것을 매일 아침저녁마다 바르면 좋다. 장기간 계속하면 얼굴이 옥처럼 깨끗해진다.

● 미를 가꾸는 세면영백고(洗面令白膏)

백강잠, 흑축, 세신 각각 80g을 가루를 만들고 연밀(약한 불에 물기가 없어지도록 졸인 꿀)로 개어 계란 크기로 환약을 빚는다. 이것을 매일 아침에 세수할 때 한 알씩 끓인 물 한 대야에 풀어서 세수를 하면 좋다. 또 세수 전, 이 물을 얼굴에 바르고 1~2분간 찜질하면 좋다. 장기간 하면 얼굴 전체가 깨끗해지며 아울러 모든 얼굴병이 개선된다. 세신은 휘발성이 강하여 코와 인후를 맑게 하므로 알레르기성 비염이 있는 경우 더욱 좋다.

◉ 얼굴의 부스럼과 주근깨를 없애는 고약(膏藥)

완두콩을 갈아 아주 보드라운 가루를 만들어 지성 피부는 계란 흰자위로 개어 바르고, 건성 피부는 참기름으로 개어 바른다. 이것을 매일 두 번 정도 바르고 따끈한 물로 얼굴을 씻는다. 이렇게 하면 피부에 병이 생기지 않는다.

◉ 피부병에 효과적인 옥화광화고(玉化光華膏)

돼지 위 1개에 괄루(括蔞)의 속 120g을 넣고, 껍질이 있는 살구씨 40g과 물로 삶아 익혀(물이 약간 정도 있으면 꺼낸다) 함께 찧은 뒤 병에 담아 냉장한다. 이것을 매일 아침, 저녁에 바르면 좋다. 장기간 바르면 얼굴이 희어지고 깨끗해진다.

또 연한 뽕나무 가지를 잘게 자른 것 6kg과 익모초 잘게 썬 것 1.8kg을 물 1~2말(斗)에 넣고 달여 반이 되면 즙을 짜고 찌꺼기는 버린다. 이 즙을 은근한 불에 서서히 달여 연한 고약으로 만든 뒤 매일 2~3회 얼굴에 바르면 좋다. 또 피부병, 가려움증, 모진 부스럼, 월경통, 적백대하 등이 있을 때에는 이 고약 1큰술을 물 1컵에 풀어 매일 세 차례 식전에 복용하면 좋다.

● **얼굴이 붓는 데 좋은 강신미용환(强腎美容丸)**

녹각 8g과 술에 하룻밤 담가 말린 우슬 8g을 가루를 만든 뒤 연밀로 개어 동그랗게 빚는다. 이것을 매일 세 차례 식전에 따뜻한 술이나 연한 소금물 또는 술 ½과 섞은 물과 함께 50알씩 복용한다. 소화기 쪽이 허약하고, 얼굴이 붓거나 검고, 머리가 자꾸 빠지고, 이빨이 흔들리고, 사지가 무력한 갱년기 여성에게 좋다.

● **거친 피부를 다듬는 비이정면고(肥胰靜面膏)**

얼굴에 난 붉고 흰 딱지, 부스럼, 검고 거친 피부에 좋다. 돼지 췌장 1개를 술에 1시간 담근 뒤 쪄서 익힌다. 이것을 6등분하여 매일 세 차례 식후에 따뜻한 술이나 술 ½컵을 섞은 물과 함께 1등분씩 복용한다. 얼굴이 희어지고 윤기가 나게 된다.

● **건강에 좋은 미용장수고(美容長壽膏)**

자라 2마리의 내장을 잘게 썬 뒤 잘게 썬 토복령 1.2kg, 물 3사발과 함께 넣고 달인다. 분량이 반으로 줄면 즙을 짠 뒤 이 즙을 은근한 불에 설탕을 넣고 달여 고약으로 만든다.

이것을 1큰술을 한 사발에 풀어 매일 식간마다 복용하면 좋다. 이것은 피부를 아름답게 하고, 피부병이 생기지 않게 하며, 건강에도 좋다.

토복령은 민간에서 흔히 '명감나무'라고 많이 불린다. 예로부터 수은을 가공하는 공장직원들이 꼭 돼지고기나 토복령을 먹었을 정도로 해독작용이 좋고, 화농성 질환에 좋다. 즉, 장생미용고(長生美容膏)라고 할 수 있다. 자라 대신 거북이를 사용해도 무방하다.

● 피부미용은 물론 부기도 없애주는 율무미용분(薏苡美容粉)

여성의 병을 없애고, 얼굴을 아름답게 하는 장생약이다. 이 약은 모든 얼굴의 부스럼, 기미, 딱지, 분가시(분의 중독으로 얼굴에 생기는 여드름 같은 부스럼)를 비롯한 변비증, 적백대하, 부종 등을 치료한다.

만드는 방법은 율무쌀 600g과 마 300g을 쪄서 말려 가루를 만들고, 매일 2~3회 큰 숟가락으로 하나씩 끓는 물에 풀어서 꿀이나 설탕을 타서 복용을 하면 좋다.

또 한 가지 방법은 이 가루를 연밀로 개어 오동나무 열매 크기의 환약을 빚고 이것을 매일 세 차례 식간마다 끓인 물로 50~70알씩 복용하면 된다. 또 한 가지 방법은 율무쌀을 검게 볶아 차를 끓여 마셔도 된다.

● 얼굴을 깨끗하게 해주는 결백미용환(潔白美容丸)

껍질을 벗겨 볶은 동과(冬瓜) 188g, 백양목피(白楊木皮) 볶은 것 75g, 복숭아꽃 150g, 껍질 벗긴 살구씨 볶은 것 37.5g, 율무쌀 300g을 모두 볶아 가루를 만들고, 연밀로 개어 오동나무 열매 크기의 환약을 빚는다. 이것을 매일 세 차례 식후에 따끈한 물로 50~70알씩 복용한다. 백양목피가 없으면 진피(陳皮)로 대용해도 좋다.

사상체질로 진단하는 피부 특징

세상에는 똑같은 모습의 사람이 존재하지 않는 것처럼, 같은 오장육부를 가지고 있더라도 그 기능의 허와 실(약하고 부족하거나 건강하고 충족한 상태)이 각기 다르기 때문에 사람마다 독특한 생리 기능을 발휘한다.

한의학에서는 이를 '체질'이라 한다. 이러한 체질의 특이성에 따라 사람들은 성격이나 음식의 기호, 체격, 자주 걸리는 질환까지도 차이를 나타낸다. 피부에 있어서도 체질에 따라 안색, 윤기, 유분과 수분의 상태 등이 각기 다르다. 따라서 제대로 된 피부관리를 하려면 체질에 따라 관리가 달라야 한다.

한의학에서는 병이 발생하기 전에 고치는 예방의학적인 측면에서 체질을 중요시하며 개개인의 체질적 특성을 고려하여 예방의학적 측면의 섭생법과 치료방법 등을 다르게 하고 있다. 사상체질의 4가지 유형인 태양인, 태음인, 소양인, 소음인의 각 유형별 피부 특징을 알아보자.

🦋 냉수를 많이 마시면 좋은 태양인

태양인은 보기보다 간기능이 허약한 경우가 많으므로 술, 담배에 특히 주의해야 한다. 남들보다 적게 마시거나, 적은 양을 흡연해도 간이 잘 상하기 때문이다. 체질적으로 담백한 음식을 좋아하는 태양인의 경우, 맵고 뜨거운 음식을 장기간 먹으면 위에 부담을 주고 식도가 좁아지는 일이 생길 수 있다.

또 태양인은 상체보다 하체가 빈약하여 장시간 걷거나 앉아있는 것을 부담스러워하며, 허리도 건강한 편이 못된다. 타고난 성격은 다혈질적인 면이 많아서 피가 머리로 모여 얼굴이 붉어지고 두통, 이명 등의 증세를 일으키기 쉽다.

상체가 비대한 이 체질은 기운이 상체 쪽으로 상승하기 쉬우므로 자극적인 음식보다는 담백한 음식을 섭취하여 소화기능을 도와야 한다. 신체에 흡수가 빠른 음식물로 체내 기운이 하체로 몰리지 않고 아래로 내려가도록 간을 보호하고 음의 기운을 만드는 보간생음(補肝生陰)하는 음식이 좋다. 육류보다는 지방질이 적은 해물이나 채소류가 궁극적으로 피부를 윤기 있게 만들어준다.

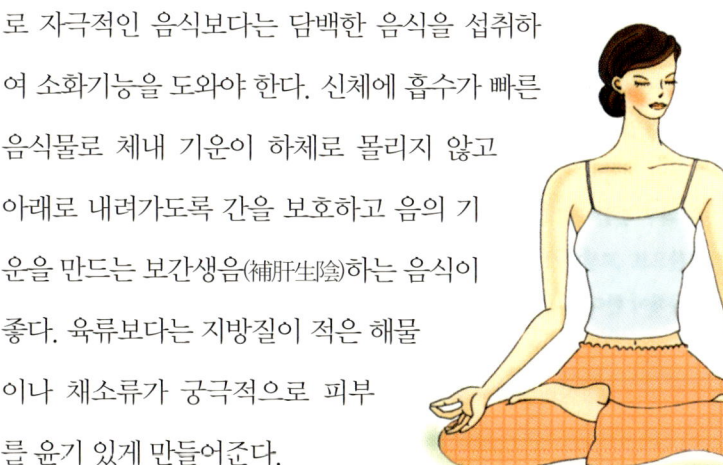

마시는 물도 온수보다는 냉수가 좋고, 따뜻한 온욕보다는 냉수목욕이 전신 피부를 탄력적으로 만들어준다. 이 체질에 적당한 운동법은 배꼽 아래에 기를 모으는 단전호흡 수련을 권할 만하다.

피부에 좋은 차로는 영지차, 감잎차, 솔잎차, 포도주스, 모과차가 있으며 포도주, 코냑, 위스키, 솔잎술, 모과주, 오가피주, 소주 등을 과음하지 말고 적당히 마시면 괜찮다. 체질에 맞는 향은 솔잎향이나 모과향이 기운을 밝게 만들어주며, 이 향이 들어간 음식을 먹는 것도 좋은 방법이다.

잡곡밥보다는 쌀밥이 위에 좋으며 마늘, 영지버섯, 밀가루, 수수, 당근, 녹용, 율무, 인공조미료, 담배, 술 등은 체질에 맞지 않아 피부 트러블의 원인이 될 수 있다. 체질에 맞는 운동 역시 하체 단련을 도와주는 골프, 테니스, 수영, 등산, 조깅이 좋다.

✤ 고혈압, 변비를 조심해야 하는 태음인

태음인의 특징은 손발이 크고 피부가 거칠다. 게다가 겨울에는 남들에 비해 손발이 잘 트는 경향이 있다. 땀 분비량도 다른 이들에 비해 많은 편이라 만약 땀을 전혀 흘리지 않는다면 병을 앓고 있는지 의심해봐야 한다.

허리가 굵고 배가 나온 체형이 많아 비만체형이 대부분 태음인에 속하는데 육식을 좋아하며 선천적으로 폐와 심장이 허약하다. 심장병, 고혈압, 중풍, 기관지염, 천식 같은 외부 질환에도 걸리기 쉬우며 피부질환이나 대장계통 질환으로 고생하기 쉽기 때문에 태음인은 여러모로 피부관리에 세심해야 한다.

태음인은 일반적으로 체구가 크고 위장기능이 좋은 편이어서 대체로 동·식물성 단백질이나 칼로리가 많은 음식의 섭취는 크게 문제가 되지 않는다. 그러나 주의하지 않으면 과식하는 습관이 있어 비만이 되거나 고혈압과 변비가 생기기 쉬운 체질이므로 자극성 있는 식품이나 지방질이 많은 음식은 피해야 한다.

태음인에게 좋은 음식이라도 소식을 하며 항상 운동하거나 목욕으로 땀 분비량에 신경 써야 한다. 또 변비를 없애는 생활습관이 필요하다.

이 체질은 영지차, 둥굴레차, 치커리차, 칡차 등을 수시로 마시는 것이 좋다. 피부에 좋은 약재로는 녹용, 웅담, 산약, 사향, 대황, 마황, 우황, 행인 등이 있다.

피부에 좋은 식품은 황설탕, 현미, 현미찹쌀, 통밀가루, 찹쌀, 차조, 수수, 붉은팥, 땅콩, 율무, 감자, 고구마, 천일염, 무, 당근, 도라지, 더덕, 연근, 마, 토란, 우엉, 시금치, 양배추, 푸른 상추, 취나물, 마늘, 생강, 오징어, 들기름, 버섯, 파, 양파, 고사리, 두부, 콩나물, 가지, 호박, 미역, 김, 다시마, 소고기, 배, 자몽, 감, 살구, 자두, 복숭아, 귤, 수박, 밤, 호두, 잣, 매실, 칡, 은행 등이다.

이 체질이 피해야 할 것은 포도주, 담배, 보리쌀, 흰밀가루, 검은콩, 검은팥, 녹두, 검은깨, 흰설탕, 흰소금, 게, 새우, 낙지, 갈치, 고등어 등이다. 과일은 참외, 포도, 멜론, 모과 등을 피하는 것이 좋다. 결명자, 구기자, 오미자, 오가피 등도 좋지 않다. 냉수보다는 따뜻한 물과 온욕을 권한다.

♛ 음의 기운이 부족하기 쉬운 소양인

소양인은 신장기능이 약하게 태어나 신장염, 방광염, 요도염, 조루증, 불임증 등에 걸리기 쉬운 체질이다. 상체에 비해 하체가 약한 편이라 요통으로 인한 고통이 만만찮다. 반면에 비위기능이 왕성하여 자잘한 위장병에는 강한 편이다.

위와 췌장 등의 내장 부위에 열이 많기 때문에 서늘한 음식이나 해물류가 좋고, 음(陰)의 기운이 부족하기 쉽기 때문에 몸에 음의 기운을 돋울 수 있는 음식이 좋다. 마시는 물은 찬물이 좋고 뜨거운 물로 목욕하는 것이 피부에 좋다.

소양인은 영지차, 녹차, 구기자차, 결명자차, 신선초 녹즙이 피부에 좋으며 술을 마실 경우에는 소주, 포도주, 맥주가 괜찮다. 음의 기운을 보하는 음식으로는 흰 쌀밥보다 보리, 밀가루가 좋으며 콩, 팥, 녹두, 좁쌀, 깨 등의 잡곡류가 피부에 좋다. 소고기보다는 돼지고기가 이 체질에 맞으며 전복, 생굴, 해삼, 새우, 게 등의 해물류를 권한다.

소양인에게 적합한 과일과 야채로는 감, 참외, 오이, 당근, 감자, 우엉, 상추, 미나리, 아스파라거스, 배, 토마토, 파파야, 수박, 포도, 바나나, 파인애플, 딸기 등이 있다. 간식류로 초콜릿, 비타민 E(토코페롤), 구기자, 영지버섯 등을 섭취하면 피부를 보하는 데 좋다.

체질에 맞지 않아 피부 트러블을 유발하는 음식으로는 닭고기, 개고기, 후추, 겨자, 계

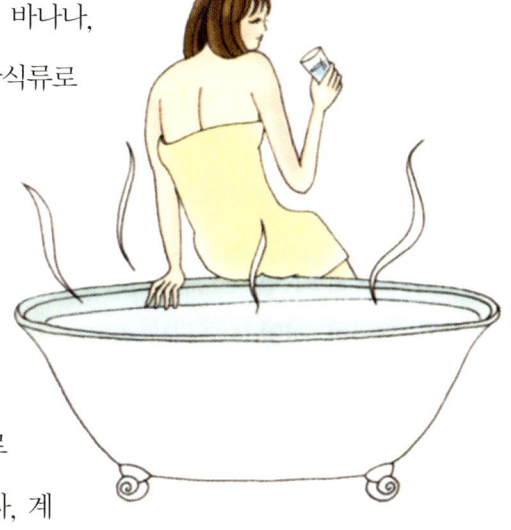

피, 카레, 생강, 참기름, 사과, 귤, 오렌지주스, 인삼, 벌꿀 등이 있다. 그리고 소화효소제, 항생제(스트렙토마이신)를 조심해야 한다. 담배는 간접흡연까지 주의해야 할 정도로 멀리해야 한다.

❦ 환절기마다 피부 트러블이 많은 소음인

소음인은 상체와 하체의 밸런스가 비교적 적당하며 체구가 작은 형으로 아담한 미인이 많다.

또한 소음인은 타고난 위장이 허약하며 몸이 냉한 체질적 요인 때문에 소화불량에 걸리기 쉽고 배 속에서 소리가 잘 나고 차가운 물이나 아이스크림 등을 먹으면 설사에 걸리기 쉽다. 따라서 소음인은 만성 소화불량, 위하수, 위산 과다, 상습 복통 등으로 고생하는 편이다.

몸이 차가운 편이라 수족냉증이 있으며 몸을 차게 하면 병에 걸리기 쉬운 소음인들은 환절기마다 잦은 병치레가 많으며 피부 트러블도 쉽게 발생한다.

선천적으로 약한 소화기능 때문에 냉한 기운의 음식보다는 따뜻한 음식이 좋고, 너무 기름진 음식은 피부 뾰루지를 유발한다. 몸이 냉한 편이라 열을 만드는 인삼차, 생강차, 유자차, 꿀차, 수정과, 식혜 등 인스턴트 음료보다 우리 전통차가 피부에 좋다. 4가지 사상체질 중에서 인삼이 가장 잘 어울리는 체질이기도 하다.

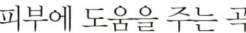

　피부에 도움을 주는 곡물로는 찹쌀이 있으며 채소는 쑥, 감자, 파, 양파, 마늘, 생강, 고추 등이 있다. 육류는 닭, 염소, 노루 등이 좋으며 생선은 뱀장어, 미꾸라지, 명태, 조기 등이 좋고 과일은 복숭아, 귤, 토마토 등이 좋다. 음식으로는 찰밥, 삼계탕, 추어탕 등이 좋은데 따뜻한 성질로 위장을 데워 주고 소화를 돕기 때문이다.

　반면에 보리, 메밀, 팥, 녹두, 밀가루 등의 잡곡류는 체질에 맞지 않으며 고사리, 미나리, 상추, 미역도 좋지 않다. 피해야 할 과일은 참외, 딸기, 감이며 우유 등도 가급적 피하는 것이 좋다.

　소음인은 땀을 많이 내는 것은 좋지 않다. 소음인이 과도하게 땀을 많이 내면 쇠약해지고, 어지럼증과 두근거림이 나타날 수 있다. 대개 소음인들은 사우나 한증막을 오랜 시간 하면 안면홍조나 모세혈관 확장증 같은 민감성 피부가 되기 쉽다.

체질과 맞지 않는 관리가
피부를 망친다

피부질환은 대부분 몸의 기가 허하고 몸속에 노폐물이 쌓여 생기는 경우가 많다. 양방의 치료만으로는 한계가 있으므로 한방치료를 병행해 피부 트러블의 근본원인을 치료하는 것이 좋다. 그러기 위해서는 먼저 자신의 체질을 알아야 한다. 자신의 체질을 제대로 알지 못해 무의식적으로 건강을 해치는 생활습관이나 식습관을 가지고 있는 경우가 많기 때문이다.

예를 들어 소음인은 피부를 탄력 있게 유지하려면 소화기능에 항상 신경을 써야 한다. 인삼, 계피 등이 잘 맞으며 소화가 잘 되는 닭, 고등어, 대추, 사과, 시금치, 미나리, 찹쌀 등을 먹으면 좋다. 이런 소음인이 소화가 잘 되지 않은 음식을 자주 먹게 되면 양방 치료로 일시적인 효과를 보았다 하더라도 계속적인 소화불량으로 피부 트러블이 다시 생길 수밖에 없다.

그동안 한방 스킨클리닉을 운영하면서 시행했던 피부치료 사례를 소개한다. 여러 사례를 통해 나의 피부 트러블의 원인과 피부를 좋게 하려면 어떤 노력을 해야 하는지 알 수 있을 것이다.

냉한 체질인 줄 모르고 오이마사지로 피부를 괴롭히다

이 여성 환자는 첫 만남에서 '억울함'부터 호소했다. 자신이 해온 경제적인 투자와 시간적인 투자에 비해서 피부상태는 점점 더 나빠진다는 것이었다. 약간의 울먹거림을 동반하면서 이 환자는 계속 '왜'라는 의문부호를 던졌다.

다른 여성들과 달리 피부에 관심이 많아 20대 초반부터 피부관리를 해온 이 환자는 여드름 등의 커다란 피부 트러블은 없었지만 노화를 예방하기 위해 피부에 좋다는 오이마사지는 물론 용돈을 절약해가면서 양방의 스케일링 치료를 주기적으로 받으며 각질 제거에 신경을 써왔다는 것이다. 피부에 좋다는 뷰티 정보를 얻게 되면 재빨리 실행하는 부지런함도 있었다.

하지만 시간이 지날수록 피부는 붉고 예민해지면서 추위에 극도로 민감해진 것 같다고 했다. 조금만 추운 바람에 얼굴을 노출시키면 피부색이 붉어지면서 심지어 따끔거림까지 느낀다고 했다.

이 환자의 경우 본인은 꽤 억울할 수 있지만 가장 결정적인 실수는 자신의 체질을 간과한 점이다. 이 환자는 진맥 결과, 소음인이었다. 소음인은 스트레스에 민감하여 신경성 소화불량으로 인해 병리적인 허열이 발생한다. 그래서 열이 많은 줄 오해하고 열을 식혀주는 오이마사지를 10년이 넘게 지속해온 것이다.

또한 스케일링 치료 시 시술 후 2~3일 정도 느껴지는 부드러움 때문에 경제적 여유가 생기면 지속적인 스케일링을 받아서 안면의 모세혈관을 확장시킨 결과를 초래했다. 모세혈관이 확장되고 오이 마사지로 더욱 민감해진 피부는 작은 자극에도 붉어지기 일쑤였던 것이다. 따라서 여름철에는 자외선 때문에, 겨울철에는 차가운 바람 때문에 피부가 가렵고 따가운 증상을 동반하게 되었다.

이 환자는 붉고 예민해진 피부, 자잘하게 퍼져 있는 좁쌀 여드름이 우선적으로 개선해야 할 과제였다. 그래서 한방요법으로 비위기능을 개선하여 병리적인 열이 올라오는 것을 막아주고 마음을 안정시킬 수 있는 한약처방을 내렸다. 꾸준히 복용하니 소화기능이 좋아지고 손발이 차가운 증상이 많이 나아졌다. 평소 가슴 두근거림과 불면증, 한숨을 쉬는 습관 등도 덩달아 개선되었다.

예민해진 피부를 위해서는 일시적으로 스케일링 치료를 중단하고 피부의 건강한 각질층을 복원시켜주는 재생치료를 실시하였다. 많은 사람들이 오해하듯이 과도한 각질은 노화의 주범이지만 적당한 피부 각질은 외부의 자극으로부터 피부를 보호하는 역할을 한다. 이 환자의 경우 각질에 대한 잘못된 오해로 인해 과도하게 피부의 각질을 제거해 왔다.

오이마사지는 소음인의 냉체질에 맞지 않아서 중단시켰다. 또 소음인은 성질이 차가운 음식과는 잘 맞지 않으며 비위기능과 면역력이 약한 편이어서 작은 자극에도 쉽게 알레르기 반응을 유발할 수 있다.

기타 한방요법으로는 심한 생리통을 개선하기 위하여 자궁과 장의 냉증을 치료하는 좌훈요법과 뜸요법을 번갈아 시행하였다. 일주일에 한 번씩 총 5회 시술을 한 결과 눈에 띄게 좋아졌다. 피부의 민감성과 좁쌀 여드름이 사라졌으나 이미 확장된 혈관은 단기간에 개선하기에는 무리이다.

따라서 이 환자에게는 혈관을 강화시켜 줄 수 있는 홈케어를 권유하고, 평소 스트레스를 받지 않도록 마인드 컨트롤에 신경을 쓰도록 제안했다. 또한 장시간 외출이나 오염된 환경에 노출될 경우 외부적인 자극에 피부상태가 민감해지므로 열흘에 한 번 정도씩 치료를 받을 것을 권했다.

🦋 피지분비과다 억제제 장기복용으로 온몸이 건조해지다

이번 사례는 남학생으로, 첫 대면에서 얼굴에 기름기가 많고 평소 땀이 많은 체질임을 알 수 있었다. 진찰을 해보니 갑작스럽게 피부 트러블이 발생한 경우로 몸에 열이 많고 얼굴 곳곳에는 크게 곪아서 터지는 화농성 여드름이 많았다.

이 남학생의 경우 평소 피부 때문에 전혀 고민한 적이 없을 정도로 깔끔한 인상을 주었지만, 조기 중국 유학으로 인한 스트레스와 환경적인 변화가 원인이었다. 중국은 대기와 수질의 오염이 상대적으로 심하며, 기름진 육류와 튀긴 음식 일색인 식생활로 여드름이 악화되기 쉬운 환경이다. 그는 신경에 거슬리지 않을 정도의 작은 여드름이 스트레스로 인해 화농성 여드름으로 악화된 경우였다.

체질도 태음인으로 체내에 습한 기운과 열이 많으며 체질적으로 땀도 많이 흘리며 피지 분비도 왕성한 편이다. 게다가 양방에서 처방받은 피지분비 억제제를 장기간 복용하여 입술과 안구에 건조증을 보일 정도로 온몸이 많이 건조해져 있었다.

태음인의 경우는 열이 많아 다른 체질에 비해 피부의 재생력이 떨어지는 편으로 한번 난 여드름을 잘못 관리하게 되면 치유가 어려운 여드름 자국이 많이 남게 된다. 체질적으로 가진 열은 피지를 산화시키거나 염증화시키기 쉬워 시간이 지날수록 크게 올라오면서 곪아 터지는 여드름이 많은 것도 태음인의 특징이다.

따라서 습을 제거해 주고 열을 내려주는 약을 처방하는 것이 일차적인 목표여야 한다. 다행히도 태음인은 소화기능이 좋아서 다른 체질에 비해 소화력이 높은 편이라 이러한 한약재를 장기간 복용해도 큰 무리가 없다. 오히려 몸을 가볍게 만들고 컨디션을 호전시킨다.

한약재를 처방하면서 이 남학생에게는 운동을 권유했다. 학업과 대학진학 문제로 바쁘지만 시간을 내어 땀이 많이 나게 하는 운동을 하도록 했다. 스쿼시, 테니스, 검도 등 조금 과격한 운동을 함으로써 땀과 체내 분비물을 배출하도록 유도하고 피부 재생력을 높이기 위해 유제품과 콩류 음식을 많이 먹게 했다.

피부관리는 스케일링 치료를 하면서 피지 제거에 효과가 좋은 율피나 염증의 진정을 돕는 감초팩을 병행했다. 또한 세포 재생을 돕는 광선치료와 색소침착을 막아주는 비타민 C를 이용한 양방치료를 겸했다. 기타 한방요법으로는 열을 내려주는 사혈요법과 부항요법을 실시했다.

한약을 복용하면서 5회 정도의 피부관리를 하자 화농성으로 곪는 여드름은 많이 감소하였다. 한방요법과 양방의 스케일링, 재생치료를 병행한 결과였다. 하지만 체질상 피지 분비를 감소시키는 데는 인내를 가지고 시간적인 투자를 해야 한다.

그는 방학을 이용하여 두 달 동안 치료를 받고 결과에 비교적 흡족해하였다. 그리고 학업을 위해 중국으로 떠나기 전에 찾아온 그는 웃으면서 다음 겨울방학을 기대했다. 다시 만나게 되면 이 남학생의 치료는 얼굴에 남아있는 흉터를 집중적으로 제거하는 방향이 될 것이다.

♛ 성인기에 발생한 부분적 아토피로 고통받다

한의원을 찾아오는 환자들을 진료하면서 안타까운 마음이 들 때가 많다. 밝히기 어려운 자신만의 고민을 가지고 있는 사람들 볼 때 더욱 그러하다.

어느 날 한 여대생이 찾아왔다. 그녀는 얼핏 보기에 피부톤이 밝고 이목구비가 반듯한 외모로 첫인상이 귀엽고 밝았지만 마음 한 구석에서 '얼굴의 붉은 기만 없다면 더욱 완벽할 텐데' 라는 아쉬움을 자아냈다.

이 여대생과 상담을 해보니, 얼굴의 붉은 기운 외에도 더 큰 아픔을 가지고 있었다. 얼굴 부위와 팔꿈치 부위 등에 부분부분 아토피를 앓고 있으며, 그 가려움증으로 고통을 받고 있었다. 특히 밤마다 심해지는 가려운 증상으로 숙면을 취하지 못할 정도였다. 팔꿈치 부위는 붉고 진물이 날 정도로 심하게 악화된 상태였다.

일단 아토피는 치유에 상당히 오랜 시간이 필요하다. 이 여대생의 경우는 어렸을 때 전혀 아토피 증세가 없었다가 성인기에 발생한 경우로 대학 졸업반이 되자 취업에 대한 스트레스와 강박관념이 더욱 그녀의 몸 상태를 악화시키고 있었다.

아토피의 두드러진 증상은 붉고 가렵다는 점이다. 그녀는 아토피 증세에 태음인 체질이라 습담이 많고 스트레스로 노폐물 배설

기능도 좋지 않은 상태였다. 체질적으로 운동을 싫어하여 평소 운동과는 거리가 멀었다.

아토피는 혈열(血熱)이 원인으로 쉽게 설명하면 혈액 내 노폐물질이 많은 상태이며 몸 안의 혈의 순도가 맑지 않아 혈액의 뜨거운 열 기운이 가려움증을 유발하는 원인이 되는 것이다. 따라서 혈열을 내려주는 한방요법과 몸의 전반적인 순환을 좋게 하는 부항요법을 병행하였다.

피부는 가급적 강한 자극을 피하게 하고, 인체에 가장 순한 식물 성분을 이용하여 얼굴의 붉음증을 진정시켰다. 스테로이드나 호르몬제가 첨가되지 않은 순수 피부의 단백질 이중막 성분으로 된 한방 발효추출액을 바르게 하고 광선치료를 병행하였다.

현재 5회 정도의 치료로 얼굴의 가려움증은 완전히 없어졌으며 얼굴에 약간의 분홍빛 기운만 남아있는 상태이다. 그리고 왼쪽 팔꿈치의 겹치는 부분은 완치되었으나, 취업 준비 때문에 오른손을 많이 사용하는 관계로 오른쪽 손 중에서 새끼손가락쪽 바닥부분이 책상과 접촉이 많아 아직은 약간 붉은 상태이다.

그녀는 취업 문제로 스트레스가 많고 외모에 신경을 쓸 수밖에 없는 상황이어서 꾸준한 치료를 받고 있다.

▣ 피부톤이 어둡고 알레르기 반응이 자주 나타나다

심한 피부질환 환자가 볼 때 이 환자는 비교적 가벼운 증상이라고 할 수 있다. 하지만 이 환자가 꿈꾸는 직업을 고려하면 남들 눈에는 사소해 보이는 피부질환이 아주 큰 고민일 수가 있다.

이 환자를 만난 것은 작년 여름으로 아나운서 시험 응시를 준비하고 있었다. 뚜렷한 이목구비와 말끔한 눈매가 본인이 원하는 직업의 이미지와 잘 맞는다는 생각이 들었다.

그러나 타고난 피부톤이 어둡고 양쪽 볼 주변에 난 여드름이 문제였다. 코 주변에 도드라져 보이는 확장된 모공이 옥에 티가 될 정도기 때문이었다.

체질은 약간 마른 체형으로 소양인인데, 일단 소양인은 내부에 열이 많아 더위를 잘 타고 쉽게 변비가 생길 수 있다. 이렇게 내부의 열이 피부로 올라와서 양쪽 볼 부분에 여드름을 만들었다. 게다가 알레르기 반응이 자주 나타나 볼 주위의 간지러움을 호소하였으며 코 주변의 기름을 지속적으로 짜서 인위적으로 모공이 확장된 상태였다.

일단은 잦은 알레르기 반응 때문에 스케일링을 피하고, 여드름 제거와 2차 감염 방지와 피부색을 정화시키는 데 중점을 둔 치료를 하였다. 재생관리는 염증과 염증부분의 색소를 치료하고, 비타민 C를 피부에 직접적으로 투여하는 방법을 이용하여 칙칙한 피부 톤을 맑게 하는 데 주력하였다.

시험을 눈앞에 둔 상태에서 10회 정도의 치료를 받은 다음 카메라 테스트를 치른 그녀는 합격이라는 기쁜 소식을 전해 왔으며 현재는 마지막 관문을 넘어 수습 아나운서의 길을 걷고 있다.

고화질 디지털 카메라 시대를 맞아 아나운서나 여성 앵커들의 피부 고민이 많아진 요즘, 이 환자는 일상생활에 전혀 지장이 없고 화장도 가능한 쿨터치 레이저를 이용한 모공과 탄력 치료로 피부를 관리하고 있다.

스트레스와 기, 혈의 부조화로 눈가가 거뭇해지다

45세의 이 여성은 5년 전 눈 밑에서부터 기미가 시작되어 얼굴 전체에 번져 나갔다. 20~30대에 탱탱한 피부를 자랑했던 이 여인은 노화가 시작되는 증상이려니 가볍게 여겼다. 게다가 남편이 사업으로 어려운 상황이라 피부에 신경을 쓸 여력이 없었다. 그러나 시간이 지날수록 눈가의 기미가 점차 얼굴 전체를 뒤덮게 되자 덜컥 걱정이 앞서 한의원을 찾아왔다.

이 여성은 자연적인 노화로 발생한 기미라기보다는 급격한 스트레스로 간에 열이 발생해 생긴 경우였다. 따라서 피부에 침착된 치료를 하기 전에 기와 혈을 순화시켜 주는 침과 뜸, 그리고 간의 열을 떨어뜨리는 처방을 하고 레이저 치료를 병행했다. 그 결과 두 달 만에 깨끗한 피부를 가지게 됐다.

한의학에서는 기미를 '간반' 또는 '황갈반'이라고 하며 원인은 오장육부에 담음(痰飮), 즉 수분대사 장애로 인해 혈액순환이 되지 않아 발생하는 것으로 본다. 또 스트레스 등 외부에서 나쁜 기운을 자주 접해 기(氣)와 혈(血)이 조화를 잃어 제대로 순행하지 못할 때 기미가 생기기도 한다.

최근에는 먹는 약의 남용과 안정성을 보장받지 못한 화장품의 남용이 기미 발생의 주범으로 떠오르고 있다.

또 검게 그을린 피부가 건강해 보인다고 햇볕에 자주 노출하면 피부 노화가 빨리 올 뿐만 아니라 기미, 주근깨 등의 색소침착성 피부질환을 일으킬 수 있다.

기미는 난소와 자궁에 문제가 있을 경우 이마 끝, 턱밑, 입 주변에 잘 생긴다. 그리고 여성호르몬의 분비 이상, 즉 임신 및 생리불순은 눈 밑 눈두덩에, 대장질환은 볼, 스트레스는 눈 밑 볼에 주로 생긴다.

유전적인 주근깨, 올빼미형 근무로 기미가 번지다

어렸을 때부터 유전적인 요인으로 인하여 '주근깨 소녀'로 불렸던 이 환자는 점차 나이가 들면서 주근깨에서 기미로 번져 얼굴톤이 전체적으로 어두웠다. 동대문에서 의류도매업을 하는 이 여성은 늘 수면 부족과 만성 피로에 시달리며 불규칙한 식사로 인해 10년 동안 변비로 고생하고 있었다.

더욱이 그녀는 양방치료조차 제대로 받을 수 없는 상황이었다. 양방 피부과에서 권하는 기미치료제는 주로 티록시나아제라는 효소를 억제하는 연고인데 이는 취침 전에 발라 야간에 사용해야 효과적인 것이다. 직업적인 특성상 이 또한 사용이 불가능했다.

또한 피부가 휴식을 취하고 재생해야 할 야간에 밝은 조명 밑에서 일을 하기 때문에 피부 노화와 색소침착은 불을 보듯 당연한 결과였다. 사실 실내 조명에서도 일정량의 자외선이 방출되므로 실내에 있거나 야간에 일을 할 때에도 자외선 차단 크림을 발라주는 것이 현명하다.

이 환자의 경우는 피부 치료에 앞서 피로와 수면장애를 치료해 줄 수 있는 한약처방으로 컨디션을 회복시키는 데 일차적으로 집중했다. 맑은 안색은 인체의 원료가 되는 기혈이 충분해야 가능한 일이기 때문이다.

체질에 맞게 진단한 한약재의 꾸준한 복용으로 피로를 풀면서 레이저 치료와 미백 프로그램을 함께 진행하였다. SLP와 크랜베리 등으로 주 1회씩 피부를 치료하며 야간에 일하는 특성상 피부에 수분을 공급하도록 유념했다.

3개월 동안 꾸준한 치료로 기미는 거의 옅어졌으며 얼굴 전체에 퍼진 주근깨도 범위와 농도가 많이 호전되었다. 또한 얼굴의 색소 질환에 혈과 진액을 보충해주는 치료를 첨가하여 피부 개선에 효과를 주었으며, 변비를 해결하는 데 도움을 주었다.

한방으로 완전히
해결하는 피부 트러블

맑고 투명한 피부는 모든 여성들의 바람이다. '피부미인'이라는 말도 있듯이 피부만 하얗고 깨끗해도 훨씬 아름다워 보이는 것이 사실이다. 투명한 피부를 가꾸기 위해서는 각종 트러블로부터 피부를 보호해야 한다.

한방에서는 '피부는 오장육부의 거울'로 오장육부가 잘못되면 피부에서 적신호가 나타난다고 정의하고 있다. 위장이나 간장 또는 신장, 자궁의 상태가 좋지 않으면 피부에 기미나 잡티가 생긴다. 그리고 심장, 폐장, 대장의 상태가 좋지 않으면 피부가 확연하게 거칠어진다.

이제 여드름을 비롯해서 잔주름, 피부 노화, 아토피, 모공 등 대표적인 피부 트러블의 원인과 관리법에 대해 알아보자.

♝ 남녀노소 가리지 않는 여드름

사춘기의 심볼로 10대의 전유물로만 여겨졌던 여드름. 사실은 남녀노소를 불문하고 많이 생길 수 있는 피부 트러블이다.

한방에서는 여드름을 '면분자(面粉刺)' 또는 '면포(面皰)'라고 하며, 열이 많은 사람이 그 열기를 주체하지 못해 피부 밖으로 발산한 것이거나, 오히려 차가운 냉체질에서 병리적으로 생긴 허열(虛熱)이 경락을 타고 얼굴로 올라가 생긴 것이다.

자, 그럼 한방으로 여드름을 해결하는 방법에 대해 알아보자.

1 한방에서 보는 여드름의 종류

비기허형(脾氣虛型) 굵은 듯한 여드름이 군데군데 나타났다 금방 사라지는 증상을 가진 사람들이다. 입 주변에 많이 나타나며 화농의 진행은 느리다. 이런 사람들의 경우 얼굴은 창백한 편이며, 추위를 많이 타고 자주 체하는 편으로 위기능이 많이 저하되어 있다. 성격은 침착하고, 꼼꼼하며, 조용조용하고, 스트레스를 받으면 오래가는 편인 사람들이다.

습담열형(濕痰熱型) 좁쌀만한 붉은 발진이 얼굴 전체 퍼져 있으며 빨리 화농이 되는 편인 사람들이다. 평소에 얼굴이 붉고 상체에 열이 많아 찬물을 많이 찾는 편이며, 입과 코가 건조하고 변비가 잘 생긴다. 또한 혀는 붉은색이 짙게 나타난다.

어혈형(瘀血型) 얼굴이 탁해지고 생리 전후에 증상이 더욱 심해지는 유형의 사람들이다. 생리통이 있고 생리혈이 검으며 덩어리지는 경우도 많다. 또한 생리주기가 불규칙적이고 손발이 붓거나 저린 경우도 많다. 항상 몸이 무겁고 소변은 붉은 편이며 입과 코 주위에 많이 생긴다.

2 사상체질에 따른 여드름 유형

여름에 여드름이 생기는 체질인 소음인 소음인은 체질적으로 비위, 즉 소화기계통이 약하여 위하수 등의 병이 많고 배가 차며 추위를 많이 느낀다. 성격은 침착하고 꼼꼼한 성격이 많으며 땀을 잘 흘리지 않고, 스트레스나 생리불순 등으로 순환장애가 일어나게 되는 경우가 많다. 피지 생성이 증가될 때 체질적으로 모공을 통하여 피지 배출이 잘 이루어지지 않아 여드름이 많이 생기는 경향이 있다. 또 덥고 땀의 배설이 많은 여름에 여드름이 많이 발생되는 체질로 여름을 몹시 힘들어한다.

광대뼈 부위에 여드름이 잘 생기는 태음인 태음인은 비만환자의 70% 이상을 차지할 정도로 체격이 크고 뚱뚱한 편이다. 사춘기 이후에 모공이 발달하여 피지 배출이 원활하게 이루어지는 편이지만, 피지의 생성속도도 왕성하고 잘 곪는다. 땀의 배설이 잘 되어야 건강한 체질이다. 태음인은 체질적으로 간대폐소(肝大肺小 : 간기능이 강하고 폐기능이 약함)하여 피부계통의 면역력이 약할 뿐만 아니라 간에 열이 발생되어 여드름이 생기면 양쪽 광대뼈 부위에 잘 나타난다.

이마나 얼굴 전체에 작은 발진이 나타나는 소양인 성격이 급하며 정의를 추구하는 다혈질적 성격인 소양인은 체질적으로 열이 많아 얼굴에 뜨거운 열을 잘 느낀다. 여드름은 이마나 얼굴 전체로 작은 발진이 많이 나타나며, 염증이 제거되고 난 후에도 색소침착이 쉽게 일어난다. 소양인은 변비로 인한 장독과 폐의 열독으로 인한 여드름이 주류를 이룬다.

3 발진의 형태에 따른 여드름 종류

면포성 여드름 여드름 초기단계로, 처음에는 '백두(白頭, white head)'라고 부르는 흰색 면포, 즉 1~2mm 정도의 흰색 알갱이가 피부표면 아래 생긴다. 이것은 근처의 각질이 두꺼워져 피부표면에서 막혀 피지선에서 생긴 피지가 밖으로 배출되지 못하고 고여 있는 상태이다. 그 일부가 모공을 통해 피부표면으로 나오면 공기 중의 산소와 산화되어 검은색이 되며 이것을 '흑두(黑頭, black head)'라고 한다.

붉은 여드름 면포성 여드름 단계에서 염증반응이 시작되면 통증을 동반한 붉은색 여드름이 생긴다. 이 붉은 여드름의 모양을 '구진(丘疹)'이라 하는데, 이 구진에 손을 대면 흉터나 염증을 악화시킬 수 있으므로 전문적인 치료를 받는 것이 좋다.

화농성 여드름 붉은색 여드름의 염증반응이 더 진행하여 더 많이 곪으면 화농성 여드름이 되어 고름이 잡히는데 이러한 염증을 '농포(膿胞)'라 한다. 이 농포를 직접 짜거나 손으로 잡아 뜯으면 여드름뿐 아니라 피부도 함께 떨어져 나와 심한 흉터를 남길 수 있다. 이 농포가 심하면 동전만한 뾰루지 같은 결절(結節)이 생기곤 한다.

4 여드름의 주된 원인

사춘기 때는 안드로젠의 분비에 의한 피지선의 피지 생성능력이 커져 많이 생기는데 20대가 지나서 나는 여드름은 변비, 소화장애, 스트레스 등 몸의 기능이 원활하지 못해 생기는 경우가 많다. 때문에 20대 이후의 여드름을 치료하기 위해서는 몸을 먼저 치료할 필요가 있다.

사춘기 사춘기가 되어 안드로젠의 분비에 의한 피지선의 피지 생성능력이 커진 경우에 많이 생기게 된다.

선천적인 요인 여드름은 현재 명확하게 발생 원인이 규명되지는 않았다. 하지만 부모가 여드름이 있을 경우에 자녀도 여드름이 발생할 수 있는 유전적인 요인이 70~80%를 차지한다.

여드름의 원인
1. 유전
2. 지루성 피부의 결과
3. 과각질화 현상
4. 세균의 감염
5. 내분비계의 이상에 의한 호르몬 불균형 → 피지 과잉생산
6. 정신적 스트레스
7. 비타민류(A, B_2, B_6, F)의 결핍
8. 자외선, 대기오염, 자율신경 불안정, 운동 부족, 화장품, 약품, 음식, 식품첨가제 등

지나친 스트레스 스트레스는 피지 분비를 촉진시킨다. 많은 업무와 피로, 지치고 힘이 들 때, 수면 부족이 계속될 때 피부가 거칠어지고 여드름이 심해진다.

월경이나 임신 월경이나 임신으로 인한 피지 분비의 촉진으로 20~30대 이후에도 계속 여드름이 나는 경우로 주로 턱부분에 잘 생긴다. 일반적인 여드름과 달리 아플 때가 있으며, 배란일을 즈음해서 나빠지기 시작하여 생리가 끝나면 좋아진다. 이런 여드름을 '월경전 여드름'이라고 하며, 프로게스테론이라는 여성호르몬이 주원인이다.

변비 또는 위장장애 변비, 불규칙한 식생활, 정신적인 압박감 등이 얼굴을 감싸고 있는 위·대장 경락에 열을 쌓이게 하여 발생하게 된다. 특히 사상체질 중 소음인에서 많이 볼 수 있다. 여드름을 치료한다고 흔히 바르는 약을 사용하거나 염증을 치료하는 소염제, 강력한 화농방지를 위한 항생제를 복용하는 일이 많은데, 그러면 위장이 더욱 나빠져 여드름을 근본적으로 치료하기가 힘들다. 위장장애와 변비에서 오는 여드름은 위장의 기능을 풀어주고 변비를 고치면 낫는다.

5 체질별 여드름 치료법

뜸이나 좌훈요법이 좋은 태음인 태음인은 습이 많고 심폐기능이 좋지 않으며, 피부를 주관하는 폐의 기능이 본래 약한 체질로서 피부질환이 많은 편이다. 태음인은 습이 많으면서도 열이 많은 '열태음인'과 열이 적은 '한태음인'으로 나눌 수 있다.

열태음인의 경우는 습과 열로 인해 비교적 크고 잘 곪는 화농성 여드름이 많이 발생하며, 한태음인의 경우는 과도한 수분이 순조롭게 대사되지 못하고 노폐물이 쉽게 축적되어 생기는 여드름이 많다. 그러므로 습을 제거하고 열을 떨어뜨려주는 것이 태음인 치료의 기본이다.

하복부에 습이 많이 축적된 경우는 복부비만이 많은데 이 경우는 뜸이나 좌훈요법으로 순환을 촉진시키면 된다. 태음인은 대체로 피지나 유분이 많은 편이기 때문에 피지를 조절해주고 여드름이 화농성으로 곪지 않게 해주는 항균작용, 소염작용, 진정작용이 있는 한방 팩을 하면 좋다.

스트레스를 풀어 열을 내리는 소양인 소양인은 본래 열이 많아서 스트레스를 받으면 상열감이 더욱 심해지고 배꼽 아랫부분인 하초(下焦)는 더욱 냉해진다. 따라서 안면홍조나 붉음증을 동반하는 경우가 많으며 스트레스의 여부에 따라 증상이 자주 변한다. 그리고 신장, 자궁, 방광의 기능이 본래 좋지 않아 생리통, 생리불순 등 자궁 및 어혈 질환을 호소하는 경우가 많다.

스트레스를 풀어서 열을 내려주는 한방요법과 자궁을 덥혀서 자궁 내 어혈을 제거하고 혈액순환을 좋게 해주면 생리 전후로 여드름이 심해지는 것을 막을 수 있다. 찬 기운으로 열을 제거하고 모세혈관을 강화시켜 여드름을 치료하면 붉음증도 호전된다. 다만 얼굴이 건조해지기 쉬우므로 여드름의 원인이 되는 유분 및 피지는 제거하면서도 수분 공급에 소홀하지 않도록 해야 한다.

몸을 따뜻하게 하고 면역력을 증강시키는 소음인 소음인은 본래 비위기능이 좋지 않아 소화불량을 자주 호소한다. 한의학에서는 비위를 생혈지본(生血之本 : 혈액을 생성하는 근본이 되는 장기)이라고 하는데, 비위의 기능이 좋지 않으면 기운이 없고 혈과 진액이 부족하게 된다.

면역력 및 피부재생력이 좋지 않아 알레르기 및 과민반응이 발생하기 쉽고, 여드름 치료 후 재생되는 속도도 느린 편이다. 얼굴로는 열이 오를 수 있으나 수족냉증을 호소하기 쉬우므로 몸을 따뜻하게 하고 기혈을 보하여 면역력을 증강시켜 건강한 피부를 만들어주는 것이 중요하다.

6 여드름 치료 시 주의사항

항상 청결 유지 여드름 치료의 근본목적은 그 흔적이 남지 않도록 하는 데에 있다. 여드름은 자꾸만 새로 생겨날 수 있으므로 여드름의 흔적을 막음과 동시에 여드름의 발생 자체를 막아야 한다. 여드름은 얼굴에 피지가 계속적으로 나오는 한 계속 여드름으로 발전할 수 있는 것이므로 항상 청결을 유지하는 것만이 예방과 아울러 치료의 기본이 된다.

화장품 사용 주의 화장품 사용에 신중을 기해야 한다. 여드름 피부인데도 불구하고 오일성분이 함유된 제품을 사용하게 되면 여드름은 더욱 악화될 수 있다. 따라서 화장품은 오일이 적은(oil free) 제품을 사용하면서도 수분을 공급해주는 제품을 병행한다. 파운데이션 크림, 콜드크림, 진한 색조화장의 과도한 사용은 여드름을 악화시킨다.

7 여드름 치료에 좋은 초간단 지압법

다음 그림은 여드름 치료에 좋은 경혈점이다. 이곳을 자주 지압해주면 혈액순환을 도와 빠른 효과를 기대할 수 있다.

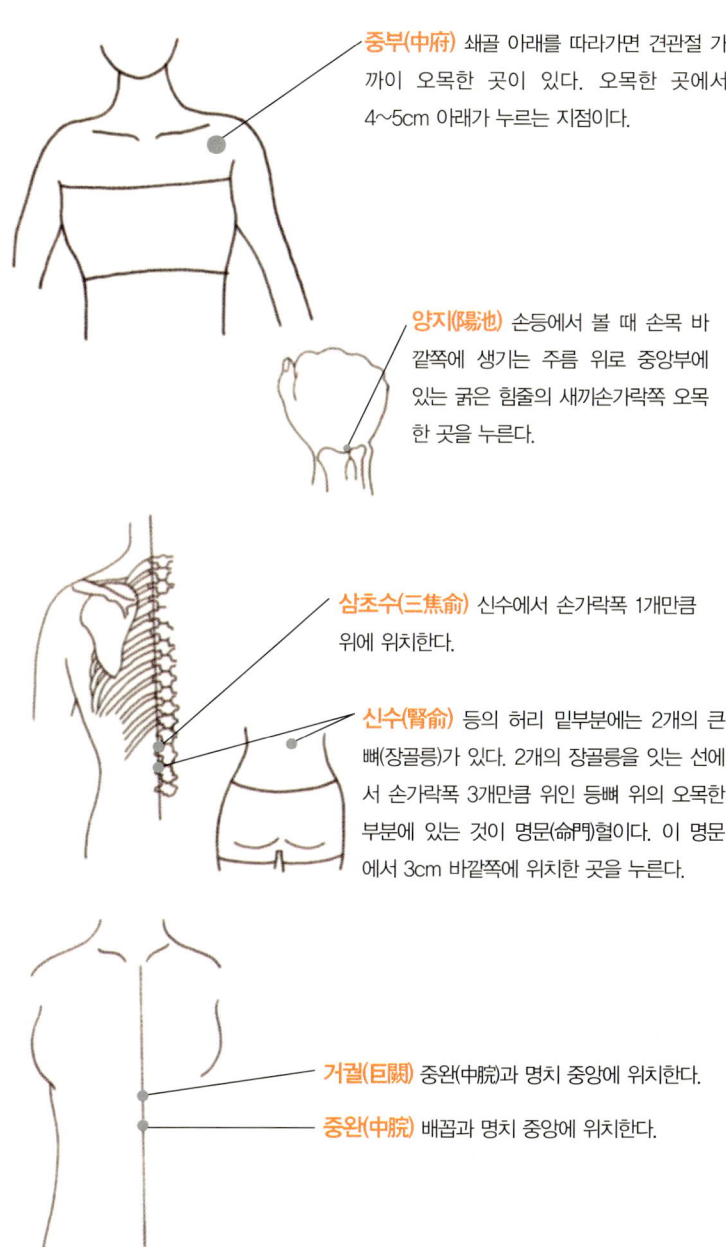

8 여드름 치료에 좋은 한방요법과 음식

여드름이 많이 났을 때는 닭고기, 돼지고기, 술, 밀가루, 치즈, 튀긴 음식 등 기름진 음식이나 고당질 음식 그리고 고춧가루, 후추, 커피 등 맵거나 자극성 있는 음식은 피하는 것이 좋다. 아울러 율무차를 장기적으로 마시면 효과적이다.

여드름 치료의 기본은 열을 식혀주는 것 열을 식히는 데 효과가 있는 약재로는 금은화, 방풍, 황금, 황련, 백지 등이 있다. 처방으로는 변비가 있으면 '가미방풍통성산', 열이 위로 있으면 '황련해독탕' 등이 있다.

또 부평초를 달인 물에 얼굴을 아침마다 씻으면 효과가 좋다. 부평초는 개구리밥인데 물에 떠 있는 성질 그대로 매우 가벼워 열을 식혀주면서 날려버리는 효능이 있다. 그래서 피부병 가운데 열성 질환 중 가려움증을 동반한 경우에 효과가 좋다.

튀긴 음식과 기름진 음식 피하기 한방에서는 튀긴 음식과 기름진 음식을 습열(濕熱)이 많은 음식이라 한다. 습열이란 체내에 순환되지 못하는 열을 말한다.

체내에서 소화시키고 남은 그 음식 찌꺼기와 음식을 소화시키면서 생기는 부산물은 가급적 빨리 체외로 배출시켜야 한다. 그 배출되는 통로는 피부를 통한 땀이나 소변, 대변이다.

튀긴 음식과 기름진 음식은 소화되면서 산화된 포화지방산으로 인해 독소가 많이 생기는데, 그러한 독소가 피부로 가는 경락에 쉽게 쌓인다. 그래서 여드름이라는 피부질환을 만든다. 때문에 여드름은 피부질환이지만 내과계통의 약을 써야 낫는다.

야채와 채소 야채와 채소를 많이 섭취해서 피를 맑게 해야 한다. 비타민 C는 항산화작용 및 세포 재생작용이 뛰어나다.

레시틴 함유 식품 사람의 장 속에는 수많은 유해세균이 살고 있고 또 각종 노폐물이 쌓여 있는데 이 노폐물이 독물이 되어 체액 속에 흡수됨으로써 기미나 여드름 등 피부병의 원인이 된다.

레시틴이라는 물질은 소변을 잘 나오게 하는 이뇨작용이 있다. 따라서 피부건강의 큰 적이 되는 독소를 이뇨작용에 의해 배설시킴으로써 몸속을 깨끗한 상태로 만들어준다.

레시틴을 '먹는 화장품'이라 부르는 이유도 여기에 있다. 레시틴이 많이 함유된 음식으로는 된장, 콩, 참깨, 두부, 두유, 잣, 호두 등이 있다.

9 화장을 잘못하면 여드름이 생긴다

고등학교를 졸업하고 처음으로 화장을 하기 시작하는 젊은 여성들은 잘못된 화장으로 인한 여드름 때문에 고생할 수 있다. 또 여드름이 많은 피부를 가진 여성의 경우는 화장이 여드름을 더 악화시킬 수도 있다.

여드름을 화장으로 가리면 안 돼 여드름이 있는 여성이라면 파운데이션이나 트윈케이크를 두껍게 바르지 않도록 한다. 이러한 화장품의 성분에는 반드시 유분이 포함되어 있다. 여드름이 보기 싫다고 두껍게 바르면 화장품 안에 있는 유분이 피지와 먼지, 각질을 뭉치게 해서 큰 입자가 되어 모공을 막아버린다. 모공이 막히면 여드름이 더욱 심해지는 것은 당연한 일이다.

여드름을 위해서라면 화장은 안 하는 것이 최고 깨끗했던 피부가 화장을 하고 난 후 여드름이 생겼다면 화장을 하지 않는 것이 가장 좋다. 꼭 해야 한다면 화장을 할 때뿐 아니라 지울 때도 유분을 함유한 제품은 되도록 사용하지 않는 것이 좋다.

기초화장품 역시 유분이 많이 포함된 로션이나 영양크림은 바르지 않도록 한다. 다만 수분 공급에 소홀해지지 않도록 신경써야 한다. 파운데이션을 사용할 때도 크림 타입보다는 리퀴드 타입을 바르도록 하는 것이 좋다. 그리고 트윈케이크보다는 파우더가 피지를 뭉치지 않게 해서 여드름에 좋다.

여드름 전문 화장품도 신중히 사용 시중에 여드름이 있는 여성을 타깃으로 나온 여드름 전문 화장품을 사용하는 경우가 많다. 하지만 자신의 피부상태를 정확히 모른다면 이런 제품을 사용해도 효과를 보기 어렵다.

여드름 방지를 위한 생활수칙

1. **스트레스를 관리한다** 스트레스가 쌓이면 부신피질호르몬이 과다 분비되어 피지선을 자극해 여드름이 심해진다. 충분한 휴식과 스트레스를 풀어주는 것이 여드름에 많은 도움이 된다.
2. **오일이 없는 화장품을 사용한다** 유분이 있는 화장품을 쓰면 지성인 여드름 피부에 유분을 더해주게 되고 이런 화장품들이 모공을 막아 여드름을 더욱 악화시킨다. 오일이 없는 화장품을 사용하고 클렌징을 철저하게 하는 것이 좋다. pH가 약산성으로 조절된 지성용 비누를 사용해 유분을 제거하는 것도 피부가 민감하지 않은 경우에 도움이 된다.
3. **무스나 왁스는 사용하지 않는다** 머리카락이나 화학용품인 스프레이, 무스 등이 피부에 닿으면 염증 반응이 더 심해진다.
4. **술을 금한다** 술은 모든 염증을 악화시키는 역할을 한다. 여드름도 염증성 질환이다.
5. **만져서는 안 된다** 여드름이 계속해서 낫지 않는 것은 잘못된 손버릇 때문이다. 짜거나 만지면서 감염을 시켜 흉터까지 만들어진다. 무균적으로 짜려면 소독한 기구를 사용해서 화농성의 정도를 보고 짜야 하므로 함부로 건들이지 않는다.

여드름이 있다고 지성 피부라고 생각하겠지만 여드름이 있는 사람 중 많은 사람은 피부가 건조하여 오히려 유분의 분비가 적은 경우도 있다. 그러므로 전문 화장품을 사용하기 전에 피부과 전문의를 찾아가서 자신의 피부상태를 진단한 후 화장품을 고르는 것이 도움이 된다.

얼굴은 좀 못생겨도 피부만 깨끗하면 예뻐 보인다. 요즘 미인의 가장 기본은 피부미인이다. 이러한 견해를 지난 부산 아시안게임에 온 북한 응원단에 대한 사람들의 생각을 보고도 쉽게 알 수 있다. 그녀들이 화장을 별로 하지 않아도 예쁘게만 보이는 건 바로 깨끗한 피부 때문이 아닐까.

▣ 제거하기 어려운 기미

기미는 스트레스와 노화로 인한 오장육부 및 기혈의 부조화에서 그 원인을 찾아볼 수 있으며 자외선, 임신, 약물 등으로 인해 유전적 소인, 내분비질환이 더 악화될 수 있다.

일단 생기면 잘 없어지지 않는 기미의 원인과 그에 따른 관리법에 대해 살펴보자.

1 한방에서 보는 기미의 원인

한의학에서는 기미의 원인을 크게 두 가지로 구분하고 있다.

첫째는 몸 안의 이상으로 생기는 경우이다. 위장, 심장을 중심으로 간장, 신장 등의 혈액순환이 이상이 생겼을 때 그 기관과 연결된 얼굴 부위에 기미가 생긴다. 기미가 이마에 생기는 것은 심장·소장, 왼쪽 볼에 생기는 것은 간·담, 오른쪽 볼에 생기는 것은 폐·대장, 코나 입 주변에 생기는 것은 신장·방광·자궁의 혈액순환에 문제가 있는 것이다.

둘째는 외부로부터 찬바람이나 찬 기운, 더운 기운, 제철이 아닌 바람 등 나쁜 기운을 자주 접하게 되면서 생기는 경우이다. 즉 외부의 나쁜 영향이 기와 혈의 조화를 깨뜨려 순조롭게 순행하지 못하게 하면서 기미가 생긴다.

2 기미의 주요 요인

자외선 과다 노출 햇빛의 자외선은 피부의 색소를 만들어내는 멜라닌 세포를 자극하고 활동을 왕성하게 하여 피부의 색깔을 진하게 만드는 작용을 한다. 이는 자외선의 피해를 막기 위해 멜라닌 색소가 대량 만들어지고 피부 표면으로 올라와 침착되기 때문이다. 이

멜라닌 색소는 표피의 각화에 동반하여 도중에 분해되기도 하고 때가 되어 세포로 버려지기도 한다.

건강한 피부의 경우에는 자외선작용으로 인해 검어졌다 해도 어느 정도의 시간이 흐르게 되면 다시 원래 상태로 되돌아오게 되고 일정한 피부색깔을 유지하게 된다.

하지만 자외선 양이 너무 강하거나, 피부가 외부로부터 나쁜 바람의 기운에 손상되었을 때는 내부의 오장육부에 수분대사 장애로 색소 형성세포가 자극을 받아 부분적으로 색소가 침착한다. 이것을 기미라고 한다.

기미는 주근깨와는 달리 양볼, 코뿌리, 이마, 코밑에 좌우 대칭으로 생기고 눈꺼풀에는 생기지 않는다.

여성호르몬 작용 호르몬 분비가 왕성한 20~50대 여성에게 기미가 많은 것으로 미루어볼 때 여성호르몬이 중요한 요인으로 작용함을 알 수 있다. 특히 임신 중에 기미가 생기거나 더 심해지는 경우가 많은데 이는 평소보다 수백 배 이상의 여성호르몬이 분비되기 때문이며 보통 분만 후 몇 개월 안에 완전히 없어지거나 부분적으로 없어질 수 있다.

또한 누구나 다 기미가 생기는 것이 아니라 유전적 성향, 출산의 반복, 임신 중 건강상태에 따라 나타나게 된다. 그리고 여성호르몬제로 만들어져 있는 피임약의 경우 인위적으로 임신상태를 만들어 주므로 임신으로 인한 증상과 유사하게 반응한다.

가족 중 기미 낀 사람이 있으면 기미 주의보 기미가 있는 집안에는 가까운 친척이나 부모 중 기미가 있는 경우가 많으며, 개인마다 차이는 있지만 어느 정도 선천적인 체질요인이 작용한다고 볼 수 있다. 그러므로 가족 중 기미가 낀 사람이 있으면 기미의 유발요인에 주의해야 한다.

과도한 스트레스로 멜라닌 세포의 활동 증가 과도한 스트레스와 긴장은 뇌하수체에서 분비되는 부신피질 자극호르몬 분비를 촉진시켜 이와 연관된 멜라닌 세포 자극호르몬(MSH)의 활동을 증가시켜 이를 자극하여 기미를 발생시키는 원인이 된다.

피부와 맞지 않거나 강한 자극의 화장품 자신의 피부와 맞지 않는 화장품을 사용하여 피부가 민감해졌거나, 홍반을 일으키는 강한 자극의 화장품을 반복 사용하거나, 각질을 벗겨내는 제품을 과량 사용하고 제대로 보호를 못하게 되면 홍반이 반복되면서 기미가 올라오게 된다.

3 기미의 종류

생리가 불규칙적이며 꿈을 많이 꾸는 간기울체형(肝氣鬱滯型) 과도한 스트레스나 고민으로 가슴에 맺힌 것이 많으면 간에 영향을 미칠 수 있다. 이렇게 되면 얼굴로 혈액 공급이 충분치 않게 되면서 기미가 생긴다.

이때는 입이 마르고 머리가 어지럽고 아픈 증상이 발생하며, 쉽게 화를 내고 꿈을 많이 꾸며 건망증이 심해진다. 또한 생리가 불규칙적으로 나타나며, 생리 때 덩어리가 나오는 등의 증상을 흔히 동반한다.

얼굴과 팔다리가 잘 붓는 비허습담형(脾虛濕痰型) 음식을 먹으면 위와 비장의 작용을 통해 온몸에 영양을 보내야 하는데 기혈순환에 이상이 생기면 얼굴에 영양과 혈액 공급이 원활하지 않게 된다. 이럴 때 기미가 생긴다.

이때는 얼굴과 팔다리가 잘 붓는다든지, 숨이 가쁘고, 잘 놀라거나, 밥 먹고 싶은 생각이 없고, 소화를 잘 못시키거나, 배가 빵빵하고, 가슴이 차 있고, 생리가 늦어지고 묽어진다던지 하는 증상을 동반한다.

허리가 아프고 손발이 찬 신음허형(腎陰虛型) 선천적으로 기가 부족하여 기혈순환이 얼굴로 미치지 못해 영양공급이 잘 되지 않아 기미가 생긴다.

이때는 입이 마르거나 어지럽고 꿈을 많이 꾸는 간기울체형과 비슷한 증상 외에도 허리가 아프거나 손발이 차고, 생리가 늦어지는 등의 증상을 동반한다.

추위를 느끼고 순환기능이 떨어지는 신양부족형(腎陽不足型) 신장이 손상되고 허열이 계속되면 몸의 양기운이 손상되어 계속 추위를 느끼고 순환기능이 떨어져 기혈의 공급이 원활하지 않게 된다. 이렇게 되면 얼굴에 탁한 성분을 정체시키게 되어 기미가 나타난다. 그리고 허리가 아프거나 수족냉증, 어지러움 등의 증상을 동반한다.

기미의 유형

- **표피형** 기미가 가로 형태로 생기고 치료에 잘 반응한다.
- **진피형** 회색 또는 푸른빛의 갈색을 띠며, 색소침착이 깊어 치료 및 관리가 어려운 편이다.
- **혼합형** 표피와 진피에 걸쳐있는 형태로, 한국인에게는 만성적으로 진피형과 혼합형이 많다.

4 기미에 좋은 한방약재

멜라닌 색소 합성을 방해하는 감초 감초의 글리시리진이라는 성분은 기미를 만드는 티로시나아제라는 효소의 작용을 억제하는 기능이 있다. 일반적으로 미백에 사용하는 비타민 C보다 색소를 제거하는 효능이 우수하다. 진정작용과 소염작용도 뛰어나다.

피부를 젊게 하는 콩비지 콩비지는 흰머리, 당뇨병, 고혈압, 간장병, 골다공증, 변비, 갱년기장애, 콜레스테롤 등의 성인병 개선 효과가 좋으며 기미 제거 및 피부를 아름답고 젊게 만들어준다. 또한 피부의 재생을 촉진하고 멜라닌 색소의 증가를 억제하여 기미의 예방과 이미 생긴 기미도 서서히 엷게 만드는 치료의 효과가 있다.

노인성 기미나 자외선으로 인한 기미는 물론 간기능장애에 의한 기미에도 효과가 있다. 또한 간장기능을 강화시켜주는 단백질, 간장 해독작용을 하는 비타민 E, 리놀산 등이 함유되어 있기 때문에 기미 치료는 물론이고 간장 치료의 보조식품으로도 좋다.

나쁜 피를 없애주는 목이버섯 목이버섯은 피의 순환을 촉진하고 나쁜 피(어혈)를 없애준다. 비타민 A, 비타민 $B_1 \cdot B_2$가 많이 함유되어 피부를 윤택하게 하고 피부 노화를 방지해 준다.

이용방법은 두 가지로 첫째, 목이버섯을 불에 말려 가루로 만든다. 식후마다 따뜻한 물로 3g 정도씩 약 1개월간 복용하면 어혈이 생성되지 않게 되고 피가 잘 순환이 되어 기미는 물론 검버섯, 주근깨도 없어지게 된다.

둘째, 목이버섯 30g에 대추 20개를 씨 발라낸 뒤 솥에 넣어 물을 붓고 한 시간 정도 끓인 후 꿀을 약간 넣어 아침, 저녁으로 복용하면 비장의 기를 보하고 어혈을 몰아내 혈액순환을 좋게 하여 얼굴의 기미, 주근깨, 검버섯을 없애준다.

장기간 먹으면 기미가 없어지는 곶감 매일 아침, 저녁으로 곶감 또는 감을 한 개씩 복용한다. 장기간 복용하면 얼굴의 기미가 없어지고 희어지면서 피부 또한 고와지며 여드름에도 효과가 있다. 단, 변비가 있는 사람은 곶감이나 감을 먹게 되면 변비증상이 더 심해지기 때문에 피하는 것이 좋다.

따뜻한 술이나 물에 타 먹으면 좋은 송진 송진은 소나무과의 상록 침엽교목에서 나는 담황색 수지로 피부 재생, 피지 분비 조절, 살균작용, 모공 정화 효능이 뛰어나다.

송진을 녹여서 찌꺼기를 버리고 깨끗이 거른 것을 말려 보드랍게 가루를 낸 뒤 1홉씩 하루 3번 따뜻한 술이나 물에 타서 먹거나 얼굴에 발라준다. 꾸준히 실천하면 기미뿐만 아니라 주름살 제거에도 효과가 있다.

피부 표백작용을 해주는 녹두·팥·백합 녹두는 심장에 작용하여 피부를 윤택하게 하고 피부의 부스럼이나 기미, 주근깨, 검버섯 등 각종 피부질환에 효과가 있다. 팥은 심장에 작용하여 경락을 소통시켜 혈액의 운행을 원활하게 해주며, 백합은 폐경(肺經)을 자양하여 피부를 윤택하게 해준다.

녹두 30g, 팥 15g, 백합 15g에 물 500ml를 부은 다음 약한 불로 300ml가 될 때까지 달인 후 매회 50~100ml를 아침, 저녁에 복용한다. 심장과 폐를 자양하여 피부를 윤택하게 만들어 기미는 물론 주근깨, 검버섯이 없어진다.

5 기미에 효과적인 초간단 지압법

기미나 검버섯, 주근깨는 피부의 색소침착의 일종으로 눈썹 위나 광대뼈 부분, 코 위와 윗입술 등 햇볕이 닿기 쉬운 부위에 잘 생긴다. 기미, 검버섯은 어떠한 병이 원인이 되어 생기는 경우도 있지만 자신의 피부에 맞지 않는 화장품의 무리한 사용 등 개개인의 체질적인 것과도 관계가 있다.

침이나 지압요법으로 기미나 검버섯, 주근깨를 단시간에 깨끗하게 치료할 수 없으나 체질을 조절함으로써 빠른 자연치유를 도울 수 있다.

간단한 지압법을 소개하면, 먼저 등과 허리의 각 경혈을 옆으로 밀듯이 지압하고 전체를 마사지한다. 계속해서 가슴의 전중이나 복부도 마찬가지로 자극한다.

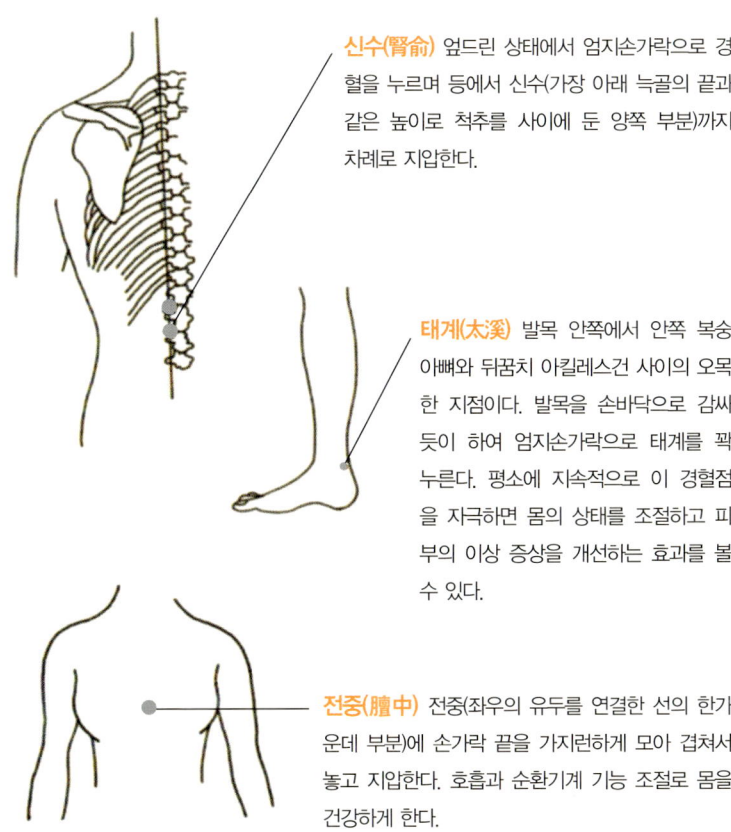

신수(腎俞) 엎드린 상태에서 엄지손가락으로 경혈을 누르며 등에서 신수(가장 아래 늑골의 끝과 같은 높이로 척추를 사이에 둔 양쪽 부분)까지 차례로 지압한다.

태계(太溪) 발목 안쪽에서 안쪽 복숭아뼈와 뒤꿈치 아킬레스건 사이의 오목한 지점이다. 발목을 손바닥으로 감싸듯이 하여 엄지손가락으로 태계를 꽉 누른다. 평소에 지속적으로 이 경혈점을 자극하면 몸의 상태를 조절하고 피부의 이상 증상을 개선하는 효과를 볼 수 있다.

전중(膻中) 전중(좌우의 유두를 연결한 선의 한가운데 부분)에 손가락 끝을 가지런하게 모아 겹쳐서 놓고 지압한다. 호흡과 순환기계 기능 조절로 몸을 건강하게 한다.

6 기미 예방법

기미는 일단 생기면 없어지지 않는다. 따라서 치료를 하는 것보다 예방하는 것이 훨씬 중요하다. 생활 속에서 기미를 예방할 수 있는 방법을 소개한다.

신체적·정신적 스트레스를 받지 않는다 스트레스는 멜라닌 세포 자극 호르몬(MSH)의 분비를 촉진시켜 기미를 악화시킨다.

세안은 하루 2~3회 정도 한다 비누를 강하거나 과다하게 사용하는 것은 오히려 기미를 자극할 수 있기 때문에 너무 자주 세안하는 것은 삼가는 것이 좋다.

특정 음식은 피한다 음식물과 기미는 무관하다고 하나 어떤 특정 음식을 먹었을 때에 기미가 악화되었다면 그 음식은 피해야 한다. 또한 당분이 많은 과자나 초콜릿은 삼가는 것이 좋으나 잣, 호두, 땅콩 등 식물성 지방은 제한하지 않아도 된다. 그러나 요오드가 많이 함유된 음식인 미역이나 김 등은 기미를 악화시킬 수도 있으므로 피하는 것이 바람직하다.

화장을 하지 않는다 화장을 지나치게 많이 하는 것은 피지 분비를 막는 결과가 되므로 가능하면 화장은 하지 않는 것이 좋다. 특히 모발과 접촉하는 부위에 기미가 생기기 쉬우므로 주의를 요한다. 또한 손으로 턱을 괴거나 턱 주위를 만지는 버릇에 의해서도 그 부위에 기미가 생길 수 있으므로 조심하는 것이 좋다.

얼굴에 외용연고를 함부로 바르지 않는다 특히 부신피질 호르몬제가 포함된 연고를 사용하면 모세혈관 확장증이나 기미가 악화될 수 있다. 하이드로퀴논 성분이 포함된 연고는 멜라닌 세포의 생성을 억제하는 기능은 뛰어나다. 그러나 자극이 매우 강하며 심하면 오히려 백반증이 초래될 수 있다.

환부를 건드리지 않는다 일단 기미가 발생하면 호전되기까지는 몇 주 혹은 수개월 이상이 소요되므로 환부를 함부로 건드려서는 안 된다. 잘못하면 기미 완쾌 후에도 오래 지속될 수 있는 색소침착이나 흉터가 발생할 수 있기 때문이다.

7 기미 치료 시 주의사항

기미 치료의 근본 목적은 각각의 기미를 치료하면서 그 흔적이 남지 않도록 하는 데 있다. 기미는 자꾸만 새로 생겨나게 되는 특성이 있어 기미의 흔적을 막음과 동시에 기미의 발생 자체를 막아야 한다.

각질 제거와 보습을 유지한다 기미는 적절한 각질 제거와 보습으로 피부 표면이 안정성을 유지하도록 하며 비타민 C와 E 성분을 꾸준히 사용하는 게 좋다. 스케일링 제제는 기미가 있는 피부 깊은 곳까지 침투하지 못하므로 과도한 스케일링은 기미에 효과가 없을 뿐만 아니라 오히려 피부가 민감해질 수 있다.

요오드가 많이 함유된 식품은 가능한 한 피한다 요오드가 많이 함유된 식품은 가급적 먹지 않도록 하며, 그러기 힘들 경우에는 적당량만 섭취한다. 대신 소고기, 생선, 신선한 야채 및 과일 등을 섭취하는 것이 좋다.

비타민 C 섭취를 늘린다 사과, 오렌지, 레몬, 복숭아, 포도 등에는 피부를 맑게 해주는 AHA 성분의 과일산이 많이 함유되어 있으므로 꾸준히 먹거나 천연팩을 하면 좋다.

자외선을 피한다 피부를 햇볕에 태울 경우 부스럼이 가려지기도 하지만, 원천적으로 햇빛은 기미를 발생시킬 수 있으므로 조심해야 한다. 실내에서뿐만 아니라 흐린 날에도 투과되어 도달하는 자외선이 있으므로 항상 자외선 차단제를 습관처럼 바르도록 한다. 그리고 충분한 수면으로 세포 재생을 촉진하고 스트레스를 받지 않도록 심신의 안정을 꾀한다.

꾸준히 치료한다 기미는 일시적인 치료로는 일시적 효과밖에 얻을 수 없고 재발 가능성이 높으므로 지속적인 치료를 받아야 한다. 끈기와 인내가 필요하기 때문에 여유로운 마음가짐으로 치료에 임해야 한다.

☑ 면역력 저하, 열에 민감한 아토피

한의학에서는 아토피 피부염을 '태열(胎熱)'이라고 하며 내선(奶癬), 태풍(胎風), 태적(胎赤), 태선(胎癬), 유선(乳癬), 침음창(浸淫瘡), 사만풍(四蠻風) 등으로도 부른다. 그리고 태열은 외부환경에 대해서 방어하고 적응하는 몸의 기능 즉, 정기가 허약해서 외부로부터 들어오는 자극에 적절하게 대응하지 못하여 발생하는 것이라고 말하고 있다.

1 한방에서 보는 아토피의 원인

아토피는 다른 사람들에 비해 선천적으로 면역력이 저하된 체질로, 그 부모가 아토피성 피부염, 알레르기성 비염, 천식을 가진 경우가 많다. 민감한 체질인 경우는 몸속에 쌓인 열이 조금만 많아도 전신적인 기혈의 흐름과 열의 발산이 순조롭지 못하게 되고 피부에 과민반응을 나타낸다.

여기에 외부적인 요인으로 식생활의 변화로 인해 육류나 지방이 많은 음식, 튀김, 인스턴트식품 등 고열량 음식의 섭취가 증가하면서 그것이 몸에 남아돌아서 쌓이게 되어 발병을 한다. 또 스트레스로 인한 화병(火病), 즉 스트레스로 인해 몸속에 열이 많이 쌓이게 되는 것도 아토피 피부염의 원인이 된다. 그밖에 수면 부족 등으로 인해서 아토피 피부염이 더 많이 발생하게 되는 경우가 있다.

특히 아토피 피부염은 80~85% 정도가 1세 이내에 발병을 한다. 이는 영유아기는 소양지체(少陽之體)라고 해서 본래 생리적으로 열이 많아 더욱 민감하게 반응하는 데 기인한다. 이때 생긴 아토피 피부염은 6~7세가 되기 전에 대부분 낫게 된다.

그러나 최근에는 고열량 음식, 가공식품 등의 식생활의 변화와 환경오염, 스트레스 등으로 성인형 아토피 피부염이 폭발적으로 늘어나고 증상도 더 심해지고 있는 상태이다.

2 아토피의 종류

아토피 피부염에는 다음과 같은 다양한 종류가 있고 이러한 유형과 개인의 특성에 따라 치료와 관리를 달리해야 한다.

비만에 땀을 많이 흘리는 열성형(熱盛型) 비만이면서 땀을 많이 흘리는 어린이가 이에 해당한다. 열성형은 위장에 열이 쌓여서 발생하는데, 발병이 급하고 가려움이 심한 것이 특징이다. 열성형의 치료에는 위장에 쌓인 열을 내리고 음(陰)을 보충해주는 차가운 약을 사용해야 한다. 또한 열을 계속 만들어내는 기름이 많은 육류나 인스턴트 음식을 피하는 등 식이요법도 필요하다.

밥을 잘 안 먹고 몸이 약한 비허형(脾虛型) 밥을 잘 안 먹고 약한 어린이나 마른 어린이에게 많이 나타난다. 비허형은 음식 먹기를 싫어하거나 소화불량으로 인해 얼굴색이 좋지 않고 설사를 잘하거나 대변이 묽게 나오는 경우가 많다. 비허형의 어린이는 소화기관인 비위가 허약하고 차가워서 몸에 습기가 많이 쌓이는데, 이것이 뭉쳐서 열로 변하고 이 열이 아토피 피부염을 유발하게 된다. 치료 역시 열에 의한 것이므로 비위장을 데워주고 습열을 내리는 치료법을 쓴다.

피부가 검게 변해있는 어혈형(瘀血型) 피부가 검게 변해 있는 경우가 많고 밤이 되면 가려움이 더 심하다. 또 극심한 소양증과 피부의 짓무름, 검은 반점이 혀 밑과 몸 구석구석 발생하는 만성적인 경우에 흔하게 나타난다. 어혈을 없애고 피를 보충해주는 치료를 해야 한다.

얼굴이 창백하고 늘 피곤해하는 기허형(氣虛型) 늘 피곤하고, 숙면을 취하지 못하고, 얼굴이 창백하고, 숨이 짧고 약하고, 어지럽고 목소리가 작고, 눕기를 좋아하는 것이 특징이다. 치료를 위해 신체 전반에 떨어진 기운을 순환시키고 보충하는 것이 중요하다.

선천적, 후천적 불균형 출생 때부터 기와 혈의 불균형을 지니고 태어난 데다가 후천적으로 섭생과 생활습관, 환경 등이 자기 몸에 맞지 않아 선천적인 불균형이 더욱 심해져서 아토피가 심화되고 발병하는 형태이다. 이런 경우는 선천적인 불균형을 조화롭게 해주면서 아토피 치료를 해주어야 효과적이다.

❸ 아토피에 좋은 한방약재

엽록소 엽록소에는 항알레르기작용이 있다. 녹조류, 파래, 김, 플랑크톤, 푸른 채소 등에 함유되어 있다.

꿀 아토피 과민반응 억제작용이 있다. 항류머티스작용과 항바이러스작용도 있다. 피부에 가볍게 발라도 일정 정도 효과가 있다.

쑥 과민반응 억제작용이 있으며, 기관지 평활근을 확장시키고 모세혈관의 투과성을 억제한다. 아토피성 기관지천식과 피부염에 효과가 있다. 그러나 화끈거리거나 아토피 피부염의 2차 화농성 감염 시 상태가 악화될 수 있다.

아토피에 좋은 영양소

비타민 B_6, 비타민 A, 비타민 C, 히아루론산 등은 알레르기 항원·항체 형성과정에서 형성되는 이상 단백질에 대한 작용을 억제한다.

- **비타민 A** 피부점막과 기관지점막을 보호하는 작용이 있으며 환부를 긁어서 오는 2차 감염 합병증을 예방한다. 비타민 A의 대표적인 함유 식품으로는 장어, 미꾸라지 등이 있으며 당근, 시금치, 호박, 고구마, 토마토, 고추, 기타 녹황색 야채, 파래, 김 등에는 베타카로틴이 함유되어 있다.
- **비타민 C** 부신피질호르몬의 작용을 도와 감염을 억제하고 항히스타민작용을 한다. 비타민 C는 감잎차, 시금치, 녹차, 고추, 레몬, 귤, 딸기, 연근, 김 등에 함유되어 있다.
- **히아루론산** 많은 양의 물과 결합하여 겔 상태를 이루고 관절의 윤활운동과 피부의 유연성 등에 관여한다. 또 피부의 세균 침입과 독물 침투를 막는데 중요한 역할을 하기도 한다. 탯줄, 피부, 동물 안구 등의 유리체, 관절액들에 함유되어 있다.

4 아토피를 위한 식이요법

기본적으로 아토피를 유발하는 음식과 좋은 음식을 구별하는 올바른 식사요령을 갖추는 것이 중요하다.

체질을 개선하는 식이요법 인터넷 또는 기타 서적을 통하여 알려진 아토피 유발식품은 정보들이 너무도 많아 먹을 수 있는 음식은 거의 없는 듯한 생각이 들게 한다. 그러나 이러한 자료는 개인의 증상과 체질을 고려하지 않은 단순한 참고자료 정도로 생각을 하는 것이 좋다. 피부상태와 가족의 상황에 맞는 식사요령을 천천히 찾아 개선하고 체계를 잡는다면 좋은 치료 및 예방 효과를 볼 수 있다.

먼저 아토피 치유를 위한 방법 중 가장 중요한 것은 '해독'이다. 공해와 화학물질로 인한 유전자 변형 그리고 각종 인스턴트 제품에서 나오는 독소의 축적은 아토피에 많은 영향을 주고 있다.

아토피에 좋은 유기농 식사와 생식 아토피라고 무조건 유기농 식사를 해야 한다는 것은 아니다. 그러나 유기농 식품이 화학조미료가 잔뜩 들어간 패스트푸드에 비해 훨씬 좋은 권장식품이기는 하다. 다만 유기농 식품도 알레르기를 일으킬 수 있기 때문에 무조건 안심할 수는 없다.

생식은 불에 익히지 않은 식물성 식품을 생으로 먹는 것을 말한다. 생식이 아토피에 권장되는 이유는 외부의 환경에 영향(인스턴트와 각종 가공식품의 독소)을 받는 아토피의 요인을 최소화하여 우리 몸을 자연으로 되돌릴 수 있는 중요한 수단으로 권장되는 식습관이기 때문이다.

아토피의 주요 원인을 없애는 생활환경 아토피 치료를 위해서는 생활환경이 그 무엇보다 중요하다. 집안의 환기나 온도 및 습도의 조절, 섬유나 옷 등의 세탁까지 지혜롭게 하나씩 개선하면 아토피 치료에 큰 도움이 된다.

유기농 생식의 장점

- 인공감미료, 인공색소, 인공향료 등 일체의 첨가물이 들어있지 않은 깨끗한 자연의 식사이다.
- 혈액을 맑게 정화시켜 준다.
- 비타민과 미네랄, 효소가 풍부해 건강한 체질을 만들 수 있다.
- 필요한 각종 채소를 풍부하게 섭취할 수 있는 기회가 된다.
- 살아있는 엽록소와 효소의 작용으로 면역력을 키워준다.
- 건강한 체세포를 재생시킨다.
- 풍부한 섬유질로 정장작용을 나타내어 노폐물과 독소를 제거한다.
- 알칼리 체질로 바꿔주어 체질을 개선시켜 준다.

오전과 오후에 한 번씩 적어도 하루 2번, 집안의 창문을 활짝 열어 눅눅하고 습한 공기가 날아가고 신선한 공기가 들어올 수 있게 한다. 건강한 주거환경과 아토피의 예방을 위해서는 반드시 환기를 해주어야 한다.

밀폐성이 강한 공간이나 환기를 자주 해주지 않을 경우에는 곰팡이, 습기, 진드기 등의 증가로 무척 해롭다. 주변의 여건으로 인해 환기가 어려울 경우에는 공기청정기를 이용하는 것도 고려해 볼 수 있다.

5 아토피 피부관리

아토피 피부는 정상 피부와 달리 몇 가지 특징이 있다. 아토피 피부는 정상적인 피부의 수분증발량보다 훨씬 많은 수분 손실을 보여 피부건조가 빨리 나타나며 피부 각질층이 머금은 수분의 결합능력 자체도 떨어져 있다.

또한 피부 각질층의 지질량이 매우 저하되어 있어 피부의 보호, 보습기능에 매우 중요한 라멜라 액정구조 자체가 흔들리며, 각질 투과성이 정상 피부보다 높아 외부 자극에 의한 접촉 피부염이 높아지게 된다. 다시 말해서 피부 자체가 매우 약하고 기능이 저하되어 아토피가 생기고, 아토피로 인해 피부기능이 더욱 나빠지는 악순환을 반복하게 된다.

아토피 피부는 생활하면서 가장 신경을 써야 할 것 가운데 하나가 바로 '보습'이다. 보습은 평소에도 충분한 신경을 써야 하지만, 특히 목욕을 할 때에는 피부의 보호막인 수분과 유분이 씻겨 내려가면서 아이들의 연약한 피부가 쉽게 자극받고, 건조되어 아토피 증상이 더욱 악화되기 때문에 신경을 더 많이 써야 한다. 따라서 목욕 후에는 반드시 보습제를 발라주어 연약한 피부를 보호하는 것이 중요하다.

대부분의 경우 아토피로 피부가 까칠해지는 것은 피부에 수분이 부족하기 때문인데, 수분 부족은 까칠한 느낌 외에도 건조감, 작열감, 수축감(땡기는 감), 각질(태선)화를 촉진하여 매우 고통스럽게 만든다. 이럴 때에는 지체 없이 보습제를 발라 새로운 수분을 공급하는 동시에 기존의 수분을 보호해주면, 고통이 줄어들고 새 피부가 올라올 때까지 피부를 보호할 수 있다.

6 아토피 치료 시 주의점

아토피 유발인자를 개인에 맞게 가려내어 관리한다면 증상의 악화를 막으며 자연스러운 치유력을 높일 수 있다. 아울러 치료 시의 주의할 점을 반드시 준수해 재발을 막아보자.

온도의 급격한 변화를 피한다 겨울철 집안의 온도가 너무 높으면 가려움증이 발생할 수 있다. 적정 실내온도 18~20℃를 유지한다. 그리고 취침 전의 뜨거운 물 목욕은 피부 근처의 모세혈관을 확장시켜 가려움을 유발할 수 있으므로 주의한다.

적정 습도를 유지한다 건조한 공기는 피부건조를 빠르게 하여 증상이 심해진다. 건조한 공기에서는 보습제를 바르거나 습도조절에 항상 신경을 써야 한다. 가습기나 젖은 수건 등으로 적정 습도를 유지하는 것이 중요하다.

동물성이나 거친 재질의 옷을 피한다 양모, 오리털 등 동물성 옷감은 아토피 피부염을 악화시키므로 피한다. 그리고 피부에 마찰을 일으킬 수 있는 거친 재질의 옷도 피하는 것이 좋다. 몸에 꼭 맞는 옷 또한 좋지 않다.

과도한 목욕도 좋지 않다 잦은 목욕으로 인해 피부를 보호하는 지방층이 파괴될 수 있다. 또한 잦은 목욕은 수분 증발, 피부 건조, 가려움증을 유발한다. 목욕 후에는 가급적 타월은 사용하지 않는 것이 좋다.

많은 땀을 흘리지 않게 한다 땀의 소금기는 피부를 자극하여 증상을 악화시키고, 땀이 증발하면서 피부를 더욱 건조하게 만든다. 땀을 흘린 후에는 빠른 시간 안에 샤워를 해주어야 하며 보습제를 충분히 발라주어 증상의 악화를 예방하도록 한다.

청결한 환경을 유지한다 집먼지 진드기, 곰팡이균 등은 아토피의 악화와 더불어 알레르기 비염, 천식 등의 증상을 악화시킨다. 따라서 이러한 것들이 서식할 수 없도록 청결을 유지한다.

알레르기 유발식품은 가급적 피한다 일반적으로 식물성 식품보다는 동물성이나 가공식품이 아토피를 유발한다. 알레르기 유발식품은 개인마다 차이가 있어 일단 먹어보고 아토피 유발식품을 가려 피하는 것이 좋다.

적정한 온도와 습도 유지

- 여름철 실내온도 25℃, 습도 50%
- 적정 실내온도 20~24℃, 습도 40~60%
- 겨울철 실내온도 18~20℃, 습도 50~60%

✿ 예방 가능한 피부 노화

골디 혼, 메릴 스트립 주연의 〈죽어야 사는 여자〉는 나이가 들어감에 따라 흉해지는 자신의 모습을 비관한 여배우가 신비의 묘약을 먹고 젊음을 갖게 되면서 벌어지는 해프닝을 담은 영화다.

이 영화에서처럼 많은 여성들은 젊음을 계속 유지하고자 하는 욕망을 가지고 있다. 심지어 어떤 여성은 자신이 늙어가는 것을 비관하여 자살해 사회적으로 큰 문제가 되기도 했다. 늙어간다는 것, 즉 노화는 자연의 이치로만 받아들여져 왔다. 때문에 많은 여성들은 얼굴에 주름이 생기고, 피부가 늘어져 가는 것을 그저 가슴 아프게 지켜보고만 있을 뿐이었다.

하지만 노화도 조금만 신경 쓰면 예방할 수 있다. 한방에서는 피부의 노화현상을 오장육부의 건강에 따라 좌우된다고 본다. 요즘에는 무리한 다이어트로 인한 영양 부족, 스트레스, 환경오염 등으로 인해 나이보다 빠른 오장육부의 기능 저하, 기혈 부족, 경락기능 부조화 등 피부 노화현상을 보이는 경우도 많다.

피부 노화는 보통 폐나 소화기능, 기와 혈, 간장과 신장의 기능이 노화의 증상, 즉 잔주름, 윤기, 탄력, 고운 살결 등을 좌우하는 경우가 많다. 노화를 예방하여 젊고 탄력 있는 피부 가꾸는 법에 대해 알아보자.

1 피부 노화의 원인

피부는 20대 중반부터 노화가 진행되기 시작하며 30대 후반에 와서는 진행속도가 빨라져 급격하게 노화된다.

한방에서는 피부 노화를 신장과 폐장의 기능이 저하되기 시작하면서 인체에 호르몬과 혈액을 공급하는 자음(滋陰) 기능과 전신에 기를 뿌려주는 선발(宣發) 기능이 점차 약해지고 피부의 유·수분 함유 및 조절기능이 함께 떨어지게 되면서 일어난다고 본다.

또 몸속 생체 호르몬이 감소되면서 진피층 결합섬유의 노화가 촉진되어 피부 유연성과 탄력이 저하되고, 피부 표면이 얇아지며, 외부 자극에 대한 방어력이 떨어져 색소침착 즉 기미, 주근깨 등이 생긴다.

피부의 노화는 나이가 들면서 자연스러운 기능의 저하로 진행되는 것이 일반적이지만, 현대에는 바람이나 열·흡연·스트레스·피로 등과 무리한 다이어트나 운동, 과도한 선탠으로 인하여 촉진되기도 한다.

2 피부 노화의 증상

피부의 노화가 시작되면 피부의 탄력과 윤기가 없어지고, 피부가 점차 늘어지고 처지게 되며, 면역기능이 떨어지고, 상처가 빨리 낫지 않으며, 땀 분비가 줄어들어 피부가 건조하게 된다. 또 피부의 내용물이 줄어들어 얇어지고 투명해져서 핏줄, 힘줄, 근육 등이 외관으로 나타나게 된다. 그리고 콜라겐 섬유와 탄력섬유의 감소, 변성 등으로 주름이 생기고 피부탄력성이 떨어진다.

표피층 감소 노화는 울퉁불퉁한 표피와 진피층 사이를 평평하게 한다. 평평해진 표피층은 표면적이 감소하여 산소 및 영양의 공급이 줄어들면서 점차 크기가 작아지고 쪼그라들게 된다. 이로 인해 탄력과 윤기가 점차 사라지게 되며 수분이 증발한다.

주름 노화로 인해 얇어진 진피층은 주름살, 거친 피부, 자반증, 흉터 등으로 나타나게 된다. 주름은 보통 노화와 함께 외부적인 요소인 자외선, 흡연, 스트레스 등으로 인한 진피층의 손상으로 인해 발생하게 된다.

색소침착 색소침착은 외부에 노출된 부위에 증가하고, 노출되지 않는 부위에는 감소하게 된다. 따라서 노출된 부위의 피부는 갈색, 노출되지 않는 부위의 피부는 희게 변화하게 된다.

면역기능 감소 피부의 노화와 자외선의 노출 등으로 면역기능이 크게 저하되며 이로 인해 세균 감염 및 암 등의 질병발생률이 높아지게 된다.

3 피부 노화 예방법

늙고 싶지 않은 것은 인간의 본능에 가까우며 노화는 누구에게나 다 일어나는 현상이다. 노화가 가장 눈에 띄기 시작하는 것은 바로 피부이다. 그렇다고 피부의 노화는 '나이 때문에 어쩔 수 없다'라고 체념해야만 할까? 그 답은 '아니오'이다. 피부의 노화는 그 원인을 알고 지속적인 관리를 해주면 노화현상을 더디게 하며 젊고 건강한 피부를 유지할 수 있다.

피부 노화의 주된 요인은 나이가 드는 것보다 햇빛이 주요 원인이며 스트레스, 과로, 바람이나 열, 흡연 등의 외적 요인이 더 많이 작용하는 경우가 많다.

또 노화현상의 주요 원인인 오장육부의 건강관리에도 신경을 써야 한다. 속이 건강해야 피부나 모발에 윤기와 탄력이 있다. 보통 폐나 소화기능, 기와 혈, 간장과 신장의 기능이 잔주름, 윤기 및 탄력, 고운 살결을 좌우하는 경우가 많으므로 건강한 오장육부로 관리하면 피부 노화를 예방하는 지름길이 된다.

그러기 위해서는 일상생활에서 가급적 자외선에 노출을 피해야 한다. 피부 노화의 주범인 자외선으로부터 피부를 보호한다면 오랫동안 젊은 피부를 유지할 수 있다. 이와 더불어 자신의 피부에 맞는 화장품과 약재를 선택하여 피부관리와 치료를 꾸준히 수행하는 것만이 피부 노화를 예방하는 가장 큰 최선책이다.

피부 노화는 지금도 진행이 되고 있다. 평소부터 피부관리에 조금 더 신경을 쓰는 습관을 들이는 것이 가장 중요하며 매일 거울을 들여다보며 자신의 피부에 관심을 가지며 관리하면 나이보다 훨씬 젊은 얼굴로 살아갈 수 있다.

4 피부 나이의 척도, 주름살 예방법

나이가 들어감에 따라 피부 노화는 20대 후반부터 진행되기 시작하여 30대 후반에는 본격적으로 노화가 진행된다. 주름은 나이에 따라, 개인적인 차이에 따라 조금씩 다르게 나타나며 주름의 개수나 깊이, 범위 등은 나이에 따라 구분되어 증가하게 된다.

이러한 주름은 나이의 영향도 있지만 개인의 습관 등으로 늘어날 수 있으며 적절한 관리요령만 지킨다면 주름을 예방하고 젊고 탄력 있는 피부로 개선할 수 있다. 나이대별로 주름살 예방법에 대해 살펴본다.

주름 예방의 시작 20대 20대 후반은 노화가 진행되는 초기단계로 크게 눈에 띄는 주름은 생기지 않는다. 보통 직선 형태의 주름을 보이며 찡그리는 표정을 짓는다거나 피부 건조가 심한 경우 눈, 입 주위를 중심으로 잔주름이 나타난다.

20대 후반의 주름 예방은 표정관리이다. 잔주름은 표정근을 따라 생기기 쉬우므로 평소 자신의 표정 버릇을 체크하고 주름이 생기는 불필요한 안면운동을 감소시키기 위해 표정을 관리한다.

또한 피부 탄력성에 영향을 주는 습관을 지양하고, 수면과 영양 섭취를 충분히 하면서 피부 탄력을 유지할 수 있는 목이버섯, 율무, 연근, 모시조개 등을 먹고 신선한 야채, 과일 등의 충분한 섭취로 피부에 수분과 비타민을 제공한다.

잔주름이 깊어지는 30대 주름은 30세를 전후로 눈에 띄게 증가한다. 20대 후반에 형성된 눈이나 입 주위의 잔주름이 깊어지고 숫자도 늘어나게 되며 피부의 건조나 탄력성이 떨어지기 시작한다. 30대는 노화된 각질로 인한 피부의 신진대사 저하로 노화가 쉽게 오는 경우도 많다.

관리는 먼저 이러한 각질관리로 피부 신진대사가 활발해지도록 해야 한다. 또한 종합적인 피부관리를 통하여 주름 완화 및 피부 탄력을 유지시켜주는 것이 좋다.

고도의 피부관리가 필요한 40대와 50대 40대와 50대는 피부 탄력이 감소해 주름이 선명하게 부각이 되며 이마, 눈꺼풀, 옆구리 등에 피부의 늘어짐이 나타난다. 또 뺨과 목둘레에 볼 수 있는 교차된 선에 의해 삼각형, 사각형 등을 형성하는 도형형의 주름이 생긴다.

이는 피부의 지방층, 콜라겐, 엘라스틴 섬유가 진피층에서 감소하기 시작하여 피부의 자생력 감퇴와 피지 분비가 감소하면서 생기는 탄력 저하와 수분 부족 등의 현상에 따른 것이다. 그렇기 때문에 이 시기에는 고도의 피부관리가 필요하다.

피부 신진대사가 원활한 밤, 즉 자기 전에 고기능성 링클케어 제품을 바르고 동시에 보습과 영양공급 등의 기초손질을 꾸준히 해야 한다. 또 주 1~2회 정도는 리프팅 효과를 주는 팩 등으로 피부에 탄력을 더해주는 것이 좋다. SLP 시술과 써마스타 치료를 병행하는 것도 효과를 증대시킨다.

노화를 몰고 오는 건성 피부

건성 피부는 피지 분비 및 피부의 유·수분량이 적어 피부에 윤기가 없고, 피부 표면이 거칠고, 세안 후 피부가 심하게 당기고, 환절기에는 하얀 각질이 일어난다.

또한 건성 피부는 피부 표면의 각질로 인해 피부가 칙칙하고 얼룩지게 보이며 유·수분이 부족한 상태라 노화현상이 빨리 오고 입가와 눈꼬리에 잔주름이 쉽게 생긴다. 건성 피부관리법에 대해 구체적으로 살펴보자.

1 한방에서 보는 건성 피부의 원인

건성 피부는 보통의 피부와 비교해 볼 때 기름과 땀의 분비가 적어 피부 표면에 유·수분량이 떨어져 건조하고 윤기가 없는 피부를 말한다. 그리고 이러한 현상은 나이가 많아짐에 따라 피지선과 땀샘의 활동이 활발하지 않게 되면서 더 뚜렷해진다. 또 유·수분이 부족한 상태라 노화현상이 빨리 오고, 입가나 눈꼬리에 잔주름이 쉽게 생기기도 한다.

한의학에서는 건성 피부의 원인을 크게 외부의 영향을 받아서 오는 외인(外因)과 신체 내부의 문제로부터 오는 내인(內因)으로 분류한다.

외인은 바람, 습기, 차가움, 뜨거움 등 외부의 나쁜 기운이 혈액에 침범하여 열독을 만들어 그 독소가 피부에 나타나는 것이다. 내인은 과도한 정신적 스트레스, 긴장, 심한 노동과 과로, 간 기능과 비장 및 신장 기능의 허약, 피의 부족 등을 들 수 있다. 이러한 원인으로 열독이 생겨 피부에 나타나는 것이다.

요즘에는 환경적 요인에 의해 발생하는데 물리적·화학적 자극, 항생제 등 여러 가지 중금속으로 인한 공해 및 독성 등이 주된 요인이다.

이러한 건성 피부는 수분 부족, 피지 분비의 부족으로 각질 형성과 함께 피부저항력이 약하여 피부가 쉽게 헐며 세안 후에 심하게 당기는 느낌이 들며 입가, 눈가에 잔주름이 쉽게 생긴다. 또한 피부가 부분적으로 하얗게 일어나면서 심한 경우에는 건선(마른버짐)이 생기기도 한다.

건성 피부관리 포인트

- 유·수분을 보충할 수 있는 화장품, 보습제의 선택이 중요하다.
- 크림 타입의 클렌징 제품을 사용하는 것이 좋다(클렌징 제품은 유·수분이 적절히 있는 제품이 좋다).
- 건성 피부는 지나친 세안은 좋지 않다. 단, 세안 시 미지근한 물을 사용한다.
- 세안제는 피지막을 손상시키지 않는 부드러운 세안제를 선택한다.
- 세안 후에는 곧바로 피부 손질을 해야 한다. 물기의 증발과 함께 피부 수분을 빼앗기기 때문에 피부에 손상이 올 수 있다.
- 심한 사우나와 같은 더운 열은 피하고 피부의 수분공급을 위해 물을 충분히 마시도록 한다.
- 크림과 로션은 수분보다는 유분함량이 다소 많은 것을 선택하는 것이 좋다.

❷ 수분 공급과 각질 제거가 관건인 건성 피부관리

건성 피부는 피지가 정상보다 적게 분비됨으로써 피부 표면에서 기름막이 제대로 형성되어 있지 않으며 수분의 소실로 인한 수분 부족 등의 증상으로 지나치게 건조해지거나 피부 표면에 각질이 일어나는 피부이다.

따라서 이러한 피부 특성에 맞는 관리가 필요하다. 이와 더불어 건성으로 인한 피부 주름과 피부 노화에 대한 관리도 병행하는 것이 좋다.

♛ 매끄러운 피부를 위한 모공관리

넓어진 모공의 원인은 피부 속의 모근이 모공 밖으로 나오는 중간의 피지선에 의해서 확대되는 경우가 많다. 모공은 피지선의 피지 분비에 따라 피부가 쭈글쭈글해지고 건조해지거나 피지로 인하여 모공이 넓어지기도 한다. 또한 모공은 피부 노화로 인한 피부의 늘어짐 현상에 따라 두드러져 보이는 경우도 있다. 피부를 매끈하게 만드는 모공관리법에 대해 살펴본다.

1 거칠고 매끄럽지 못한 피부로 만드는 넓은 모공의 원인

모공을 넓히는 주요 원인인 피지는 외부로부터 피부를 보호하고 세균 감염을 막아주며 피부의 보습력을 높여주는 등 피부가 튼튼해지게 하는 구실을 하며, 피지 분비의 증가와 모공의 확장은 어른이 되면서 일어나는 자연스러운 현상이다.

그러나 과도한 피지 분비와 더불어 화장이나 노화된 각질 등의 노폐물이 모공 입구에 쌓이게 되면 피지의 배출이 원활하지 않게 되면서 모공이 커질 수 있다.

지성 피부의 경우에는 어린 나이에도 모공이 넓어지기도 하는데 특히 피지가 많이 분비되는 T존 주위와 코의 양쪽 윗부분에 집중적으로 생긴다. 이것은 뾰루지나 여드름으로 발전하며, 피부를 거칠고 칙칙하게 만들기도 한다.

피부 탄력이 저하되기 시작하는 20대 후반부터는 지성 피부뿐만 아니라 건성, 민감성 피부에도 모공이 눈에 띄게 넓어진다. 노화로 인해 넓어진 모공은 회복이 힘든 만큼 적절한 모공관리를 통하여 모공이 더 커지는 것을 막는 것이 중요하다.

2 피부 노폐물을 효과적으로 제거하는 방법

모공이 넓어지는 원인인 피지와 각질 등 각종 노폐물들을 피부에서 효과적으로 제거하는 방법으로는 깨끗한 세안, 마사지팩, 얼음 마사지, 모공관리 화장품 사용 등이 있다. 이러한 여러 가지 방법들을 실천하여 넓어지는 모공을 예방해 보자.

깨끗한 세안 모공 속을 항상 깨끗하게 하면 모공 속에 피지 덩어리가 커지는 것을 막아 모공이 넓어지지 않는다. 무엇보다도 모공관리는 세안이 중요하다.

피지를 녹여주는 성분이 들어있는 딥클렌저를 사용하거나, 거품으로 비누세안을 하되 피지 분비가 많고 모공이 넓은 부위는 손가락으로 꼼꼼하게 문질러주며 세안한다. 또 여러 번 깨끗하게 헹궈 노폐물이 모공에 남아있지 않도록 신경 써야 한다.

마사지팩 얼굴을 세안이나 마사지 크림으로 노폐물을 제거하고 스팀타월로 모공을 열어준다. 에센스나 크림을 가볍게 발라준 다음 얼굴 전체에 피지제거팩이나 모공팩을 하면 모공이 넓어지는 것을 예방할 수 있다.

얼음 마사지 얼음을 헝겊에 싸서 얼굴 위에 올려두면 피부가 진정되고, 일시적으로 모공이 수축된다. 또한 피지 분비가 많은 부위에 모공 수렴화장수를 적셔주면 모공을 죄어주는 효과를 얻을 수 있다. 단, 피부가 민감하고 모세혈관이 확장된 경우는 심한 온도 차이를 피하는 게 좋다.

모공관리 화장품 사용 모공 관련제품은 과다하게 발달된 피지를 억제하고, 이미 분비된 피지가 다른 트러블로 발전하지 않도록 소독하는 항균작용을 하는 효과가 있다. 또 모공의 확장을 막고 피지 분비를 조절해주기도 한다.

❸ 모공을 넓어지지 않게 하는 생활 속 모공 예방법

피부관리에 신경 쓴다 모공이 넓어지는 것을 예방하려면 항상 피부에 지속적인 관심을 가져야 하며 정기적으로 피부관리를 하는 것이 좋다.

또 여드름과 같은 피부 트러블이 생기면 전문적인 치료를 받는 것이 좋다. 여드름을 손으로 짜면 흉터와 함께 모공이 커지는 원인이 되기 때문이다.

피지분비량을 체크한다 얼굴이 금방 번들거리는 것은 피지의 분비량이 많아져 모공이 커지게 된다는 신호이다. 피지 분비는 호르몬의 작용이나 스트레스, 수면 부족, 비타민 결핍 등 다양한 원인에 의해 증가한다.

계절별로 피부관리에 신경 쓴다 모공은 봄과 여름 사이에 가장 넓어진다. 이는 먼지와 여름의 더운 날씨 등으로 모세혈관이 확장되어 땀과 피지 분비가 활발해지기 때문이다. 이 시기에는 항상 모공을 청결하게 유지하는 것이 가장 중요하다.

피부 속 검은깨 블랙헤드 관리법

- 블랙헤드는 억지로 짜기보다는 사우나 스팀타월 등으로 각질을 불린 뒤 스킨을 적신 화장솜을 이용해 누르듯 짜는 것이 좋다.
- 정기적으로 스크럽 제품을 사용해 딥클렌징을 해주면 블랙헤드가 점점 옅어진다.
- 피부가 번들거림이 느껴지면 바로바로 닦아낸다.
- 세안은 노폐물이 남지 않도록 깨끗하게 하며 세안 시 곡물가루를 물에 적셔 부드럽게 마사지를 한다. 곡물가루는 각질을 제거하는 등 피부를 좋아지게 한다.
- 클렌징 오일은 블랙헤드를 녹인다. 블랙헤드는 가급적 오일을 사용하여 지우는 것이 좋다.
- 생리불순, 변비 등이 블랙헤드의 원인이 될 수 있으므로 주의한다.

사우나에서 장시간 목욕을 하지 않는다 사우나에서 장시간 목욕을 하게 되면 높은 온도로 인해 모공이 확대되고 많은 피지가 빠져나오게 된다. 그로 인해 피부가 건조해지며 탄력성이 떨어져 모공이 늘어지고 넓어진다. 따라서 장시간의 사우나는 삼가야 한다. 언제나 사우나 후에는 찬물 세안을 통해 피부에 긴장과 탄력을 유지시켜 주어야 한다.

스트레스, 수면 부족도 모공 확대의 원인이다 평소 잠을 잘 자고, 될 수 있는 대로 스트레스를 받지 않도록 마음가짐을 다져야 한다. 또 스트레스는 쌓아두지 말고 반드시 풀어준다.

술과 담배, 자극적인 음식은 가급적 피한다 술이나 담배는 알코올과 니코틴, 연기 등으로 피지 분비를 촉진시키고 혈관 확장을 조장한다. 또한 자극적인 음식이나 지방질의 음식도 좋지 않다. 되도록 과일이나 야채를 많이 섭취하도록 한다.

4 모공을 막는 블랙헤드

모공이 넓으면 피지가 모공 속에서 정체되고, 정체된 피지는 시간이 지남에 따라 굳어지며 피부 표면에서 공기와 접촉된 부분은 산화되면서 검게 변한다. 이렇게 검은 깨가 박혀있는 것을 '블랙헤드'라고 한다.

　이 블랙헤드는 모공을 막아 피지의 배출을 저해하고 모공을 더욱 넓히며 뾰루지, 여드름 등 피부 트러블의 원인이 된다. 또한 외관상으로도 흉하게 보이게 한다.

　블랙헤드는 짜서 없애는 것보다 블랙헤드가 생기지 않도록 미리 예방하는 것이 가장 좋다. 이때는 피지가 밖으로 잘 흘러나오도록 모공관리를 하는 것이 중요하다.

3장
피부에 효과 빠른 한방 보약재 만들기

> 내 몸의 체질을 바로 알았다면 그에 맞는
> 피부 보약재를 만들어 사용해 보자.
> 피부 보약이라고 해서 꼭 비싸거나 대단한 것이 아니다.
> 이 장에서는 생활 속에서 쉽게 구할 수 있는 약재들을
> 어떻게 사용하면 큰 효과를 볼 수 있는지
> 피부 상태별로 알려준다.

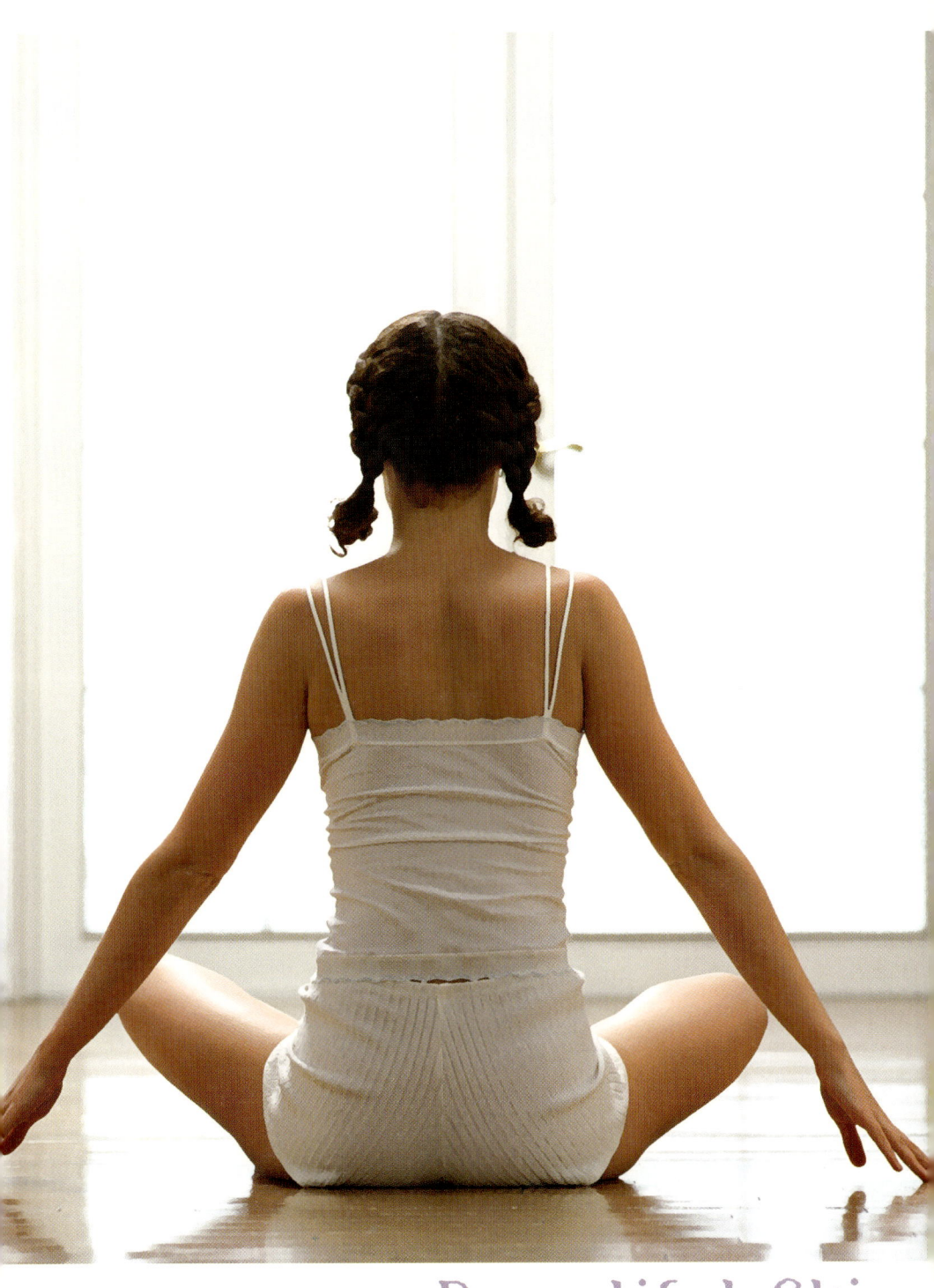

한방 약재를 이용한
피부 보약재 만들기

한방 미용은 어찌 보면 지금 불고 있는 웰빙 마인드와 비슷하다. 빠르고 간편한, 눈에 보이는 효과에 연연하는 패스트 스타일과 가시적인 효과에 급급한 피부 치료가 아닌 자기 체질에 맞게 음식을 섭취하는 것을 중요시한다. 그리고 자기 피부에 맞는 한방 재료를 선택하여 피부를 관리하는 것, 안과 밖을 동시에 관리하는 것이 한방 미용의 원리이다. 우리가 흔히 알고 있는 한약방의 재료인 감초, 구기자, 쑥 등의 약초는 약리작용과 미용 효과를 동시에 가지고 있는 좋은 미용재료들이며 과일, 곡식을 이용한 천연 미용식품은 건강에 좋은 만큼 피부에도 효과적인 장점이 있다. 그러나 자신의 피부타입을 고려하지 않고 무작정 선호하는 것은 트러블의 발생 요지가 있다. 따라서 화장품을 선택할 때 피부타입을 고려하듯이 천연 재료를 쓸 때는 자신의 피부에 부작용은 없는지 사전 테스트를 하는 것이 바람직하다. 간단한 테스트 법으로는 우리 신체 중 가장 민감한 부위인 귀의 뒤쪽이나 팔 안쪽, 허벅지 안쪽에 발라놓고 가렵거나 붉어지지 않으면 사용해도 괜찮다.

안티에이징

노화 예방 클리닉을 방문하는 대부분의 여성들의 최고 관심사가 피부 노화인 것처럼 여성들의 영원한 과제는 '젊은 피부'를 유지하는 것이다. 생활 속에서 사용하면 좋은 피부 노화 예방을 위한 약재 몇 가지를 소개한다.

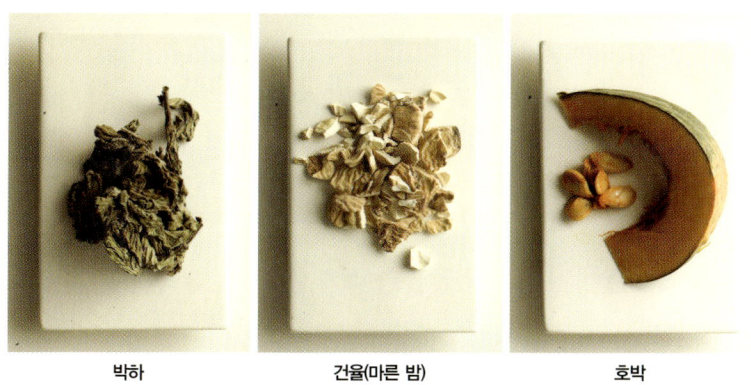

박하 　　　　　건율(마른 밤) 　　　　　호박

박하 중국이 원산지이지만 한국, 만주, 일본 등지에서 서식하는 박하의 멘탈 성분은 냉점(차가움을 느끼는 피부의 감각점)을 자극하여 피부의 혈색을 좋게 만든다. 박하를 물에 넣고 약한 불에서 천천히 30분 정도 우려낸 다음 병에 담아서 차게 하여 사용하는 것이 좋다. 피부 긴장을 완화시키고 혈액순환을 촉진해 준다. 화장솜에 적셔 스킨으로 사용해도 괜찮다.

건율 밤 알맹이를 말린 뒤 가루로 만든 다음 물로 개어 밤에 바르고 아침에 씻는다. 이를 계속하면 얼굴에 윤이 나고 주름살이 없어진다. 모공을 수축시키고 미백작용이 있으며 전반적인 노화 예방에 효과적이다.

　　수세미 화장품의 성분을 살펴본 사람이라면 수세미의 쓰임새에 대해 익히 알고 있을 것이다. 보통 화장품의 화장수로 많이 이용되는 수세미 줄기에는 비타민 B, 비타민 C 성분이 함유되어 있다. 피부에 보습작용을 하여 피부 탄력도를 높이고 윤기를 준다.

　　영지버섯 효능이 인삼과 비슷할 정도로 우리 몸에 좋다고 알려져 있다. 예부터 상서로운 풀로 불렸던 영지버섯을 우려낸 물로 팩을 하면 여드름 예방과 노화 예방에 효과적이며 미백작용까지 한다. 영지 우려낸 물에 걸쭉한 상태가 될 정도로 밀가루를 넣고 젤 상태로 만들어 사용한다. 깨끗이 세안한 얼굴과 목에 바른 다음 20분 정도 지나서 미지근한 물이나 물에 적신 거즈로 닦아내면 된다.

　　호박 줄기, 잎, 과실, 꼭지, 씨앗 등 하나도 버릴 데 없이 전부 약효를 가지고 있다. 특히 피부미용에는 호박 껍질이 효과적이다.
　　호박 한 개의 껍질을 벗겨 얇게 썰어, 독한 술과 물을 1.5 : 1의

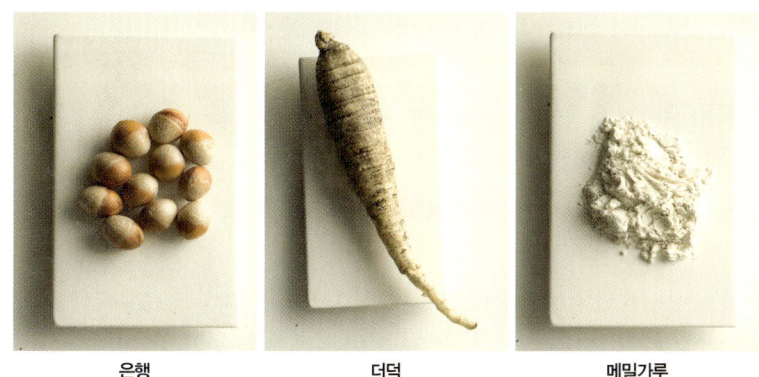

은행　　　　　　　　더덕　　　　　　　메밀가루

비율로 섞은 주수(酒水)에 흐물흐물하게 삶아 꼭 짜서 고약으로 만든다. 이것을 병에 담아두고 저녁에 바르고 아침에 씻어내기를 계속하면 살결이 부드러워진다. 여기에 껍질 벗긴 살구씨 15g 정도를 가루로 만들어 섞은 다음 삶아서 사용해도 좋으며, 꿀을 섞어 바르면 더욱 좋다.

은행가루 껍질과 속을 제거한 은행 한 근을 말려 보드라운 가루를 만들고 꿀이나 계란 흰자위를 섞어 풀처럼 개어 저녁에 손과 얼굴에 바르고 아침에 닦아낸다. 이렇게 꾸준히 피부에 발라주면 주름살이 생기지 않거나 감소된다.

더덕 자양강장 식품으로 알려진 더덕은 다년생 만초의 뿌리로 잔주름 예방에 도움을 준다. 더덕 생것이나 말린 것을 가루상태로 만들어 사용하면 된다. 더덕가루에 냉이를 넣어 20분 간 끓인 뒤 우려낸 물을 사용하면 더욱 효과적이다. 더덕가루, 냉이 우린 물, 꿀, 밀가루를 혼합하여 팩상태로 만들어 사용하면 된다. 깨끗이 세안한 얼굴과 목에 골고루 바른 다음 20분이 경과하면 미지근한 물로 씻어낸다.

메밀가루 메밀묵의 주재료인 메밀은 단맛이 강하지만 냉기가 있는 식품이라 몸이 차가운 사람이나 소화기능이 약한 사람에게는 적당하지 않다. 하지만 메밀가루는 화농성으로 인한 염증을 완화시켜주며 모세혈관을 강화시키고 피부 탄력을 증진하는 데 효과적이다. 메밀가루와 구기자를 우려낸 물을 섞어서 팩으로 사용하면 피부에 탄력을 공급할 수 있다.

인삼 효능은 굳이 열거할 필요가 없을 정도이지만 정력 감퇴, 허약 증상에 효과가 좋다. 피부에 바를 경우에는 인삼 즙을 내어 수시로 발라주면 영양을 공급하여 피부가 촉촉해진다.

천화분 박과에 속하는 다년생 만초인 하눌타리의 뿌리를 말한다. 쓴맛을 지니며 찬 성분이 있어 한방에서는 해열제로 사용한다.
천화분에는 표백제의 효능이 있어 화이트닝 효과를 볼 수 있으며 피부가 거칠고 주름이 많은 사람이라면 잔주름 완화 효과까지 얻을 수 있다. 천화분팩은 천화분을 깨끗이 씻어 잘 말린 다음 가루를 내어 우유, 요구르트와 섞어서 걸쭉한 상태로 만들어 사용하면 된다.

카오링 맥반석과 유사한 효능을 가지고 있는 흙의 일종이다. 우리가 알고 있는 몸에 좋은 진흙을 연상하면 된다. 중국에서 그 효능을 처음 발견, 팩으로 사용하기 시작한 카오링은 건성, 민감성, 약한 피부에 좋으며 팩으로 사용하면 클렌징 및 필링 효과까지 얻을 수 있다.

호마인(참깨) 비타민 A, 리놀산을 함유한 참깨를 볶지 않고 3큰술 정도 ½컵의 물에 넣어 갈아둔다. 여기에 밀가루, 우유 등을 섞어서 팩으로 사용하면 잔주름을 없애는 효과를 얻을 수 있다. 이뿐만 아니라 피부에 영양도 공급하고 피부를 윤택하게 만들기도 한다.

여드름과 지성 피부

스무 살 전에는 '청춘의 심벌'로, 스무 살이 되면 스트레스로 인한 성인 여드름 때문에 많은 사람들이 고민을 한다. 외부 환경에 민감한 피부의 성질 때문에 우리의 피부는 건성이 지성으로, 중성 피부가 복합성으로 바뀌기도 한다. 이런 이유로 생기는 여드름과 지성 피부를 컨트롤해주는 좋은 재료를 소개한다.

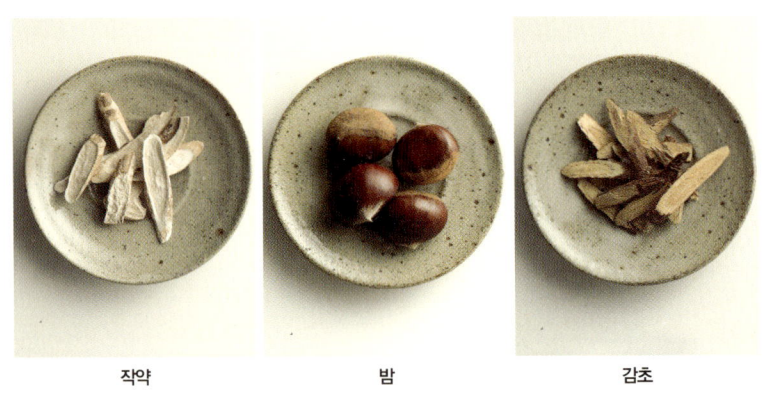

작약　　　　　　　밤　　　　　　　감초

작약 항암, 항균작용이 뛰어나 여드름 피부에 좋다. 신맛과 쓴맛을 내는 작약은 어혈을 없애고 피를 맑게 하여 간 보호에도 도움을 준다.

송진가루 비타민 C, 당류가 많아 피부 재생에 효과적이며 피지 분비 조절에 기능을 한다. 살균작용뿐만 아니라 모공을 정화시키는 데도 적격이다. 뜨거운 냄비에 송진가루 3~5g을 녹이고 밀가루나 율무가루, 살구씨가루를 넣어 미지근한 물로 농도를 조절하며 걸쭉하게 만든 다음 팩 재료로 사용한다.

밤 단맛을 지니고 있으며 은행과 달리 오래 먹어도 독이 없는 자양성이 많은 식품이다. 지속적으로 먹을 경우 위장의 기능이 좋아지며 소화력이 높아진다.

밤나무 잎을 진하게 달인 물은 피부 가려움증이나 진물이 나는 부위에 씻어주듯이 바르면 효과를 얻을 수 있다. 밤 껍질 역시 위가 약한 사람에게 좋다. 깨끗하게 씻은 밤 껍질을 삶아서 마시면 술을 마신 다음 날 갈증 해소에 좋다.

한방 피부용으로는 밤의 겉껍질을 한번 벗겨낸 다음에 사용한다. 율피 즉, 밤의 속껍질을 벗겨서 모은 다음 꿀, 계란 노른자를 섞어서 얼굴에 발라준다. 15분 정도 얼굴에 도포한 다음 가볍게 닦아내준다. 영양 공급은 물론 묵은 각질을 제거할 수 있다.

감초 감초는 모든 중독의 해독제로 이용되고 있으며, 한방과 민간 요법에 있어 아주 중요한 생약으로 쓰이고 있다. 약물 중독이나 두드러기, 피부염, 습진 등의 해독작용을 하며 최근에는 서양에서 더욱 주목하고 있는 한방 약재이기도 하다.

끓여놓은 쑥물과 감초가루를 섞어서 걸쭉한 상태로 만든 뒤 계란 노른자, 꿀을 넣으면 훌륭한 팩으로 사용할 수 있다. 깨끗하게

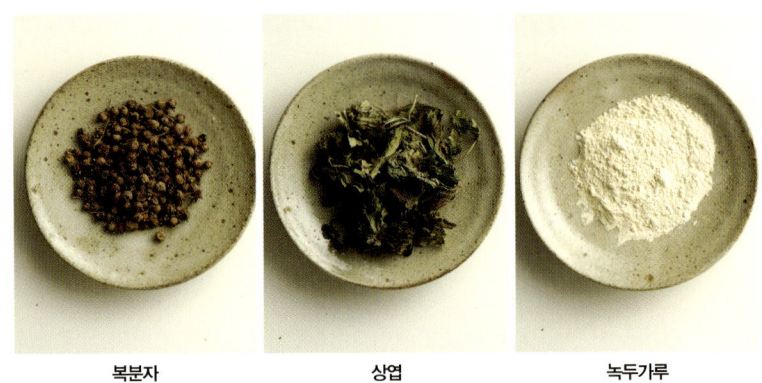

복분자　　　　　　　　상엽　　　　　　　　녹두가루

세안한 얼굴과 목에 이 팩을 붓으로 곱게 펴바르고 20분이 지난 다음 미지근한 물로 닦아낸다.

여드름이 나는 건성 피부나 울긋불긋 홍진이 생기는 피부에 진정 효과를 준다. 감초가루를 사용하는 것이 번거롭다면 시중에서 쉽게 구할 수 있는 티백용 감초차를 우려낸 물로 얼굴 주름에 발라주면 주름살 제거에 도움을 주고 살결이 싱싱해진다.

복분자 앙증맞게 생긴 산딸기 일종인 복분자는 피부 미화작용이 탁월하다. 꼭지를 제거하고 말린 다음 유리병에 넣어 6개월간 발효시키면 걸쭉한 액이 된다. 이 액으로 일주일에 2~3회 정도 마사지를 하면 피부 염증 완화에 도움을 준다. 알레기성 피부나 예민한 피부를 진정시키는 데도 효과가 있다. 피부 보습 기능 역시 탁월하여 환절기 등에 사용하면 좋다.

상엽 뽕나무 잎사귀를 말하는 것으로 10~11월 서리가 내린 다음 따서 말린 것을 사용하면 냄새가 거의 없다. 여드름을 진정시키는 효과가 있으며 말린 잎사귀를 가루로 만들어 오이즙과 밀가루를 섞어서 팩으로 사용하면 좋다.

녹두 팥과 비슷한 모양을 하고 있지만 줄기는 팥보다 가늘고, 잎은 한 꼭지에 세 개씩 나며 여름에 노란색 꽃이 핀다. 해열 및 해독 작용이 뛰어나며 위장에 좋다. 피부학적으로는 진정작용이 좋으며 영양 공급, 모공 수축에도 효과적이다. 덕분에 최근 일반 화장품에서 많이 사용되고 있는 추세이다.

가정에서는 녹두가루를 이용하여 세안제로 사용하면 미백 효과가 있을 뿐만 아니라 지속적으로 사용할 경우 지성 피부, 여드름 피부 개선에 좋다. 녹두가루, 탈지분유, 유아용 비누가루, 밀가루를 같은 비율로 섞은 뒤 세안을 한 후 물기가 남아있는 상태에서 발라 가볍게 손끝으로 마사지한 후 미지근한 물로 닦아낸다. 혈액순환을 도와 세안 후 쾌적한 느낌을 준다. 단, 건조한 곳에 보관한다.

내복자 여드름 피부에 특효가 있는 내복자(무씨)는 화농균 억제 및 살균작용을 한다. 내복자, 선복화, 백지, 측백엽을 요구르트에 갠 뒤 30분 정도 지나서 따뜻한 스팀타월로 닦으면 여드름으로 인해

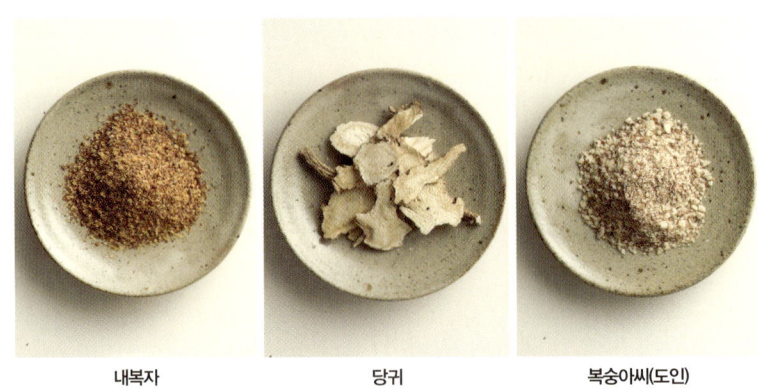

내복자 　　　　　 당귀 　　　　　 복숭아씨(도인)

거칠고 상처 난 피부에 좋다.

당귀 미나리과에 속한 다년생초로 여드름 피부 또는 화장독이 오른 피부에 특히 좋다. 당귀가루를 사용하면 노화 예방은 물론 모세혈관의 탄력을 높여주며 피부조직 재생 능력도 뛰어나다. 잔주름 예방에도 효과적이라 그 쓰임새가 많다.

복숭아씨(도인) 한방에서 도인이라 부르는 복숭아씨는 맛은 달면서 쓰고, 살짝 맵기까지 하다. 해열, 월경 불순, 어혈을 주로 다스리고 위경련에 특효가 있다. 한방 피부학적으로는 미백, 소염작용과 진정작용, 피부 재생 및 보습작용을 한다.

복숭아씨를 하루 정도 따뜻한 물에 담궈 놓으면 불어서 노란 껍질이 저절로 벗겨진다. 단, 껍질이 벗겨진 복숭아씨의 싹눈에 독이 있으므로 싹눈을 제거하고 말려서 가루를 내야 한다. 복숭아씨 가루에 우유나 요구르트를 넣어서 팩으로 사용한다.

진피 동정귤(품종이 좋은 귤)의 과육을 '과피'라 하고, 오래 묵은 귤 껍질을 '진피'라고 한다. 색은 황록색이며 강하고 쓴맛이 나면서 매운 것이 특징이다. 말린 진피를 가루 내어서 사용하거나, 약한 불로 은근히 우려낸 물을 화장솜에 적셔서 사용한다. 항암작용과 살균작용 효과가 있어 여드름 완화에 큰 도움이 된다.

☒ 기미·주근깨 피부의 화이트닝

우리나라 여성들의 영원한 소망은 하얀 피부이다. 우윳빛을 닮은 하얀 피부를 만드는 일은 긴 시간을 두고서 꾸준히 관리를 하는 것이 중요하다. 화이트닝의 적인 자외선에 매일 노출될 수밖에 없는 우리의 피부이므로 게으름을 피우지 않도록 한다.

맥반석 찜질방에서 많이 사용되는 맥반석은 그 쓰임새가 놀랄 정도로 다양하다. 맥반석은 강한 흡착력을 지니고 있어 피부 노폐물을 제거하는 데 효과적이다. 찜질방이나 사우나 등에서 맥반석을

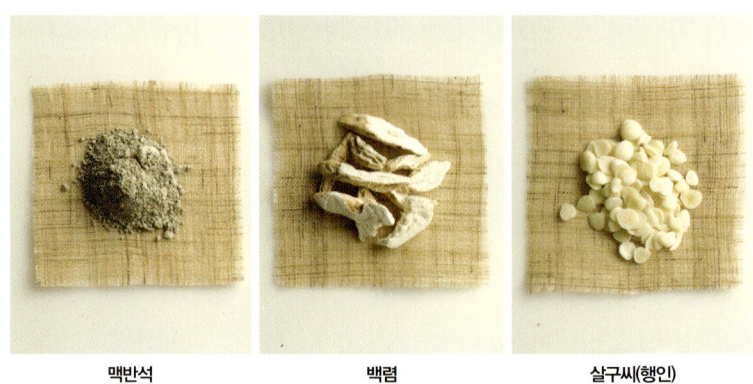

맥반석　　　　　　　백렴　　　　　　　살구씨(행인)

애용하는 것도 바로 이런 이유 때문이다. 특히 물에 담갔을 때 중금속뿐만 아니라 각종 유기 물질, 세균, 악취 등 인체에 유해한 성분들을 흡착하여 분해시키는 작용을 한다.

이런 맥반석의 기능 때문에 물맛을 좋게 하는 데 이용되며, 맥반석을 담근 물에 목욕을 하면 피부의 신진대사가 좋아지고 땀 냄새 및 체취를 제거할 수 있다. 또한 냉장고의 악취를 제거하는 데도 좋다.

맥반석의 효능 중 가장 뛰어난 점은 인체에 필요한 미네랄을 방출한다는 것이다. 맥반석이 방출하는 미네랄은 당뇨병, 고혈압 등 성인병과 만성 변비, 여드름, 주근깨, 피부염, 신경통, 풍치 등 각종 질병을 예방하고 치료한다. 그래서 맥반석 사우나를 주기적으로 하면 건강도 챙길 수 있고 특히 기미, 주근깨가 있는 사람에게 안성맞춤이다.

백렴 미백 화장품 성분에서 사용하는 가회톱(포도과의 덩굴나무)의 뿌리이다. 말린 뿌리 부분을 가루 내어 우유나 꿀을 첨가하여 팩으로 사용하면 미백 효과를 볼 수 있다.

살구씨 살구씨 3개를 잘 으깨어 계란 1개의 흰자위와 섞어서 잠자리에 들기 전에 얼굴에 고루 바르고 잔 뒤 이튿날 아침에 깨끗이 씻어낸다. 화장을 했을 경우는 화장을 깨끗이 씻어낸 다음 발라야 한다. 참을성을 유지하고 이 방법을 2~3개월 계속하면 효력이 뚜렷하게 나타난다.

자두씨 바캉스, 선탠 후유증으로 얼굴에 검은 얼룩이 생겼을 때는 자두씨의 껍질을 벗겨 가루를 만든 후 계란 흰자위를 개어 밤에 바르고 다음 날 아침에 닦는다. 1개월 계속하면 얼굴이 하얗게 된다.

속수자 주홍색 꽃을 피우는 속수자는 독초로 그 뿌리만 한방에서 사용한다. 주로 어혈이나 부종 등에 사용되며 주근깨 등의 색소 완화에 도움을 준다. 속수자 뿌리를 말린 다음 가루를 내서 꿀, 밀가루 등을 섞어서 팩 상태로 만들어 사용하면 멜라닌 색소를 완화시키는 데 도움이 된다.

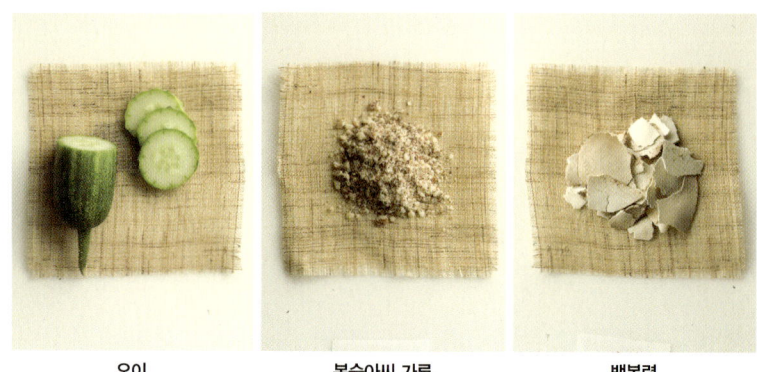

오이 　　　　　　　복숭아씨 가루 　　　　　　　백복령

오이 95%의 수분을 함유하여 영양소는 낮지만, 피부미용에서 그 쓰임새가 다양하다. 진정작용, 보습작용, 노폐물 제거, 모공 수축에 도움을 준다. 오이가 제철인 여름에는 오이를 얇게 썰어 아침, 저녁 얼굴을 마사지한다. 이렇게 오랫동안 지속해주면 피부결이 한층 투명해진다.

동아씨와 복숭아씨 동아씨와 복숭아씨의 각각 같은 양을 볶아서 가루로 만든 다음 같은 양의 꿀로 반죽을 한다. 이것을 잠자리에 들기 전에 세수를 하고 발랐다가 이튿날 아침에 씻어낸다. 계속하면 주근깨가 없어질 뿐 아니라 살결도 고와진다.

백복령 깨묵덩이 같은 심각한 기미에는 백복령을 한약방에서 사다가 곱게 가루를 내서 흰 꿀에 개어 밤마다 바르고 다음 날 씻어

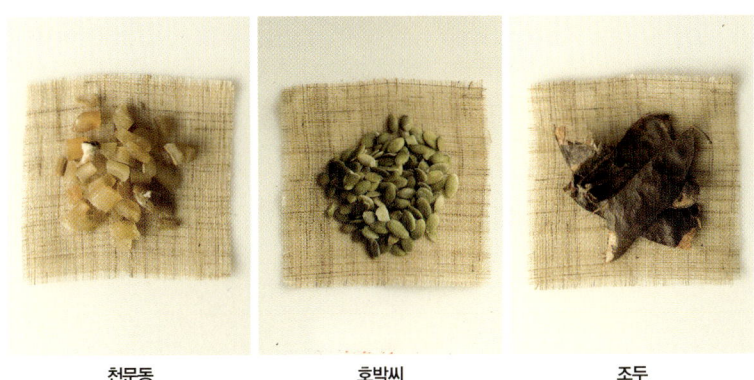

천문동   호박씨   조두

낸다. 7일 정도면 효과가 나타나기 시작하고, 오랫동안 이 방법을 지속하면 완치된다.

천문동 옛날부터 피부가 대추처럼 붉고, 윤이 나는 사람을 신선 같다고 했다. 세종 때 펴낸 의학백과사전인 《향약집성방》에는 '신선방'이라 하여 잘 먹으면 신선처럼 되게 한다는 약이 나오는데 그 중에서도 살결을 아기처럼 곱게 하는 데는 천문동이 으뜸이라고 하였다. 천문동을 꿀과 함께 찧어 매일 바르고 씻어주면 검은 피부의 얼굴이 하얗게 된다.

복숭아꽃과 호박씨 마른 복숭아꽃과 마른 호박씨 껍질을 벗겨 같은 양으로 섞어 가루로 만든 다음 꿀에 개어 바르면 된다. 또 복숭아꽃을 곱게 짓찧어서 기미, 주근깨가 난 부위에 바르고 10분쯤 있다

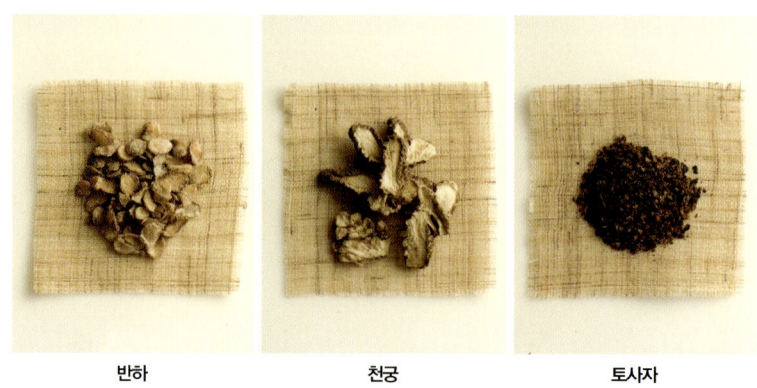

| 반하 | 천궁 | 토사자 |

가 찬물에 씻어내면 효과가 좋다.

조두 조두는 녹두와 팥 등을 갈아서 만든 것으로 세정뿐 아니라 미백 효과가 매우 뛰어나다. 특히 정월 초하룻날에 조두로 세수하면 얼굴이 희어진다고 하여 옛 여인들은 아예 이날 1년 동안 쓸 조두를 미리 만들어두기도 했다. 조두를 만들 형편이 안 되면 콩깍지 삶은 물이나 고운 쌀겨를 무명주머니에 담가 세수 또는 머리를 감을 때 썼다. 조두는 그 밖에도 색소침착을 완화시켜주고 피부 노화 예방에 도움을 준다.

반하 반하를 불에 구워 가루로 해서 양조 식초에 개어 얼굴 전체에 바르면 검은 피부를 하얗게 가꿔준다. 단, 독소가 있어 피부가 약한 사람은 피부 테스트(잠자기 전 손등에 살짝 묻힌 뒤 다음 날 피부상태를 살펴봄)를 하고 난 뒤 사용하는 것이 좋다.

천궁 미나리과의 다년초로 한방에서는 뿌리를 약용으로 사용한다. 천궁은 혈액순환을 돕고 피를 맑게 하는 작용이 있으며 예민한 피부의 탄력을 강화시켜준다. 그리고 미백, 보습, 진정 효과를 동시에 볼 수 있기도 하다.

토사자 메꽃과에 속하는 한해살이 덩굴성 식물인 새삼의 씨앗을 말하며 '새삼씨'라고도 한다. 토사자는 주로 간과 신장을 보호하며 눈을 밝게 하는 효능이 있다. 토사자를 팩으로 사용하면 기미, 주근깨, 검버섯 등 색소침착 완화에 효과적이다. 구기자 우린 물에 토사자 가루를 넣은 다음 얼굴 전체에 바른 후 15분 정도 지나서 온수로 깨끗하게 씻어낸다.

고운 피부 만들기

고운 피부를 만드는 것은 예나 지금이나 여성들의 한결같은 소망이다. 매끄럽고 하얀 피부를 가꾸기 위해서는 피부에 좋은 약초와 음식을 동시에 이용하는 것도 중요하다.

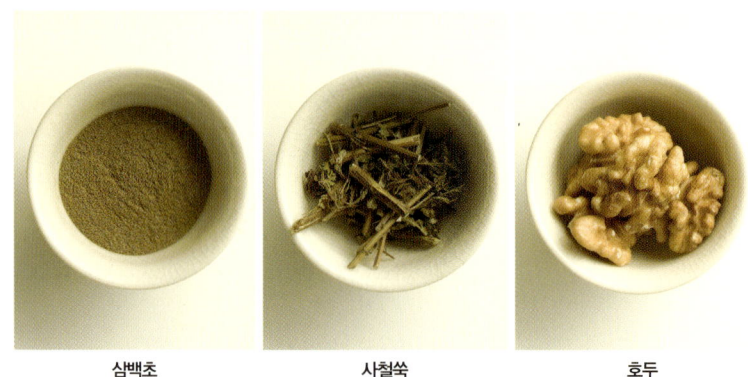

| 삼백초 | 사철쑥 | 호두 |

율무와 삼백초 삼백초는 피부 재생은 물론 독소 제거와 여드름을 완화시키는 데 도움을 준다. 또 율무는 예부터 사마귀·기미를 없애는 데 사용되거나, 산모의 경우에는 모유를 많이 나오게 하는 데 이용되어 왔다.

위장약의 약재로도 사용되는 율무는 비타민 E와 양질의 단백질이 많이 들어 있고 효소의 활동도 강해서 세포에 활력을 주고 노폐물을 배출하는 기능이 강하다.

또한 혈행을 촉진하고 특히 여성호르몬의 활동을 활발하게 만들기 때문에 위장이나 피부, 미용 등에 매우 중요한 역할을 한다. 따라서 여성에게는 무엇보다도 중요한 재료이며 칼슘의 양도 쌀보다 2배나 많다.

율무쌀 15g, 삼백초 15g을 합쳐 진하게 달여 세끼 식사 전 30분에 꾸준히 마시면 반드시 살결이 고와진다.

사철쑥 사철쑥 5g과 율무 15g을 합쳐 달여 수시로 마시면 주근깨 피부에 효과적이다. 또 두드러기가 났을 때는 사철쑥 10g을 끓는 물 200ml에 넣고 20분 정도 더 끓인 뒤 식혀 거즈에 묻혀 피부에 바른다.

도꼬마리 국화과에 속하는 일년초 풀인 도꼬마리는 중국산보다 우리나라 풀이 효능이 높으며, 축농증 등 그 쓰임이 남달라 한약에서 약재로 사용한다. 이 도꼬마리 잎을 불에 구워 가루로 하여 식후에 미음으로 5g씩 장복하면 검은 얼룩이 있는 피부를 없애는 데 반드시 효과가 있다.

파, 감자, 미역 파 1개를 잘게 썰고, 싹을 도려낸 감자 5개(계란 크기)는 껍질째 깨끗하게 씻는다. 적당량의 미역을 넣어 3컵 정도의 국을 만들어 한 끼에 한 컵씩 먹는다. 소금으로 간을 맞추어 먹는다. 고혈압, 신장병에 탁월한 효과가 있으며 알레르기 체질도 개선한다. 중요한 것은 오랫동안 지속적으로 먹어야 한다는 것이다.

호두 가을에 풍성한 호두는 천식을 고치는 데 적격인 열매이면서 지속적으로 복용하면 노화 방지 및 치매예방 효과를 얻을 수 있다. 매일 2개씩 3개월 이상 복용을 하면 눈에 띄게 피부가 윤기 있고 맑아지는 것을 발견할 수 있다.

✓ 변비 해소

매끄러운 피부를 방해하는 것은 한방에서는 불통(不通)에 해당된다. 변비는 대변이 굳어져서 잘 나오지 않는 증상으로 변이 굳어지는 것은 체내에 수분(체액)이 부족하기 때문에 생기는 현상이다.

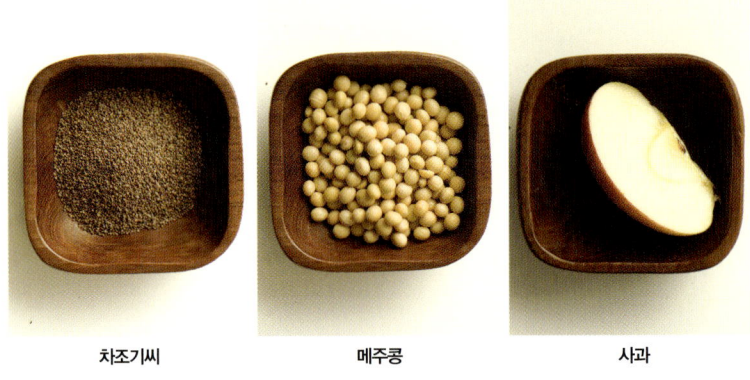

차조기씨　　　메주콩　　　사과

들깨 들깨를 날로 씹어 약 3주일간 복용하면 변이 조절되는 경우가 많다. 입이 마르는 변비 환자는 찹쌀 미음에 설탕을 많이 넣어 꾸준히 먹으면 효과를 본다. 또 들깻잎이나 줄기를 찹쌀풀에 담갔다가 참기름에 볶아서 간식처럼 수시로 먹으면 더욱 좋다. 이때 들깨를 날것으로 같이 씹어 먹는다.

삼씨, 차조기씨 삼씨와 차조기씨 각 2홉을 깨끗이 씻어 갈면 기름이 나오는 데 여기에 쌀을 조금 넣고 죽을 쑤어 식간에 복용하면 효과가 있다. 삼씨는 삼의 씨로 장에 진액이 부족하여 생기는 변비에 좋다. 또 차조기씨는 기침이나 가래를 가라앉히고, 기가 몸의 상부로 몰려 숨이 차고 가슴이 답답할 때에도 좋다.

한천 자가 중독을 일으켜서 만병의 근원이 되는 숙변을 배설하려면 하루 이틀 다른 식사를 일체 하지 않고 한천만 먹으면 된다. 즉, 한천 조각에 꿀이나 설탕을 발라 뜨거운 물로 먹는 것이다.

된장 뇌졸중을 비롯한 급병으로 쓰러진 경우, 대변을 많이 배출시키려면 관장도 좋으나 더 좋은 방법은 된장 찜질이다. 먼저 배꼽에는 비닐 같은 것으로 가려놓고 된장에 따끈한 물을 부어 반죽한 것을 헝겊에 싸서 아랫배에 넓적하게 올려놓아 두면 대량의 대변이 배출된다.

윤장환 당귀 40g, 노회(알로에) 40g을 함께 고운 가루로 만든 다음 주사(朱砂) 10g을 섞어 꿀로 콩알만한 환을 빚고, 다시 주사 10g에 뭉친다. 이것을 식전에 3~4개씩 먹으면 변비에 잘 듣는다.

돼지 쓸개 돼지 쓸개 1개를 찢어서 껍질은 버리고 쓸개즙에 찻숟가락으로 식초 한 숟가락을 넣어 갠다. 이것을 관장기로 항문에 깊이 넣는다. 또 돼지 쓸개가 말랐을 때는 끓인 물 한 잔 속에 넣어 불린 뒤 이와 같이 하면 된다. 이렇게 2~3회 하면 대변은 곧 통하게 된다.

사과 식후마다 찐 사과 한 개씩을 먹는다. 찌는 방법은 사과 꼭지를 딴 다음 속의 씨를 긁어내고 그 속에 설탕이나 꿀을 가득 채운 뒤 잘라낸 꼭지로 덮고 그릇에 담아 찜통에 넣어 푹 찐다.

알로에 흔히 구할 수 있는 알로에의 묵은 잎의 가시를 버리고 갈아 곱게 거른 뒤 두서너 숟갈씩 아침저녁 두 번을 계속해 마시면 잘 듣는다.

오매 오매는 빛깔이 까마귀처럼 검다고 해서 붙여진 이름이다. 청매를 따서 껍질을 벗기고 나무나 풀 말린 것을 태운 연기에 그을려 만든다. 각종 해독작용이 있을 뿐 아니라 해열, 지혈, 진통, 구충, 갈증 등에 탁월한 효과가 있다. 오매 10개를 쪄서 씨를 빼고 대추

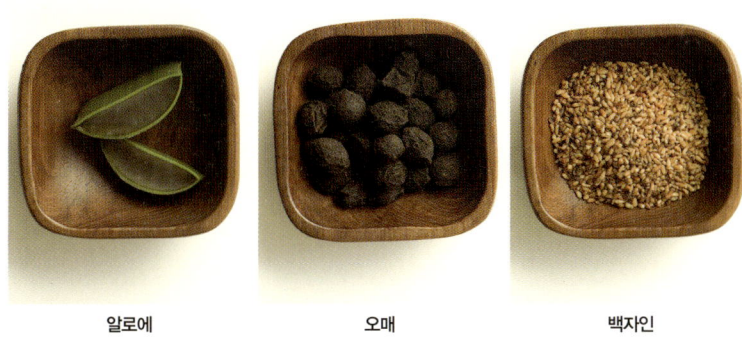

| 알로에 | 오매 | 백자인 |

크기만하게 빚어 항문에 넣으면 변이 통한다.

노회 노회(알로에 말린 것, 한약방에서 구할 수 있음) 56g, 주사 40g을 곱게 가루로 만든 다음 좋은 술로 반죽하여 팥알만한 환을 지어, 한 번에 5~12g씩 더운 물과 함께 먹는다. 아침에 먹으면 저녁에, 저녁에 먹으면 다음 날 아침에 변을 볼 수 있다.

꿀과 소금 대변이 토끼 똥처럼 굳어 꼬챙이로 파내야 나올 정도인 증상에는, 꿀 40g에 소금 8g을 섞어 물에 타서 매일 식전 공복에 쭉 마시면 잘 낫는다. 이때 소금과 꿀이 함께 배합되어야 한다.

백자인 측백나무 열매의 속살로 잣처럼 생겼으며, 작고 길쭉하고 한쪽 끝에 검은 점이 있다. 백자인은 안신약(安神藥), 즉 정신을 안정시키는 데 효과가 좋다고 알려져 있다. 그래서 잠을 못자거나 가슴이 뛰고 건망증이 생겼을 때 등에 자주 쓰인다. 또 유지성분이 많아 장이 건조해서 생기는 변비에 사용해도 좋다. 백자인을 4g씩 식전 공복에 먹으면 습관성 변비에 잘 듣는다. 정력제로도 알려져 있다.

욱리인 배가 아프면서 대변이 안 나오는 증세에는 욱리인이 잘 듣는다. 욱리인은 산앵두의 씨앗인데 이것을 가루로 만들어두었다가 12g씩 물로 먹는다. 한 시간 후면 창자에서 주르륵 소리가 나며 아프다가 곧 가라앉고 대변을 시원히 볼 수 있게 된다.

조협 주엽나무 열매의 깍지를 한방에서는 조협이라고 한다. 이것을 가루로 내서 꿀로 엄지손가락 크기로 반죽하여 항문 속에 밀어 넣으면 즉시 대변이 나온다. 또 이 조협가루를 돼지 쓸개즙으로 개어 항문 속에 발라도 잘 나온다.

칡 갈근탕의 주재료로 익숙한 갈근은 산이나 들에서 자라는 다년생 초목인 칡의 뿌리이며, 한방에서 아주 중요한 재료로 사용된다. 녹색 엽록소가 많이 함유된 칡의 어린잎은 위장, 빈혈, 변비를 도와준다. 칡의 어린잎을 살짝 데쳐서 먹거나 튀겨 먹으면 변비에 큰 효과를 얻을 수 있다.

🐰 불면증 해소

쾌적한 수면만큼 피부에 좋은 것은 없다. 잦은 두통으로 고생하거나 이유 없이 깊은 잠을 들 수 없는 사람이라면 다음의 약재와 식품을 유의해서 먹으면 많은 도움을 얻을 수 있을 것이다.

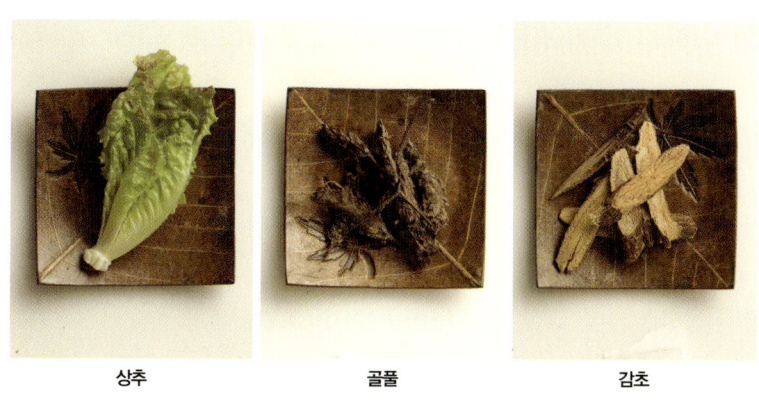

상추   골풀   감초

상추 수면제를 너무 먹으면 오히려 더 무거운 불면증에 걸리는 수도 있다. 따라서 부작용이 없는 자연식으로 불면증을 치료하는 게 중요한데 그 대표적인 음식이 바로 상추다. 상추를 많이 섭취를 하면 잠이 잘 오며 부작용을 걱정하지 않아도 된다.

골풀 잠을 자려고 할수록 눈이 점점 초롱초롱해지는 증세에는 우리나라 시골의 논이나 물가 주변에서 흔하게 자라는 골풀을 말려 하루 40g씩 달여 차처럼 자주 마시면 도움을 얻을 수 있다.

감초, 대추, 밀 감초 10g과 대추 10개와 밀 $\frac{1}{2}$컵을 넣어 달여 마시면 히스테리 증상을 동반하는 불면증에 효험을 볼 수 있다.

무궁화 나무껍질 무궁화나무의 껍질을 잘게 썰어 불에 구워 말려서 곱게 가루를 만들어 둔다. 잠이 오지 않을 때, 불면증이 심하면 하루 세 번 식후에 한 숟가락씩 먹는다. 꾸준히 복용하면 잠자는 게 그리 어렵지 않게 될 것이다.

알로에 알로에를 깨끗이 씻고 가시는 버린 다음 강판에 갈아 생즙을 낸 뒤 잠자기 전 반 컵 정도 마시면 좋다. 아무리 심한 불면증이라 하더라도 잘 듣는다. 다만 좋은 효과를 얻으려면 매일 꾸준히 복용해야 하며, 소화불량이나 설사하는 경우에는 좋지 않다.

대추, 흰파 큰 대추와 흰파 뿌리부분을 반반씩 섞고, 물을 충분히 부어 물이 $\frac{1}{3}$이 될 때까지 끓인 다음 한 대접을 다 마신다. 즉각적인 효과를 얻지 못하면 다시 복용한다. 스트레스성 불면증을 물리

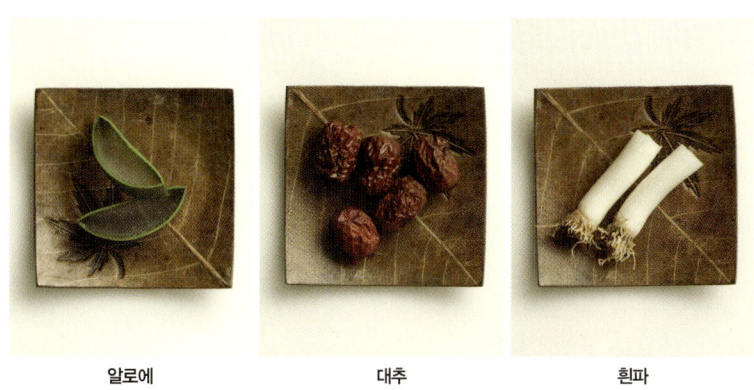

알로에　　　　　　대추　　　　　　흰파

칠 수 있는 방법이다.

선인장 40~50g의 날 선인장의 가시를 떼고 찧어 생즙을 내서 흰 설탕을 섞어 물과 함께 복용한다.

따뜻한 우유 잠이 오지 않을 때는 우유가 좋다. 잠자기 전에 우유를 따끈하게 데워 한 컵 마시고, 체온을 따뜻하게 유지하면 잠을 청할 수 있다. 또 뜨거운 물을 마시면서 발을 뜨거운 물에 담그는 족탕(足湯)을 같이 하면 잠이 잘 온다.

뽕잎과 뽕열매 뽕잎을 그늘에서 말려두고 하루 10g씩 진하게 달여 마시면 잠이 잘 온다. 우리가 오디라고 부르는 뽕나무 열매를 말려서 하루에 15g씩 달여서 마셔도 좋다.

매월 찾아오는 생리통 치료

일상생활에 지장을 줄 정도로 심하게 생리통을 겪는 여성들에게 좋은 약재들을 소개한다. 이 약재들을 조금씩 꾸준히 복용하면 좋은 효과를 얻을 수 있을 것이다. 양약과 달리 위장에 큰 부담을 주지 않는 것도 장점이다.

우엉 우엉은 혈액순환을 촉진시켜 나쁜 피를 밖으로 내보내는 작용이 뛰어나다. 우엉의 뿌리를 잘게 썰어 푹 찐 다음 헝겊주머니에 넣어 술에 담근다. 이 우엉 술을 매일 공복에 마시면 생리통을 앓는 일이 없어진다. 단, 습진이나 알레르기성 피부염이 있는 사람은 많이 마시면 좋지 않으므로 주의한다.

꽈리 붉게 익은 꽈리를 구해서 까맣게 숯처럼 태워 한 개분을 하루 분량으로 해서 공복에 먹으면 생리가 순조로워진다. 또 꽈리 열매 5~6g 또는 꽈리 뿌리 6~8g을 1회분 기준으로 달여서 1일 2~3회씩 4~5일 복용하는 것도 생리 이상과 같은 증세에 좋다.

겨자씨 몹시 작아서 작은 것의 비유로 자주 인용되는데, 황갈색의 맵고 향기로운 맛이 있어 양념과 약재로 쓰여 왔다. 겨자씨를 약간 볶아 가루로 만들어 한 번에 3~7g을 복용한다. 아침, 저녁 식전에 한 차례씩 매일 먹으면 갱년기 증세도 다스릴 수 있다. 또 겨자물에 목욕을 하면 내장의 염증이 없어지고 심한 설사가 멎으며, 신경통과 류머티즘과 같은 증세가 호전된다.

석류 옛날부터 석류는 여성들에게 좋은 식품으로 알려져 왔다. 시고 약간 떫으며, 따뜻하고, 독성을 가지고 있는 석류는 자궁 출혈이나 대하에 효능이 좋다. 또한 피부 진균을 억제하는 효과도 크다. 석류의 뿌리를 잘라서 볶아 말린 다음 물을 넣어 삶아 농도가 짙은 즙으로 만든다. 이것을 하루 세 차례 식전에 한 컵씩 꾸준히 마시면 생리통 및 생리불순, 갱년기장애에 좋다.

목단피 자궁 속의 어혈을 제거하고 생리불순, 요통을 치료하며 혈액 뭉침, 기분이 울적하거나 근심 또는 걱정이 많아 생기는 병 등을 치료한다. 그뿐만 아니라 고름을 빨아내고 타박상의 어혈을 삭게 하기도 한다. 단, 생리가 오래되거나 출혈이 있는 경우, 운동이나 힘든 노동을 하지 않았는데도 저절로 땀이 나는 자한증(自汗症)에는 사용하지 않는 것이 좋다. 생리불순에는 목단피를 술지게미와 함께 섞어 물로 진하게 달여 마시면 잘 듣는다.

각종 피부 상처, 짐승이나 곤충에게 물렸을 때

양약이 없던 그 시절, 우리 선조들은 약초를 사용하여 피부 상처를 치유하곤 했다. 지금은 굳이 약초를 사용할 이유는 없지만 예기치 않은 장소에서 상처를 입었다면 다음의 내용을 숙지하여 응용해서 응급조치를 한다.

알로에 벌 등 독충에 쏘였을 때는 알로에 잎을 깨끗이 찧어 그 생즙을 환부에 바르면 부작용 없이 간단히 낫는다. 지네에 물리거나 모기에 물린 데에도 좋다. 온몸에 독나방 습진이 생겨 약을 써도 잘 낫지 않은 경우에 화분의 알로에 잎을 따다 깨끗이 찧어 생즙을 짜서 마시면 잘 듣는다. 환부에 생즙을 바르고 마시면 더욱 좋다. 한 번에 효과를 볼 수 없으면 두세 번 반복한다.

봉선화 같은 분량의 흰 봉선화 꽃과 마늘을 함께 짓찧은 다음 사람의 침으로 개어 상처에 두껍게 싸매면 독사의 독을 빨아내서 낫게 한다.

닭의 침 지네에 물렸을 때는 닭의 입을 벌리고 침(唾)을 받아 상처에 발라주면 즉시 낫는다.

뽕잎 뱀에 물렸을 때는 뽕잎을 씹거나 날 상백피(桑白皮)를 많이 먹으면 된다. 또 뽕잎이나 상백피를 찧어 바르거나 뽕잎을 그대로 환부에 대고 싸매도 응급조치는 된다.

복숭아 나무껍질 개에 물렸을 때는 복숭아나무의 속껍질을 찧어 바르고 이 껍질을 삶은 물을 마신다. 복숭아 나무껍질은 내백피(內白皮)를 말한다.

생강 벌레가 귀 속으로 들어갔을 때는 생강즙을 약간 넣으면 곧 나온다. 독충이나 개에 물렸을 때에는 생강차를 내복하고 생강을 썰어 외상에 붙인다. 생강차를 매일 3잔 마시고 생강조각을 자꾸 먹으면 된다.

염소 젖 거미에 물려 상처가 나면 매일 3~5회 따끈한 염소 젖을 한 컵씩 마시면 독이 풀린다. 그리고 상처에는 자주 염소젖을 바르면 된다.

꽃잎 말벌에 쏘이면 무척 아프다. 이때는 어떤 꽃잎이든 짓찧어 문질러주면 잘 낫는다. 또 흑설탕을 찐득하게 해서 발라주어도 잘 낫는다.

체질을 개선하는 율무

《본초강목》을 보면 율무는 위에 좋으며, 비장을 튼튼하게 하고 폐를 보호한다고 했다. 그 밖에 열과 풍을 없애주며 습을 몰아내고 피를 맑게 해주는 작용을 한다.

따라서 스태미나는 물론이고 이뇨, 진해(기침을 진정시킴), 진경(아이들 경기나 잘 놀라는 경우를 진정시킴) 작용이 있다. 호흡기, 류머티즘, 신경통, 신장병, 고혈압, 당뇨병, 암 등에 특효이고 변비, 비만, 미용에도 효과가 있다. 또한 사마귀와 치질의 환부에 율무를 발라주면 빨리 낫는다.

껍질이 붙은 율무 20g을 3홉 정도의 물로 은은한 불에서 삶아, 수분이 열매와 거의 같은 양으로 줄었을 때 불을 끈다. 식은 후 환부에 직접 바른다. 천조각에 묻혀서 붙이면 지속시간이 길어져 효과가 크다. 사마귀 제거에 무화과도 효과가 있지만, 부작용이 없는 것으로는 율무를 따라갈 만한 게 없다.

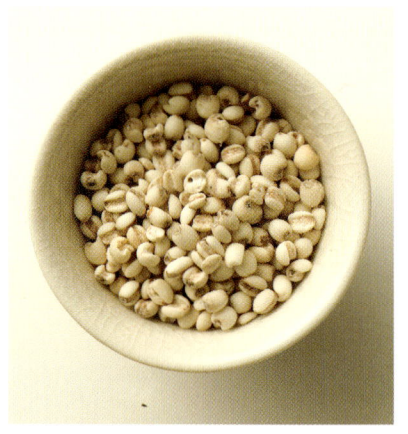

과거에는 산성 체질, 혹은 약알칼리성 체질 등의 표현을 쓰지 않았지만 요즘은 많은 사람들이 자신의 체질이

어떤 성질을 가지고 있는지 관심을 갖고 있다. 사람의 체질 중 가장 좋은 약알칼리성 체질은 새 차로 비유할 수 있다. 낡은 차는 거의 날마다 정비공장을 들락거린다. 반면에 새 차는 큰 충돌사고만 없으면 정비공장에는 드나들 필요가 없다. 사람 역시 마찬가지다. 누구나 병원에 드나들지 않고 살기를 소망한다. 그러기 위해서는 피가 맑아야 하며, 혈관의 콜레스테롤 수치가 일정치를 넘지 않아야 건강하게 살 수 있는데 이러한 약알칼리성 체질로 만들어주는 곡식이 바로 율무이다.

율무에는 특수성분이 있어서 핏속에 섞여 있는 찌꺼기 등 이물질을 없애주고 혈관을 청소해준다. 그래서 지혜로운 우리 조상들은 율무를 즐겨 생식했다. 생콩과 생율무를 같은 비율로 갈아서 공복 때 하루 3번씩 꾸준히 복용하면 젊어지는 걸 느낄 수 있다. 피가 맑아지면 피부색이 윤택하고 아름다워지기 때문이다. 여성들 중 얼굴에 큰 여드름이 자주 나서 고민하는 사람들은 3개월 정도만 복용하면, 그 뛰어난 효과에 감탄할 것이다. 율무는 과체중인 사람 중에서도 몸이 잘 붓고 쉽게 배가 고픈 경우에 죽으로 만들어 먹거나, 밥에 ⅓정도 섞어서 지으면 부종도 제거되고 공복감이 적어진다.

의서에 의하면 율무가 들어간 처방으로 '불로익기환(不老益氣丸)'이 있는데 이를 꾸준히 복용하면 늙지 않고 기력이 젊은이 같이 된다는 말이 있다. 율무, 들깨, 참깨, 도라지, 검정콩, 보리, 메일, 잣, 은행의 9가지를 9번 찌고 말린 다음 그것을 녹두알 크기의 환으로 만들어 한 번에 30알씩 복용하면 스태미나가 되살아나고 몸 전체가 경쾌해진다. 또한 얼굴이 윤기가 나고 아름다워진다.

4장
피부가 가장 좋아하는 한방 화장품 만들기

> 피부에 좋은 천연 한방 화장품을 직접 내 손으로 만들어보자. 방부제가 들어가지 않아 먹을 수 있을 만큼 안전하며 천연 재료만을 사용하기 때문에 피부에도 자극이 없다. 자신의 피부 트러블에 맞는 놀라운 효과의 천연 한방 화장품 만들기에 도전해보자.

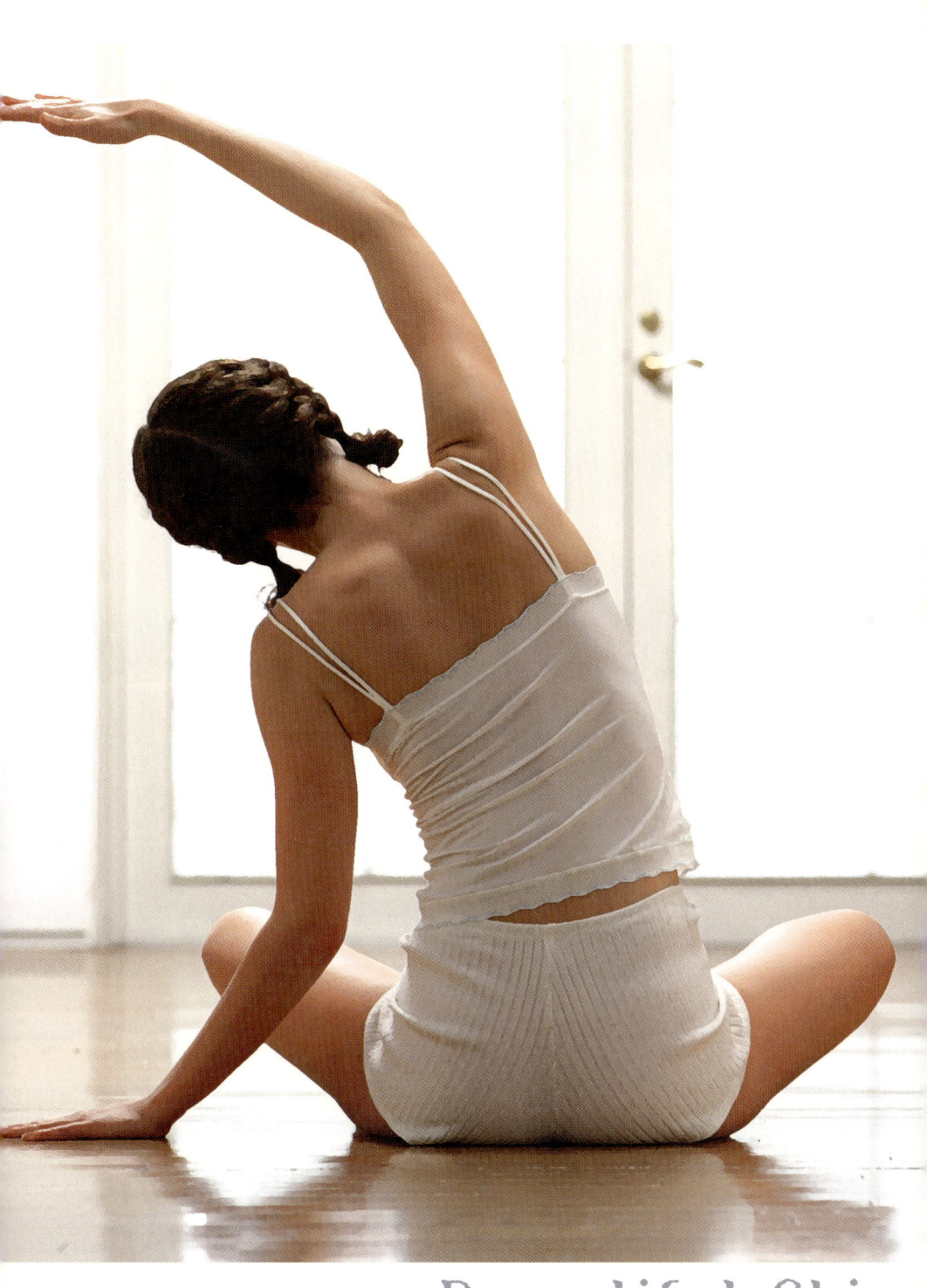

Beautiful Skin

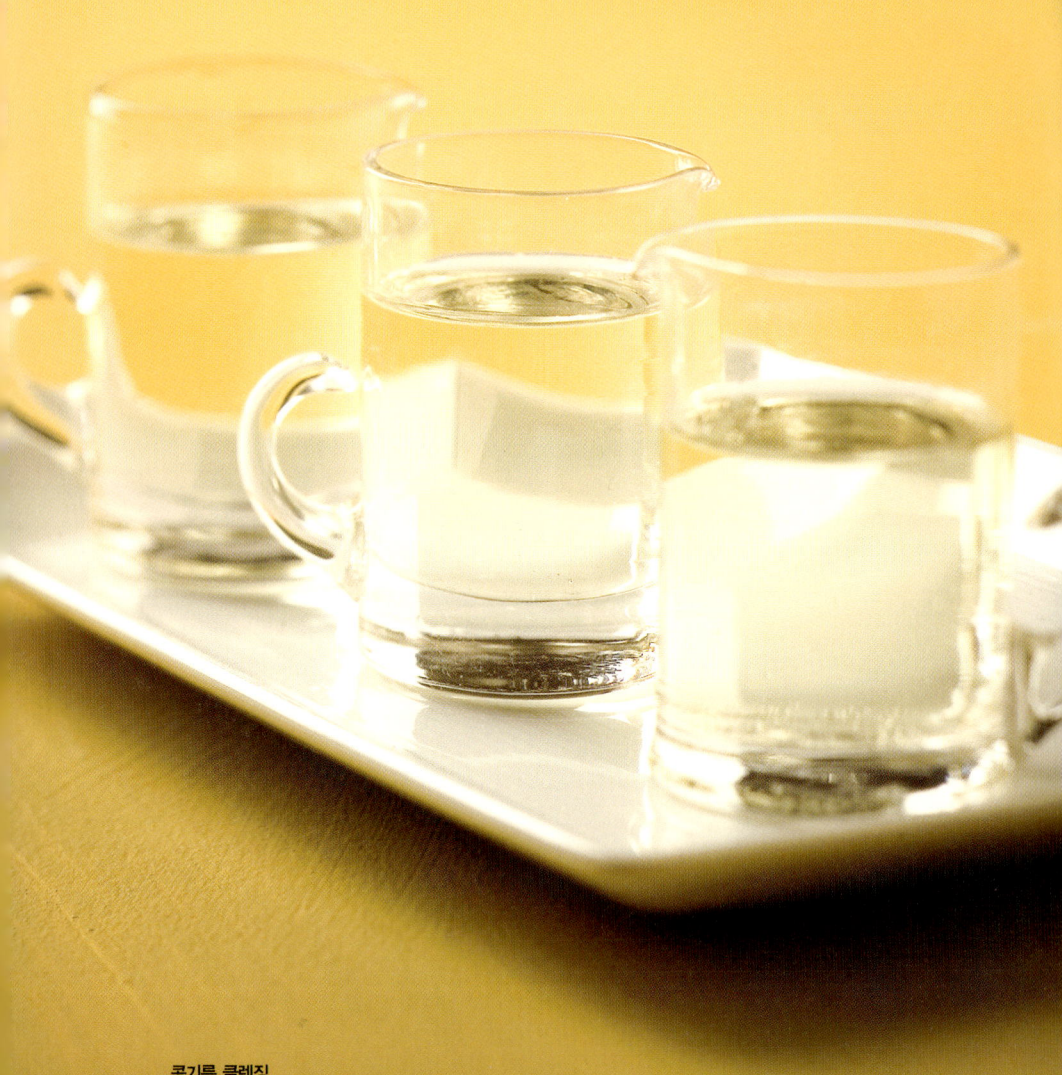

콩기름 클렌징

콩기름 클렌징

재료 콩기름 1작은술, 티슈 6장, 폼 클렌저

만들기
1. 콩기름 1작은술을 얼굴 전체에 골고루 펴 바르고 메이크업이 잘 지워지도록 문지른다.
2. 티슈 3장 정도를 겹쳐 얼굴을 깨끗이 닦아낸다.
3. 티슈 3장을 겹쳐 물을 적신 후 다시 한 번 얼굴을 골고루 깨끗이 닦아 메이크업 잔여물과 기름기를 없앤다.
4. 반드시 폼 클렌저로 이중 세안하고 깨끗하게 헹궈낸다.

피부타입 건성, 중성, 지성 모든 피부타입
효과 노폐물 제거, 피부세포 재생

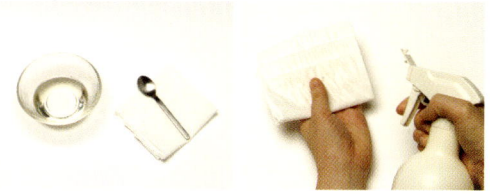

Cosmetic Advice

100% 안전한 집에서 짠 콩기름

한방 미용학적으로는 국산 콩으로 만든 100% 콩기름으로 최고의 클렌징 효과를 기대할 수 있다. 정상피부의 경우라면 일반 시중에서 판매하는 100% 순식물성 콩기름 식용유로 화장을 지워도 좋다. 약간의 트러블이 있는 피부라면 안전성을 위하여 산화방지제를 사용하지 않은 집에서 짠 콩기름을 사용한다.

기름성분이 여드름이나 피부 트러블을 일으키게 하지 않을까라는 염려는 하지 않아도 된다. 순식물성 콩기름은 피부에 전혀 해를 주지 않으며 피부의 메이크업 찌꺼기를 깨끗이 분해해주기 때문이다. 또한 콩기름 성분은 피부세포를 재생시키는 데도 효과적이다.

자극 없이 눈화장 지우기

먼저 화장솜에 콩기름 클렌징을 충분히 적신 뒤 눈을 감고 화장솜으로 눈두덩을 닦아 아이섀도를 지운다. 면봉에 콩기름 클렌징을 묻혀 속눈썹의 마스카라와 아이라인 등을 꼼꼼하게 닦아낸다.

립스틱 깔끔하게 지우기

눈화장을 지울 때와 마찬가지로 화장솜에 콩기름 클렌징을 묻혀 립스틱을 닦아낸다. 이때 입술의 양끝에서 입술 중심을 향해 부드럽게 닦는 것이 포인트다.

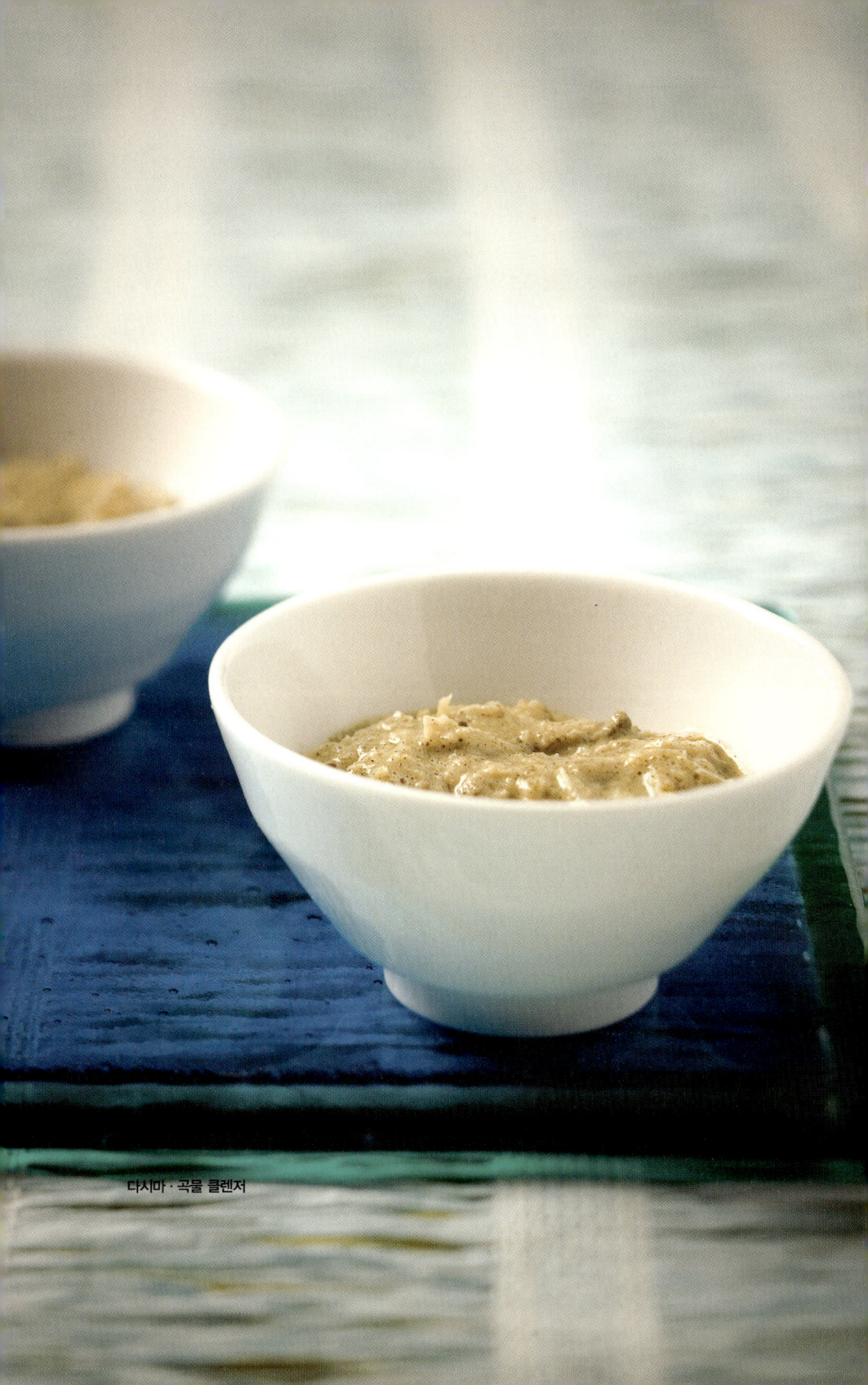

다시마·곡물 클렌저

🦋 다시마 · 곡물 클렌저

재료 불린 다시마 15g, 곡물가루 $\frac{1}{2}$큰술, 우유

만들기
1. 물에 담가 불려 깨끗이 씻은 다시마를 곱게 간다. 시중에 판매되는 다시마가루를 사용해도 된다.
2. 곱게 간 다시마와 곡물가루를 그릇에 담고 우유를 약간 넣어 걸쭉하게 될 정도로 반죽한다.
3. 가볍게 물을 묻힌 얼굴에 다시마 · 곡물 반죽을 마사지하듯이 문질러 세안한다. 민감한 피부의 사람이라면 살살 어루만지듯이 세안하여 자극을 주지 않도록 한다.
4. 가루가 남지 않도록 깨끗하게 헹궈낸다.

피부타입 모든 피부타입 가능
효과 넓어진 모공 수축, 각질 제거, 잔주름 예방

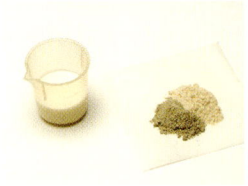 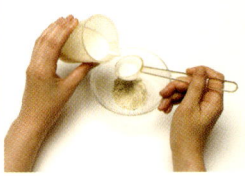 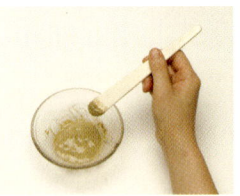

다시마 한방 미용법

미용에 좋은 알긴이 많이 함유된 다시마는 칼슘, 칼륨 등의 각종 미네랄이 몸의 신진대사를 활발하게 하여 피부에 윤기를 주며 모발을 튼튼하게 만든다.

《동의보감》에서는 다시마가 갑상선의 기능을 조절하여 갑상선종과 골다공증을 예방, 치료에 사용되었다고 한다. 또 변비나 숙변에도 좋으며 비만 치료에도 효과가 있다. 원인 모를 종기가 나서 환부가 단단해지고 부어오를 때 다시마를 붙이면 빨리 낫는다. 술을 마실 때 다시마를 안주로 곁들이면 알코올 분해와 해독이 잘된다.

다시마는 다당류가 많아서 다시마가루를 하루에 한 번 한 숟가락(10g) 정도를 잠자기 전에 먹거나, 반 숟가락 정도를 3회 걸쳐 먹으면 비만 및 변비에 특효가 있다.

다시마가 피부에 좋은 이유는 피지나 노폐물을 부드럽게 흡착하는 기능이 있기 때문이다. 특히 지성 피부나 오염된 피부에 효과적이다. 곡물에 함유된 비타민 B군의 여러 성분은 염증을 예방하는 기능이 있으므로 다시마와 함께 사용하면 여드름 피부나 지성 피부를 더욱 청결하게 할 수 있으며, 피지나 노폐물로 인한 모공 확장을 예방할 수 있다.

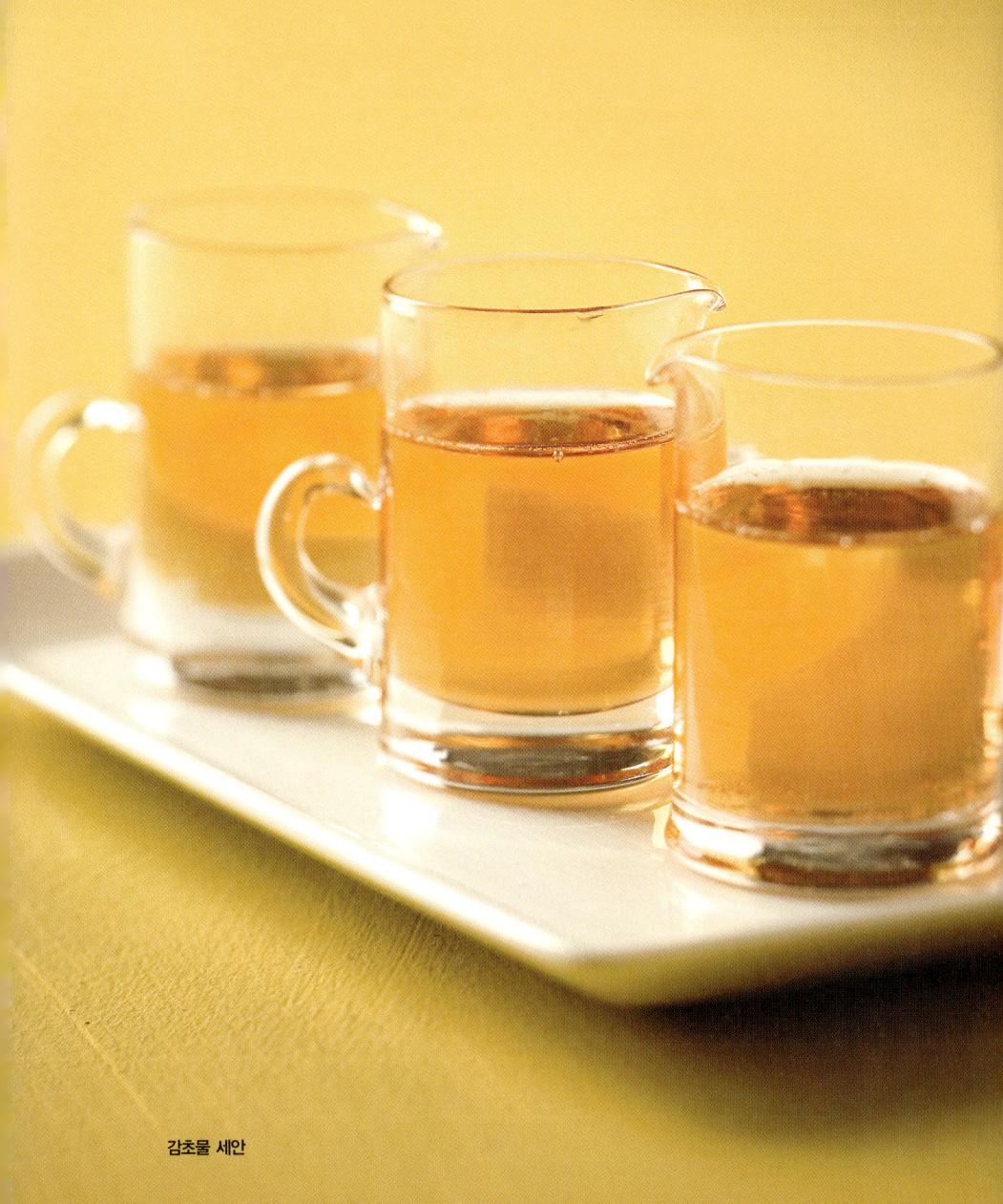

감초물 세안

감초물 세안

재료 잘 말린 감초, 밀가루, 꿀

만들기

1. 먼저 뜨거운 물에 감초를 넣고 충분히 우려 투명한 노란빛이 돌 때까지 끓인다.
2. 여기에 미리 준비한 밀가루와 꿀을 넣어 잘 섞는다. 깨끗이 세안한 얼굴에 골고루 펴 바른다.
3. 이때 눈 주위는 집에서 사용하고 있는 아이크림을 바른다.
4. 약 20분 후 미지근한 물로 세안한다. 이때 팩의 잔여물이 남아 피부 트러블이 일어나지 않도록 여러 번 헹궈준다.

피부타입 건성 피부, 민감성 피부, 여드름 피부
효과 환절기 피부 보습, 미백, 항균, 소염, 진정 효과

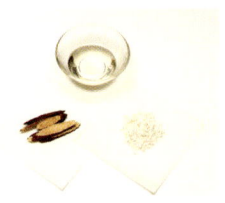 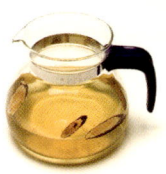

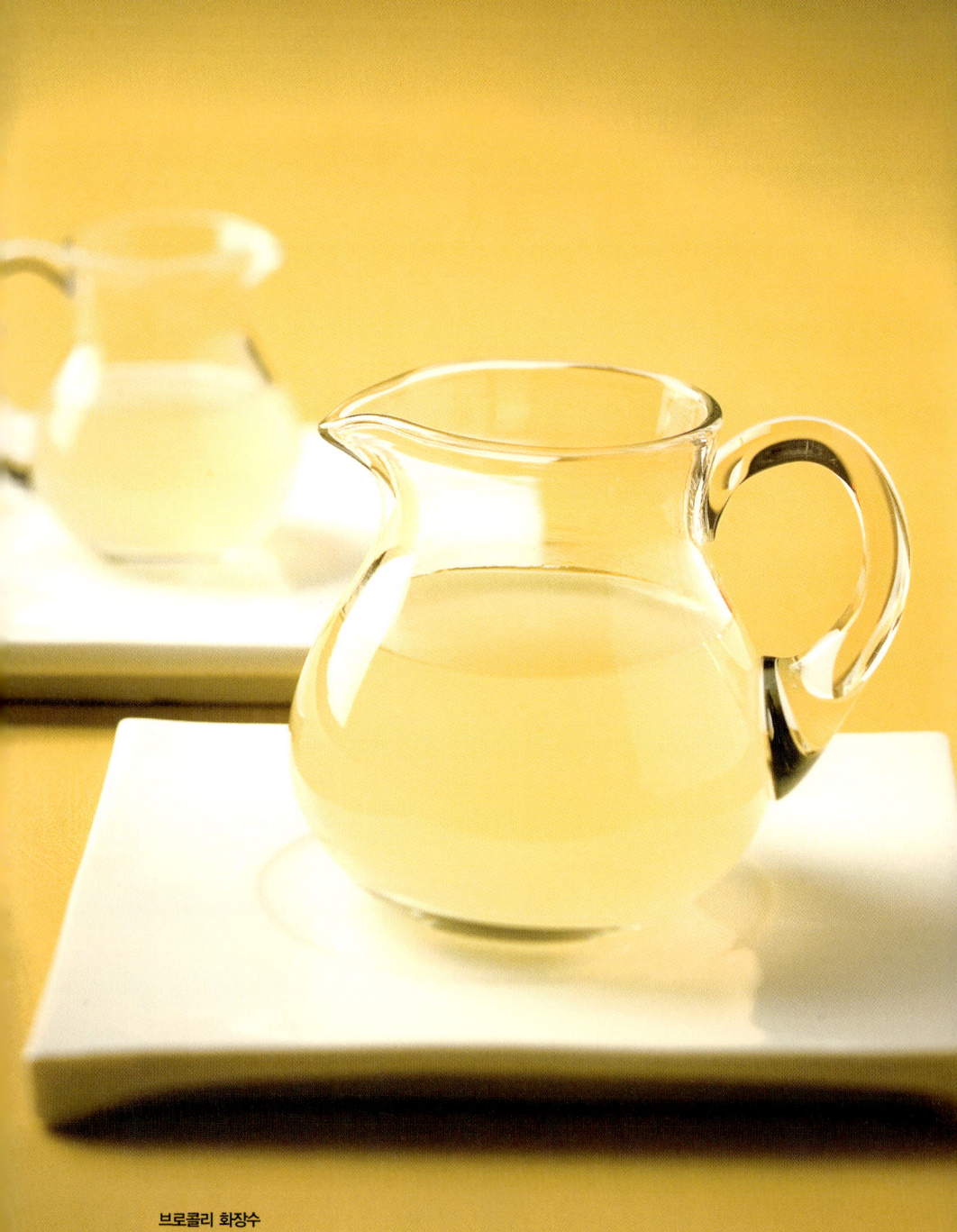

브로콜리 화장수

브로콜리 화장수

브로콜리는 비타민 C와 철분을 많이 함유하고 있는 대표적인 항산화물질로서 각종 미네랄이 여드름 피부를 진정시키며, 노화 피부에도 효과가 있어 혈색을 좋게 한다.

재료 브로콜리, 셀러리, 정제수

만들기
1. 깨끗하게 준비한 위의 재료를 함께 넣고 믹서기에 갈아서 즙을 낸다.
2. 거즈나 여과지로 거른다.
3. 소독한 유리 용기에 담아 밀폐시켜 냉장고에 보관한다.
4. 아침, 저녁으로 화장솜에 묻혀 스킨 대용으로 사용한다.

피부타입 모든 피부(특히 건조하고 푸석한 피부)
효과 보습작용, 노화 방지

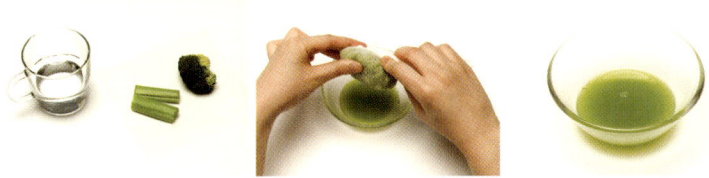

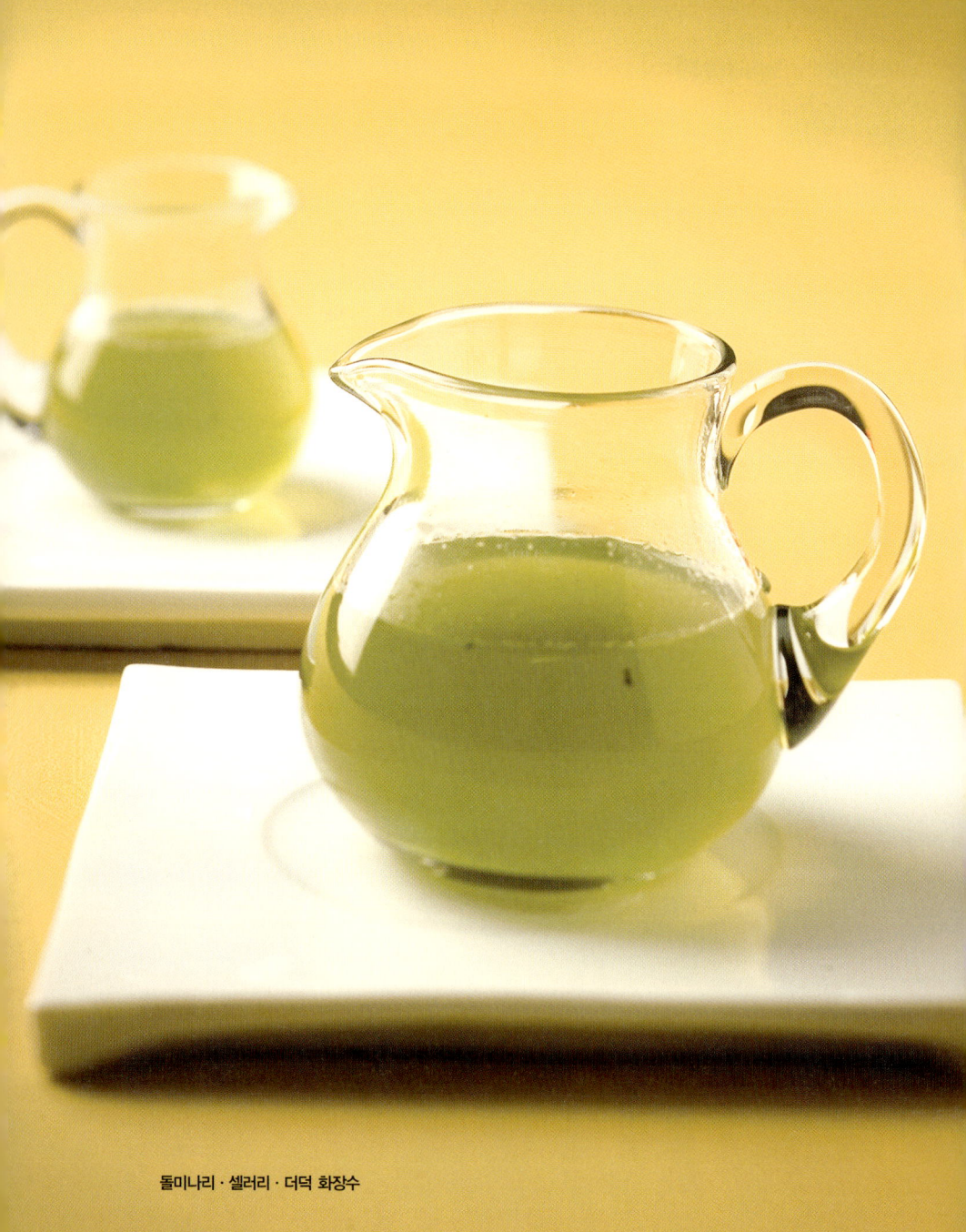

돌미나리 · 셀러리 · 더덕 화장수

돌미나리 · 셀러리 · 더덕 화장수

돌미나리는 노폐물 제거와 정화기능이 강한 식물로서 지성 피부나 염증성 피부에 좋다. 셀러리에는 비타민 A가 많아서 여드름 피부의 각질 정돈 및 노화 피부의 세포 생성주기를 촉진한다. 따라서 두 가지를 같이 쓰게 되면 각질 제거와 재생을 동시에 해줄 수 있으며, 더덕에 많이 함유된 필수지방산이 피부를 윤택하게 해준다.

재료 돌미나리, 셀러리, 더덕, 생수

만들기
1. 생수와 함께 돌미나리, 셀러리, 더덕을 믹서에 넣고 곱게 갈아 즙을 낸다.
2. 깨끗한 유리병에 즙을 넣고 찌꺼기가 가라앉을 동안 기다린다.
3. 찌꺼기를 제외한 맑은 액체를 스킨으로 사용한다.

피부타입 모든 피부(특히 피지가 많으면서도 건조한 피부)
효과 미백작용, 노폐물 정화 기능

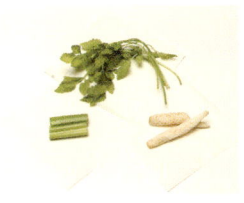
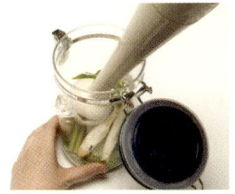
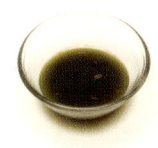

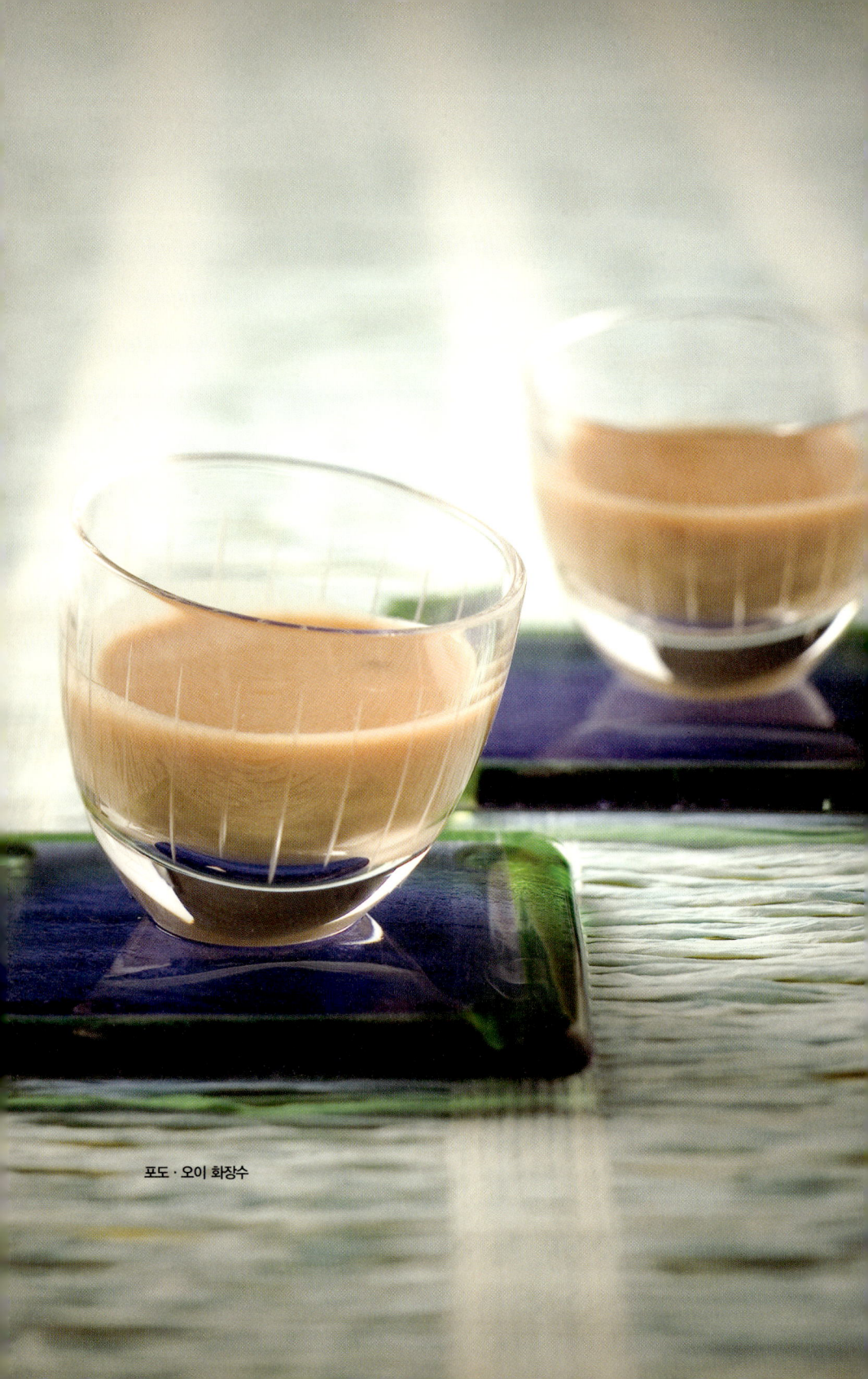

포도 · 오이 화장수

포도 · 오이 화장수

포도와 오이는 모두 비타민 C가 풍부하게 들어있다. 또한 포도에는 비타민, 유기산, 탄닌 등의 성분이 많아서 해독작용, 염증반응 지연, 부종 감소의 효과가 있으며, 오이는 보습과 진정 효과가 높다.

재료 포도, 오이, 정제수

만들기
1. 포도를 믹서에 정제수와 함께 넣어 곱게 갈아 즙을 낸다.
2. 거즈나 여과지로 거른다.
3. 깨끗하게 씻은 오이도 곱게 갈아 즙을 낸다.
4. 두 즙을 혼합하여 소독한 유리 용기에 담아 냉장고에 보관하면서 스킨으로 사용한다.

피부타입 모든 피부(여름철 피부)
효과 피부 노폐물 제거 및 탄력 유지, 보습, 진정, 미백, 각질 정리

  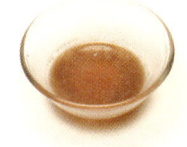

Cosmetic Advice

더 만들어보는 과일 화장품

잔주름에 효과 만점! 바나나 영양크림

재료 으깬 바나나 1큰술, 해초가루 1작은술, 꿀 1작은술

만들기 볼에 준비한 재료를 모두 섞는다. 세안 후 바나나 영양크림을 얼굴에 골고루 바른 다음 피부에 잘 흡수되도록 10분 정도 둔다. 흡수되고 남은 크림은 티슈로 닦아내거나 물로 씻어낸다.

피지를 쏙~ 빼주는 사과 스크럽

재료 사과 150g, 레몬즙 1작은술, 달걀 흰자 10g

만들기 사과는 껍질을 벗기고 속을 발라 잘게 썬 뒤 레몬즙과 달걀 흰자를 섞어 믹서에 넣고 곱게 간다. 손으로 만져보아 거친 입자가 없으면 완성된 것이다. 세안한 얼굴에 이 스크럽제를 바르고 10분 뒤 물을 묻혀 가볍게 마사지하면 모공 속의 피지가 말끔히 사라진다.

미백 효과가 뛰어난 키위 로션

요리 재료로 다양하게 이용되는 키위는 미용에도 탁월한 효과를 발휘한다. 무엇보다 비타민 C가 풍부해 미백 효과가 뛰어날 뿐만 아니라 멜라닌 색소로 침착되어 나타나는 기미와 주근깨를 예방하고 없애는 데에도 효과가 있다.

키위에 함유된 토코페롤의 경우 사과의 6배가량 들어 있어 자외선으로부터 세포막과 조직의 손상을 막아 피부 노화를 지연시켜준다. 또한 피부 속의 수분 함유량을 높여주고 피부 탄력, 피부 재생 효과도 뛰어나다. 그린 키위에 다량 함유되어 있는 비타민 E는 피부세포 노화를 지연시키는 효과가 있어 영양과 수분을 함께 공급한다.

재료 키위 1개, 생수 1컵, 백포도주 1컵, 글리세린 1큰술
만들기 잘 익은 키위를 골라 껍질을 벗긴 다음 강판에 곱게 간다. 생수와 섞어서 2시간 정도 둔 다음에 커피 필터 용지로 거른 후 백포도주와 글리세린을 넣어 골고루 섞는다. 세안 후에 화장수로 얼굴을 정리하고 나서 키위 로션을 마사지하듯 바른다. 미백작용뿐만 아니라 보습과 탄력 효과도 볼 수 있다.

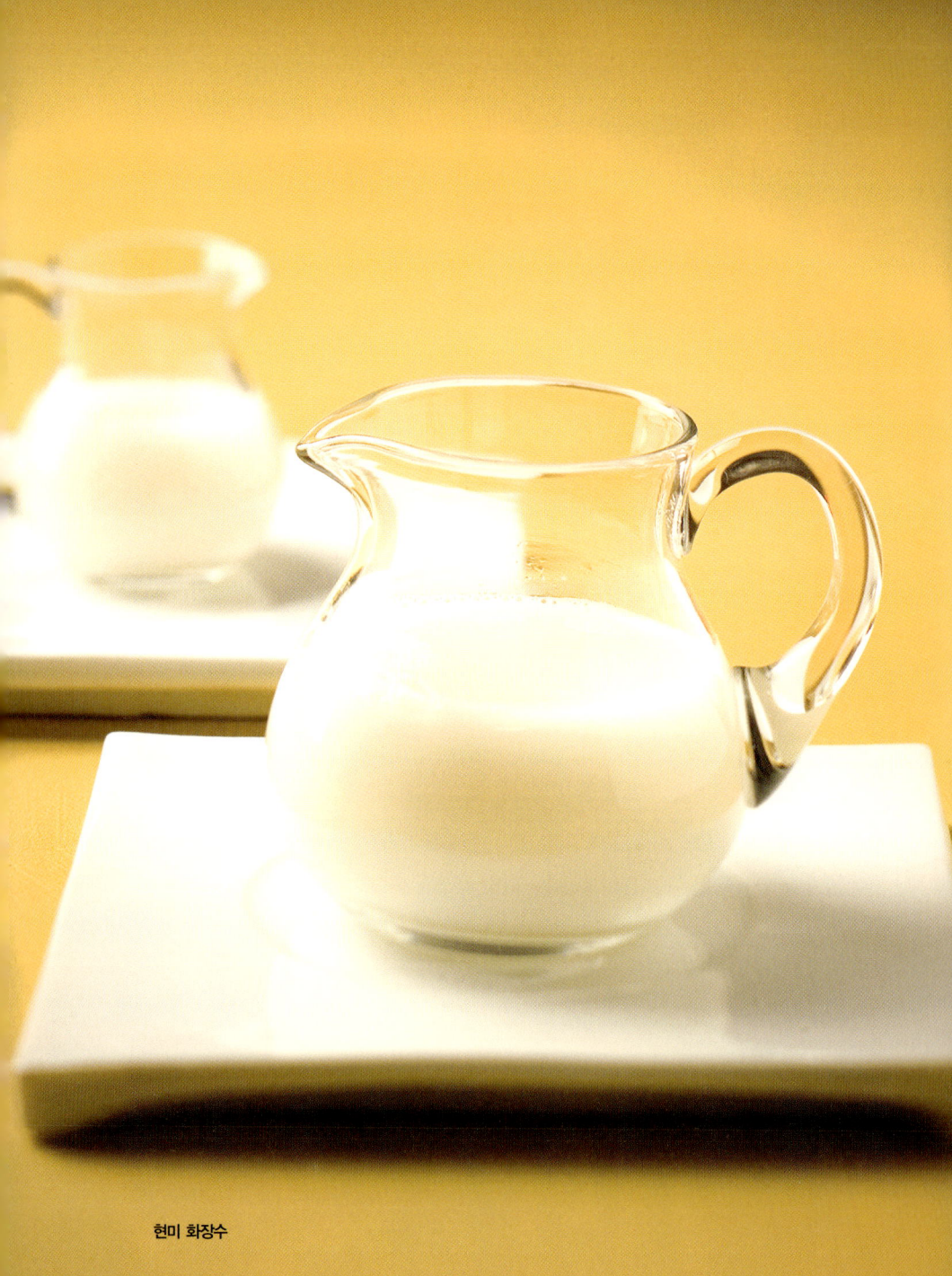

현미 화장수

🦋 현미 화장수

씨눈 부분을 제거하지 않은 현미에는 비타민 B군 외에 당질, 단백질, 무기질 등이 풍부하다. 비타민 E가 많은 콩은 각질 제거와 피부 탄력 증진, 화장독을 해독하는 데 좋은 효능을 발휘한다.

재료 현미, 메주콩, 정제수

만들기
1. 현미, 메주콩은 5~6시간 정도 물에 불려둔다.(검은콩이나 완두콩보다 메주콩이 가장 좋음)
2. 위의 재료를 믹서에 정제수와 함께 곱게 간 후 여과지를 이용하여 맑은 즙을 얻는다.
3. 냉장실에 보관해 두었다가 스킨 대신 천연 화장수로 사용한다.

피부타입 건조, 각질 피부
효과 미백, 해독, 기미와 잡티 완화, 화장독 제거

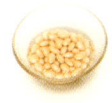 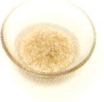 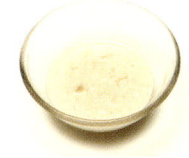

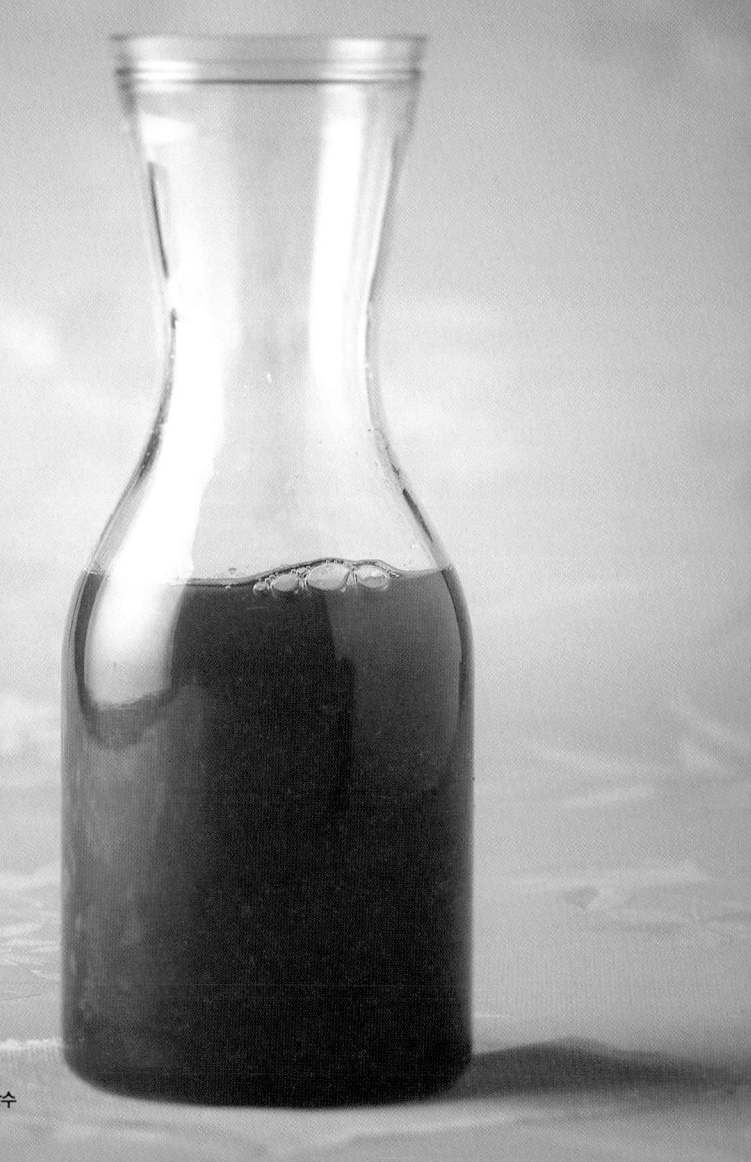

메주콩과 녹차 화장수

메주콩과 녹차 화장수

메주콩에는 단백질과 비타민 E가 풍부해 여드름 치료는 물론 노화 방지에도 효과가 있다. 이 외에도 피부를 윤기 있고 탄력 있게 가꿔주며 기미, 잔주름, 넓은 모공 등의 피부 트러블에도 좋은 효과를 볼 수 있다.

재료 메주콩 1컵, 녹차 티백

만들기
1. 메주콩 적당량을 믹서에 넣고 생수를 부어 간다.
2. 커피 필터 용지나 거즈를 사용하여 메주콩의 맑은 액을 여과한다.
3. 녹차 티백을 우려낸 물을 위의 액과 혼합한다.
4. 유리병에 담아 냉장실에 보관하여 화장수로 사용한다.

피부타입 지성 피부, 여드름 피부
효과 노화 방지, 여드름 개선

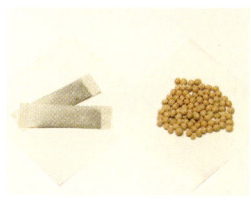
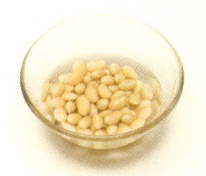
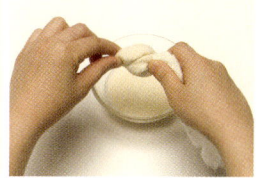

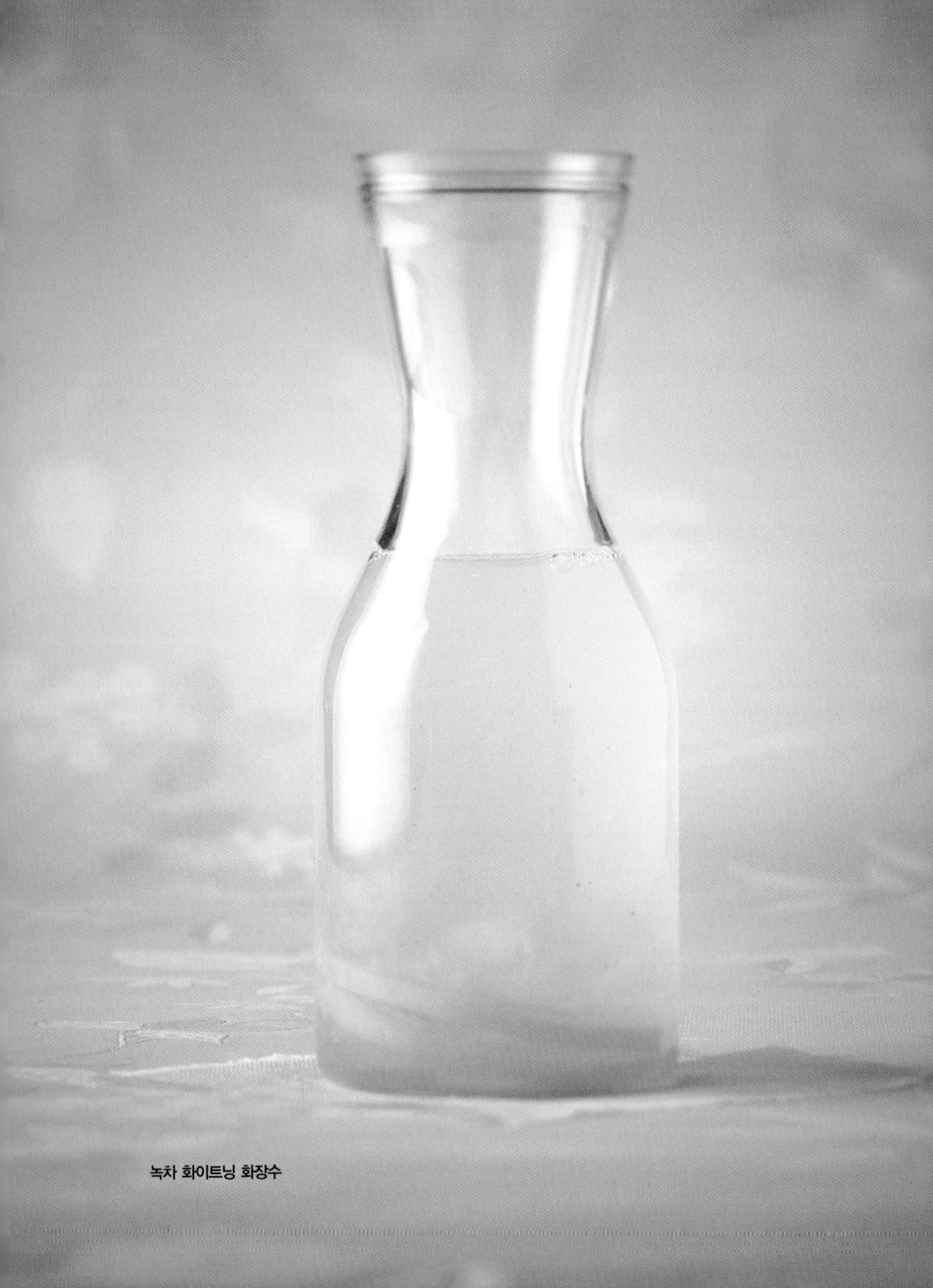

녹차 화이트닝 화장수

녹차 화이트닝 화장수

재료 녹차가루 3g, 청주 400ml, 유자 2개

만들기
1. 중탕으로 데운 청주를 다시 식혀 놓는다. 여기에 준비한 녹차가루를 넣어 잘 섞는다.
2. 깨끗하게 씻은 유자는 껍질째 채를 썰어놓고 위의 재료와 섞어 소독한 유리 용기에 담아 밀폐시킨다.
3. 서늘한 곳에 한 달 정도 두고 보관한다.

피부타입 지성 피부
효과 피지 조절 및 미백, 각질 정돈

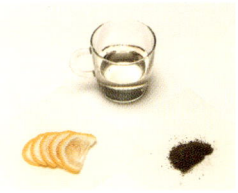
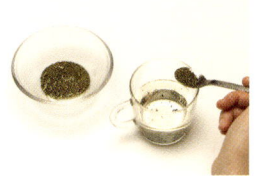

Cosmetic Advice

간편하게 할 수 있는 천연 피부미용법

매끄러운 살결로 만드는 녹차가루 손발 마사지

녹차가루 1큰술을 손바닥에 놓고 비벼 손과 발을 부드럽게 마사지한다. 이때 뜨거운 물에 손과 발을 5분 정도 담갔다가 마사지를 하면 혈액순환이 활발하게 이루어져 각질이 효과적으로 제거되면서 녹차의 영양분이 피부 속에 전달된다.

피로가 쌓여 발이 부은 경우는 따뜻한 물에 녹차 티백을 넣어 우린 다음 발을 담가 10~15분 정도 족욕을 하면 피로가 빠르게 풀리면서 부기도 빠진다.

얼굴 부기에 좋은 초간단 녹차팩

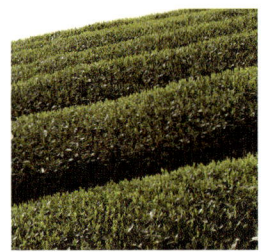

아침에 일어났을 때 눈이나 얼굴이 심하게 부었다면 녹차를 이용해 본다. 녹차 잎을 끓여서 냉장고에 넣어두어 차게 한 다음 얼굴이 부었을 때나 눈이 부었을 때 깨끗한 화장솜에 적셔서 부기가 심한 곳에 올린 다음 살짝 두드려주면 부기가 금세 가라앉는다.

녹차는 비타민과 탄닌, 각종 플라보노이드 성분이 많아서 미백 효과뿐만 아니라 콜라겐의 합성을 촉진하여 탄력에도 도움이 된다. 안색이 어둡고 칙칙한 피부에 정화기능이 있으나, 너무 건조한 피부는 자주 사용하지 않도록 한다.

쉽고 간단한 오이 꼭지 찜질

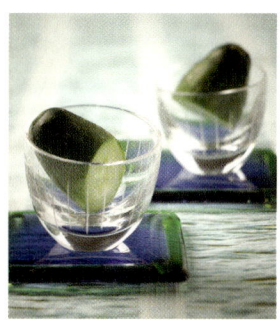 오이는 피부를 촉촉하게 만들고 열을 가라앉히며 염증을 진정시키는 데 도움이 된다. 또 피부의 미백에도 효과가 있다. 요리용이든, 미용용이든 오이를 사용할 때 쓴맛이 나는 꼭지부분은 잘라내 버리기 쉽다. 이것을 그냥 버리지 말고 잘 활용해 보자.

오이 꼭지를 얼굴에 대고 문지르면서 찜질을 하면 된다. 아침, 저녁에 5~10분씩 실시하면 엷은 주근깨와 기미가 제거된다. 모든 피부에 가능하다.

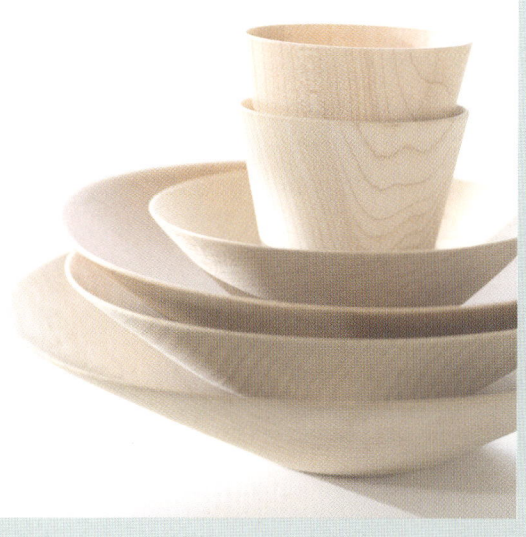

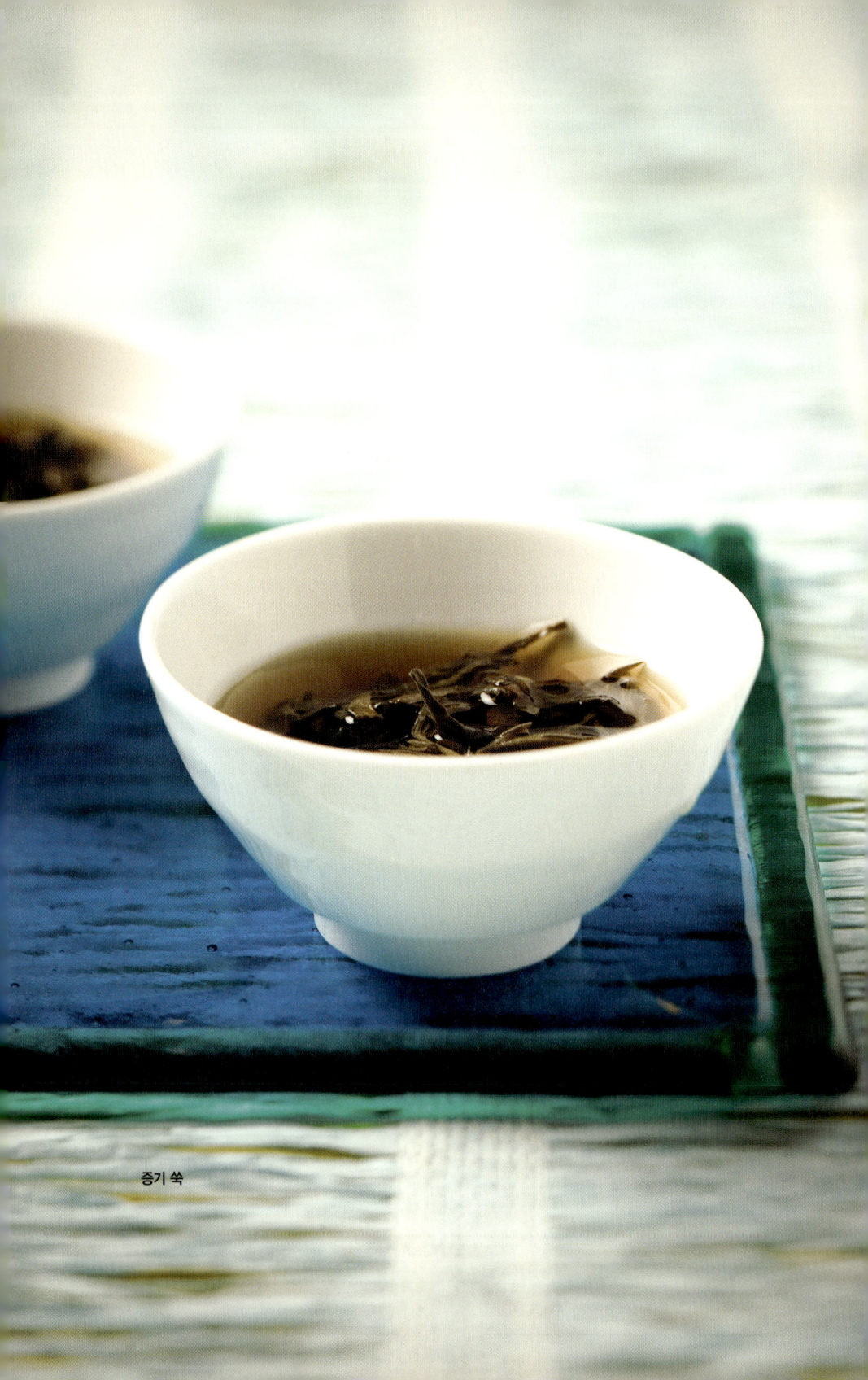

증기 쑥

증기 쑥

증기 쑥은 모공의 입구를 열어 클렌징 후에도 남아있던 피지를 제거하는 데 효과적이다. 쑥에 들어있는 각종 무기질은 피부 탄력을 증진하며 백혈구 생성을 증가시켜 피부 면역력을 향상시킨다.

재료 말린 쑥

만들기
1. 먼저 말끔하게 세안을 한다.
2. 냄비에 물을 붓고 끓기 시작하면 말린 쑥을 넣는다. 이때 쑥의 향이 날아가지 않도록 뚜껑을 꼭 덮어둔다.
3. 5~10분이 경과하면 넓은 용기에 쑥과 물을 한번에 붓고 타월로 용기 주위를 감싸 증기가 빠져나가지 않도록 막는다.
4. 뜨거운 느낌이 들 때까지 얼굴을 대고 증기를 쏘이며, 잠시 쉬었다 서너 차례 반복한다. 일주일에 한두 번 정도하면 된다.

피부타입 지성 피부, 여드름 피부
효과 피지 분비 조절, 항균작용, 소염작용, 여드름 난 부위의 붉음증 진정

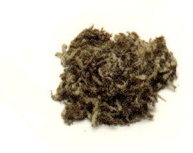 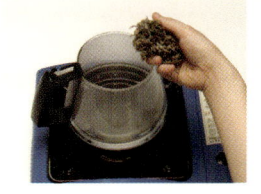 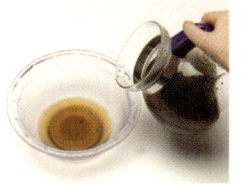

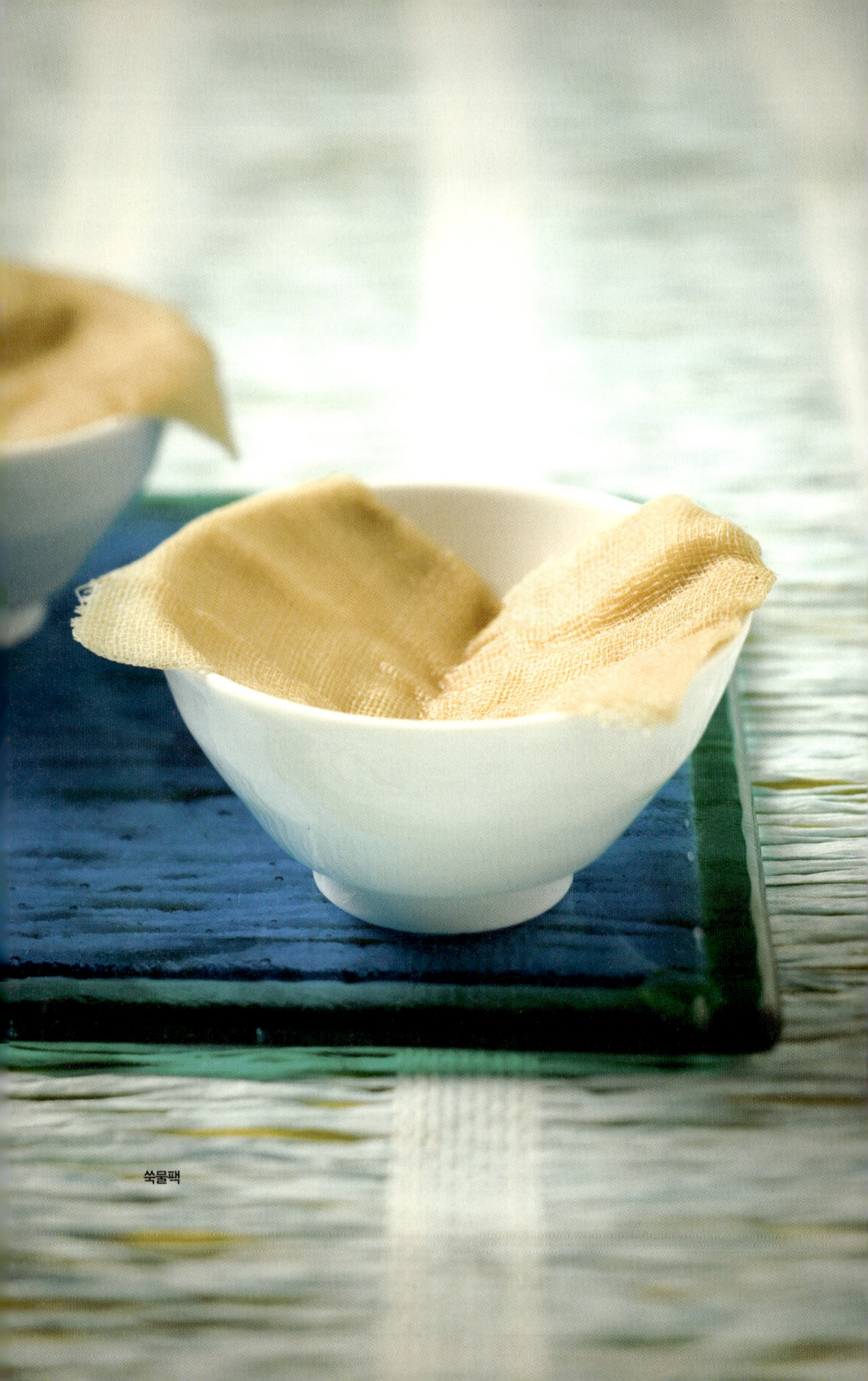

쑥물팩

쑥물팩

쑥은 가까운 약재 전문시장의 약재상이나 건재상 또는 미용재료를 판매하는 곳에서 손쉽고 저렴한 가격으로 구입이 가능하다. 쑥으로 하는 팩은 여느 팩보다 적은 노력으로 기대 이상의 효과를 볼 수 있는 것이 장점이다. 약쑥 한 근이면 몇 달간 사용할 수 있을 정도로 넉넉하다.

재료 말린 쑥

만들기

1. 끓는 물에 쑥을 넣고 은근한 불에 20분 정도 뚜껑을 덮고 쑥물을 우려낸다. 이때 쑥의 휘발성 성분이 증발되지 않도록 뚜껑을 덮어둔다.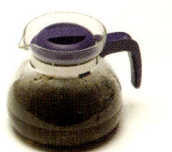
2. 뚜껑을 덮은 채로 쑥물을 식힌 후, 거즈에 흠뻑 젖을 정도로 쑥물을 적셔 얼굴에 올려놓는다.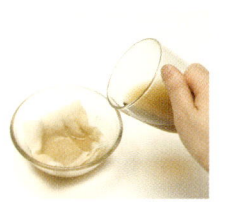
3. 15~20분쯤 편안히 휴식을 취한 후 거즈를 떼어내고 찬물로 세안한다. 부분적으로 발갛게 민감해진 피부에는 쑥물을 화장솜에 적셔 부위마다 살짝 눌러주면 더욱 좋다.
4. 남겨진 팩의 찌꺼기가 없도록 팩을 끝낸 다음에는 깨끗하게 세안한다.

피부타입 지성 피부
효과 피지 분비 조절, 여드름 진정작용

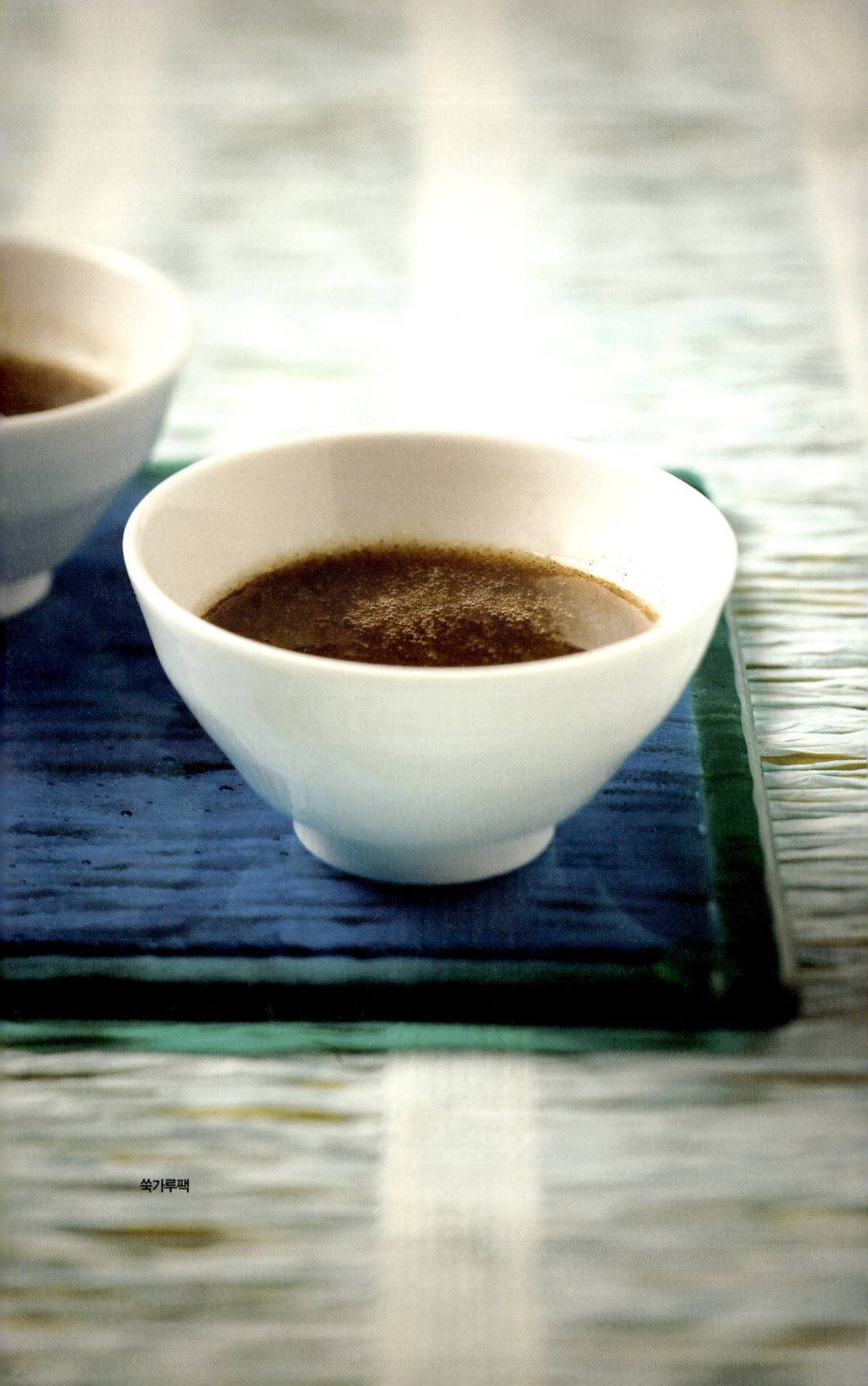

쑥가루팩

쑥가루팩

재료 애엽(쑥가루), 알긴산, 정제수

만들기

1. 애엽과 알긴산을 1 : 1 비율로 섞는다. 알긴산 대신 밀가루와 혼합하여도 좋다.
2. 정제수를 넣어가면서 젤타입으로 만든다.
3. 15~20분 후에 팩을 떼어내고 깨끗이 씻어낸다. 일주일에 1~2회가 적당하다. 여드름이 진정되고 심해지는 것을 예방한다.
4. 남겨진 팩의 찌꺼기가 없도록 팩을 끝낸 다음에는 깨끗하게 세안한다.

피부타입 지성 피부
효과 피지 분비 조절, 여드름 진정 및 보습작용

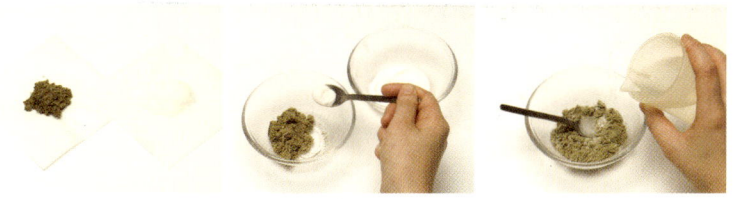

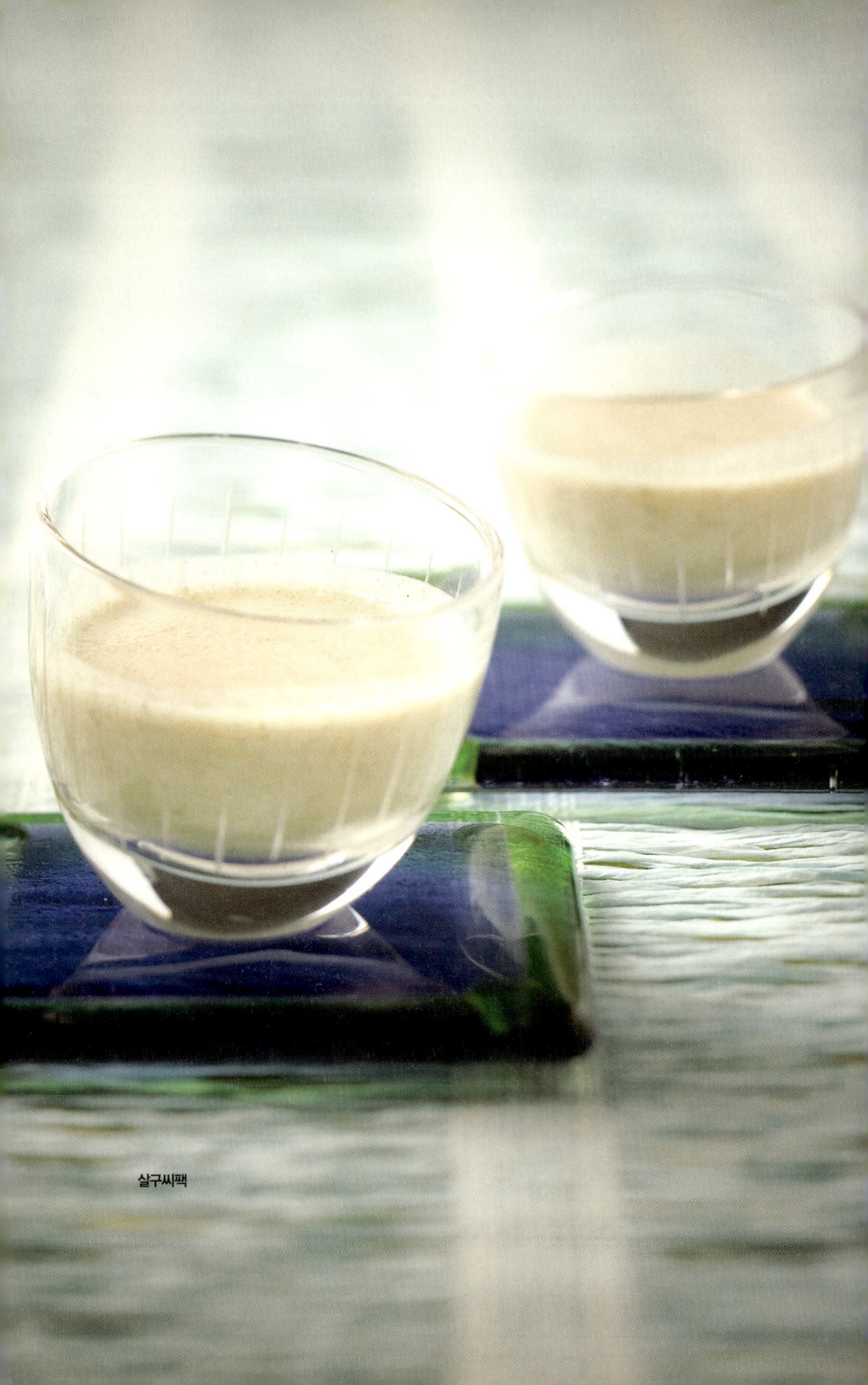

살구씨팩

살구씨팩

피부미용과 관련된 한방학에서는 고전 문헌에 200여 가지의 치료방법이 나올 정도로 '약방의 감초'가 아닌 '약방의 살구'로 유명하다. 다만 독성이 있어 과다 복용하였을 경우 정신이 혼미해지고 뼈와 근육에 손상을 줄 수 있으므로 주의한다. 살구씨에도 독성이 있으므로 반드시 껍질을 벗기고 사용해야 한다.

재료 살구씨 3개, 달걀 흰자 1개

만들기
1. 껍질을 벗긴 살구씨 3개를 잘 으깬다.
2. 잘 으깬 살구씨를 달걀 흰자 1개와 섞는다.
3. 잠자리에 들기 전 얼굴에 골고루 바른다.
4. 15~20분 후에 깨끗이 씻어낸다.
5. 수분 세럼과 수분 로션을 충분히 바르고 잔다.

피부타입 지성 피부, 여드름 피부
효과 2~3개월 사용하면 여드름 제거에 효과

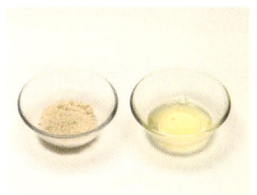
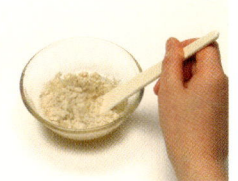

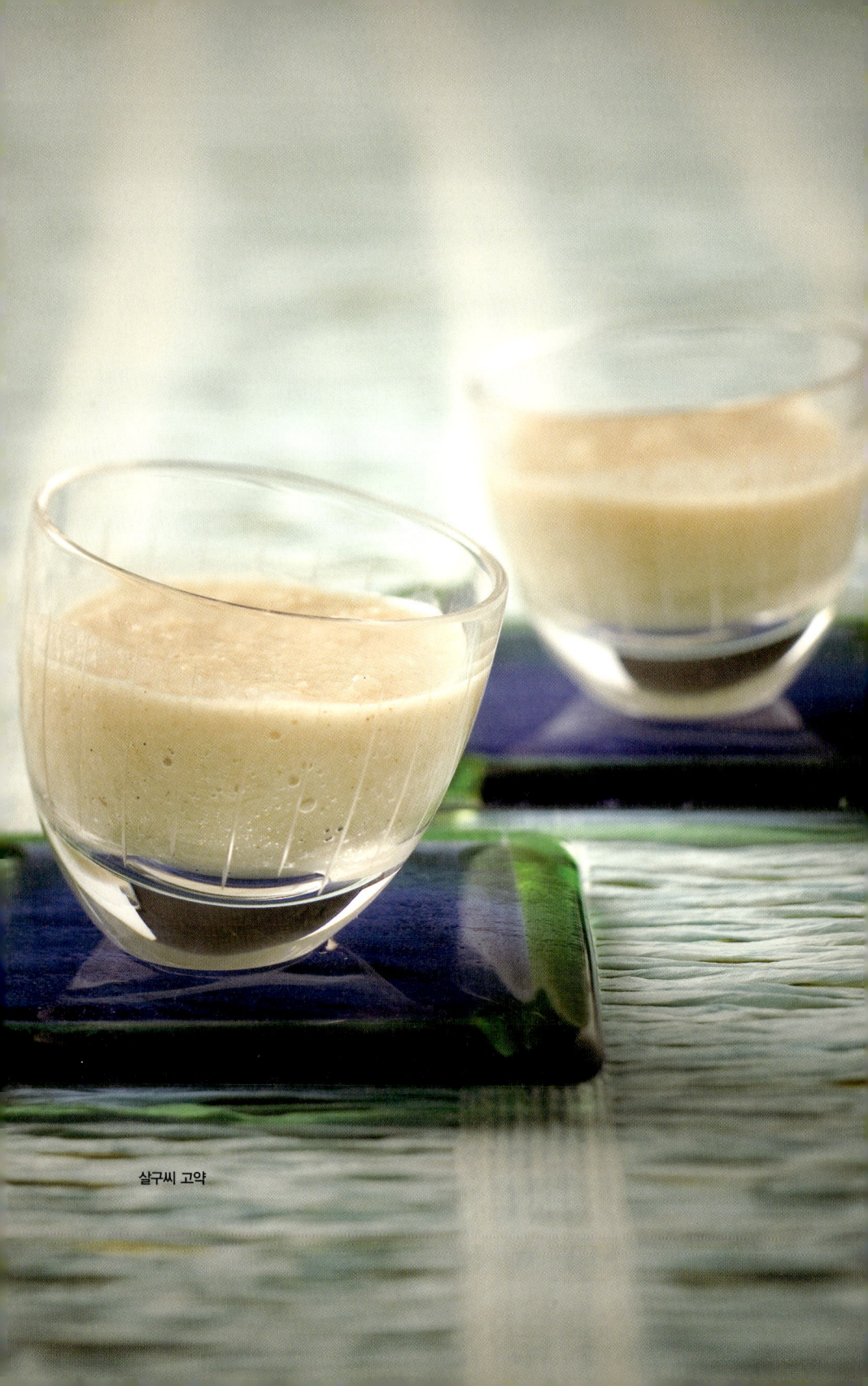

살구씨 고약

🦋 살구씨 고약

재료 살구씨 300g, 물 1.8ℓ

만들기
1. 속껍질을 벗긴 살구씨 300g을 곱게 찧어 준비한 물과 섞는다.
2. 은근한 불에 서서히 달여 고약처럼 만든다.
3. 여드름, 갈라진 입술, 손발이 튼 경우 피부에 바르면 효과적이다.
4. 변비가 심한 사람은 끓는 물 1컵에 살구씨 고약 1큰술을 넣어 매일 3회 식전에 복용하면 변비 해소에 효과적이다.

피부타입 여드름, 거친 피부
효과 여드름 개선, 피부 보호

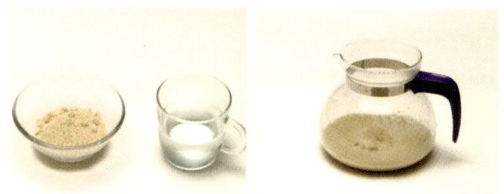

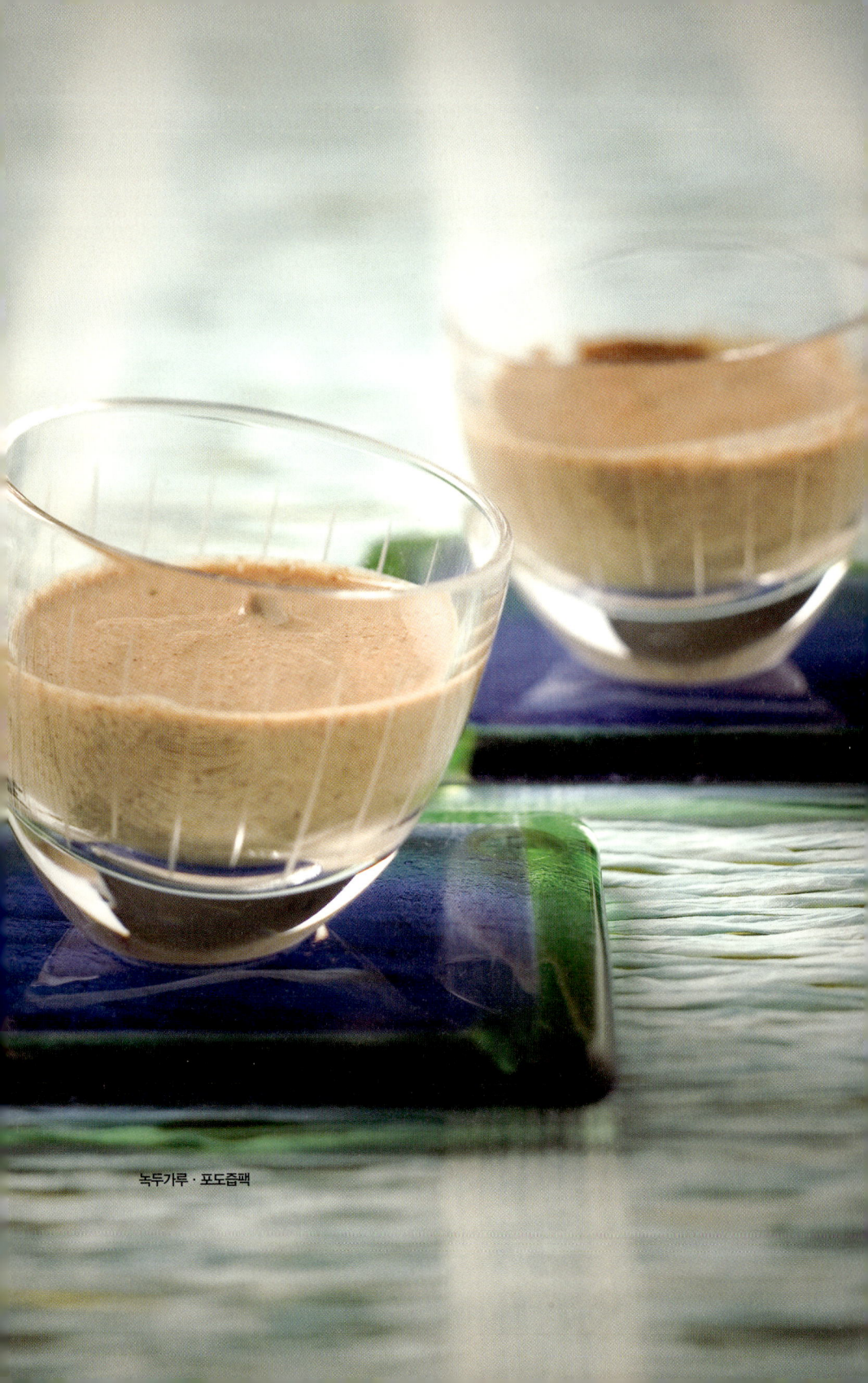

녹두가루·포도즙팩

녹두가루 · 포도즙팩

예로부터 녹두는 열을 내리는 기능과 열독을 풀어주는 효과가 탁월한 것으로 알려져 왔다. 따라서 심한 화농성 여드름이나 구진이 생겼을 때 사용하면 염증반응을 빠르게 진정시키며, 열독을 풀어 여드름 흉터 예방에 좋다.

재료 녹두가루, 포도즙

만들기
1. 곱게 가루를 낸 녹두가루를 포도즙과 잘 섞은 다음 얼굴 전체에 골고루 바른다.
2. 10분 정도 지나 완전히 마르면 팩을 떼어낸 후 미지근한 물수건으로 닦아낸다.

피부타입 예민한 피부나 알레르기성 피부
효과 과다 피지 제거, 여드름 완화

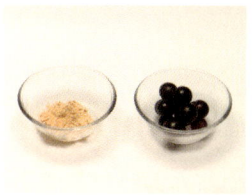
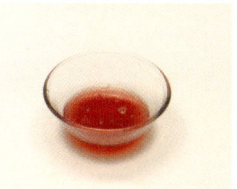
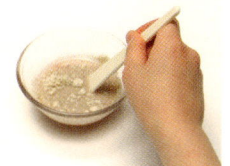

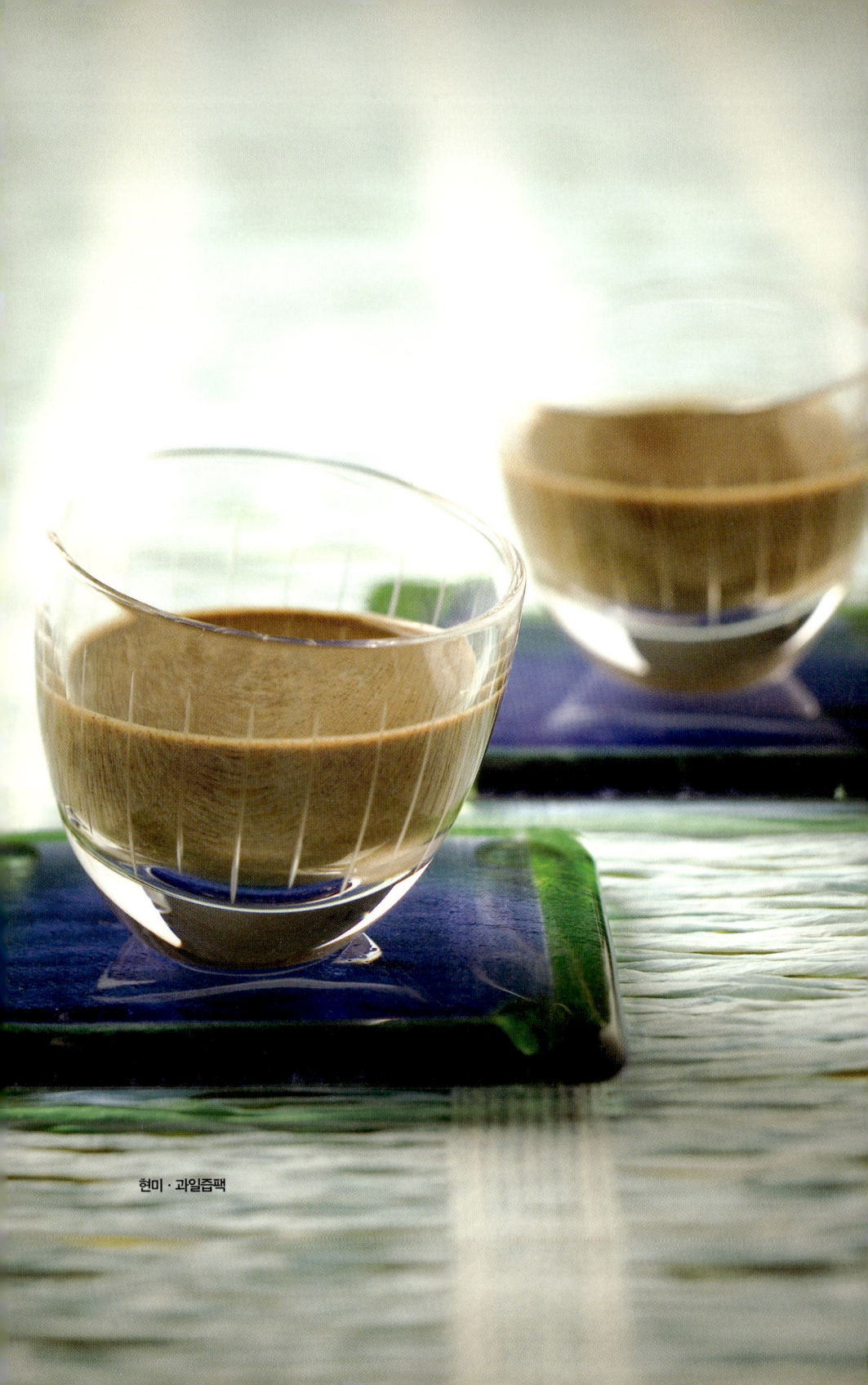

현미·과일즙팩

현미 · 과일즙팩

현미에는 비타민 B군과 각종 미네랄이 많아서 염증반응을 진정시키며, 현미의 점성이 피지를 흡착시켜주는 효과가 있다.

재료 현미가루, 포도즙 혹은 과일즙이나 야채즙 적당량

만들기
1. 곱게 빻은 현미가루를 준비한다.
2. 포도는 거즈에 싸서 으깨어 즙을 낸다.
3. 두 가지 재료를 섞어 팩으로 사용한다.

피부타입 지성 및 여드름 피부
효과 화장독으로 손상된 피부 및 여드름 염증 진정 효과

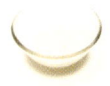 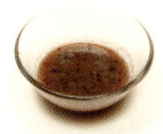 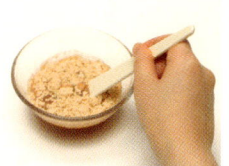

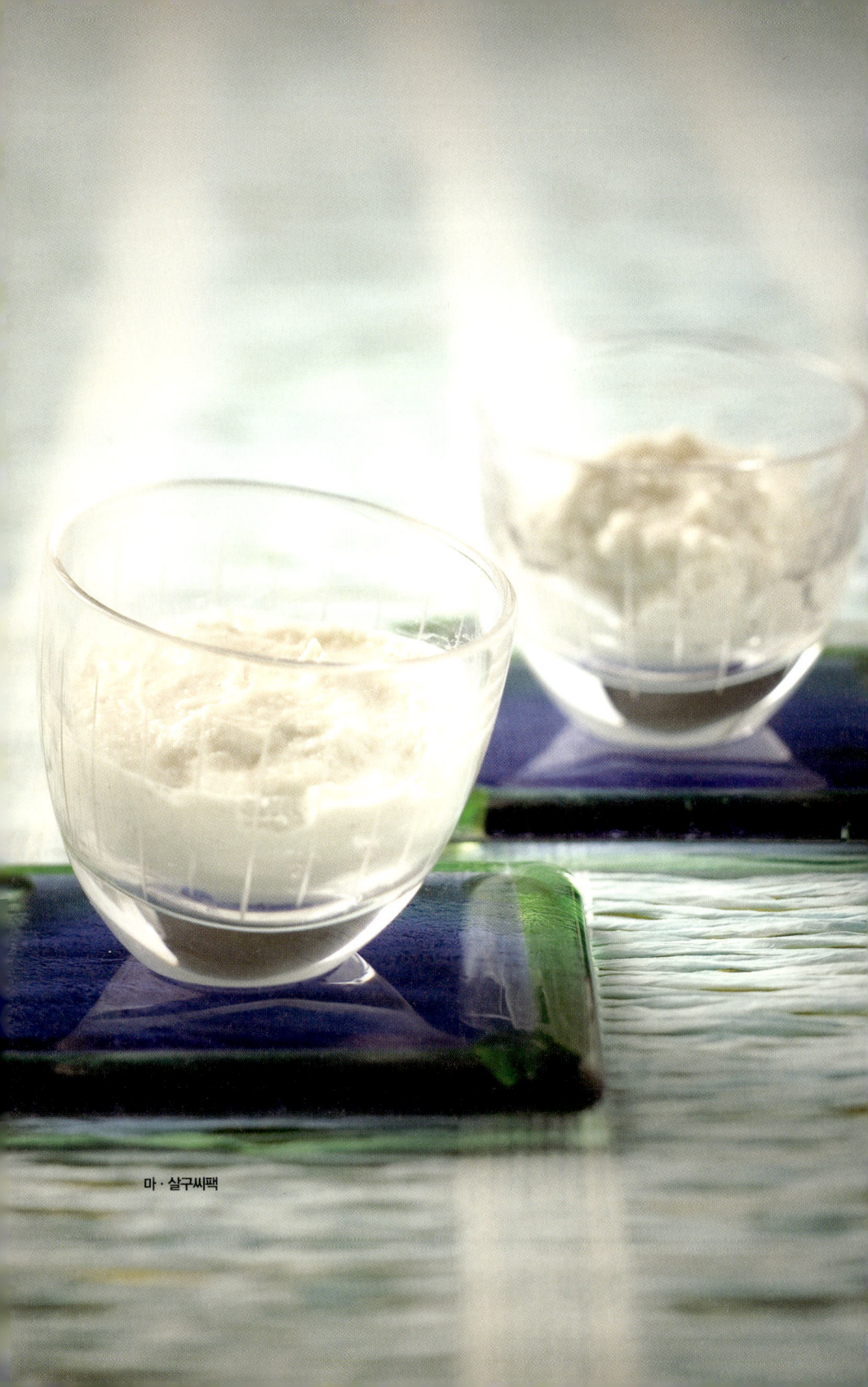
마·살구씨팩

마·살구씨팩

재료 마, 도라지, 살구씨가루, 녹두가루, 현미가루

만들기

1. 마, 도라지를 믹서기에 넣어 곱게 간다.
2. 여기에 갈아놓은 녹두, 현미, 살구씨 가루를 섞는다.
3. 위 재료를 다 섞은 후 바른다.
4. 20분 정도 지나면 온타월과 냉타월을 이용해 닦아낸다.

피부타입 모든 피부타입
효과 피부 탄력, 피부조직 재생

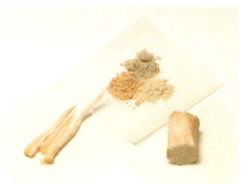 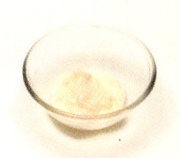 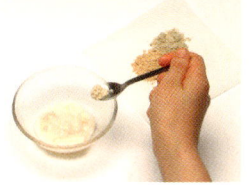

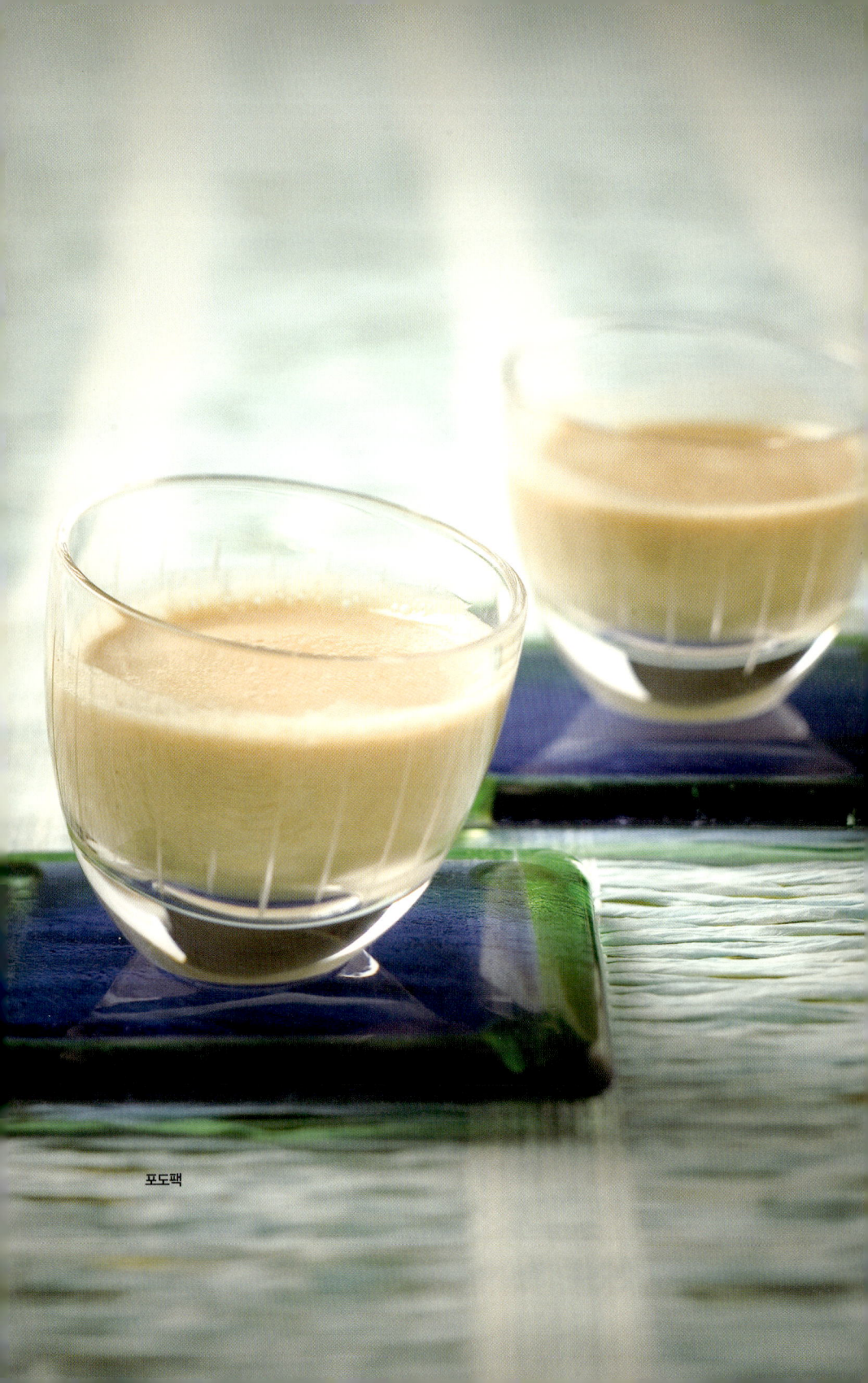

포도팩

포도팩

포도는 피부결을 곱고 희게 만드는 포도산, 사과산, 실리실산 등 유기산이 풍부하다. 게다가 함께 넣은 요구르트의 비타민 A, B$_1$, C 등이 효과를 상승시켜 피부에 윤기까지 더해준다.

재료 포도 10~15알, 플레인 요구르트

만들기
1. 깨끗하게 씻은 포도를 강판이나 믹서기를 이용해 갈아놓는다.
2. 갈은 포도와 플레인 요구르트를 섞어 팩을 한다.
3. 15~20분 정도 지난 다음 미지근한 물로 세안한다.

피부타입 모든 피부타입
효과 각질 제거 및 피부 윤기

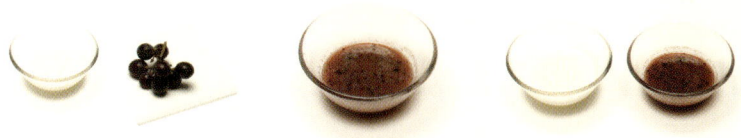

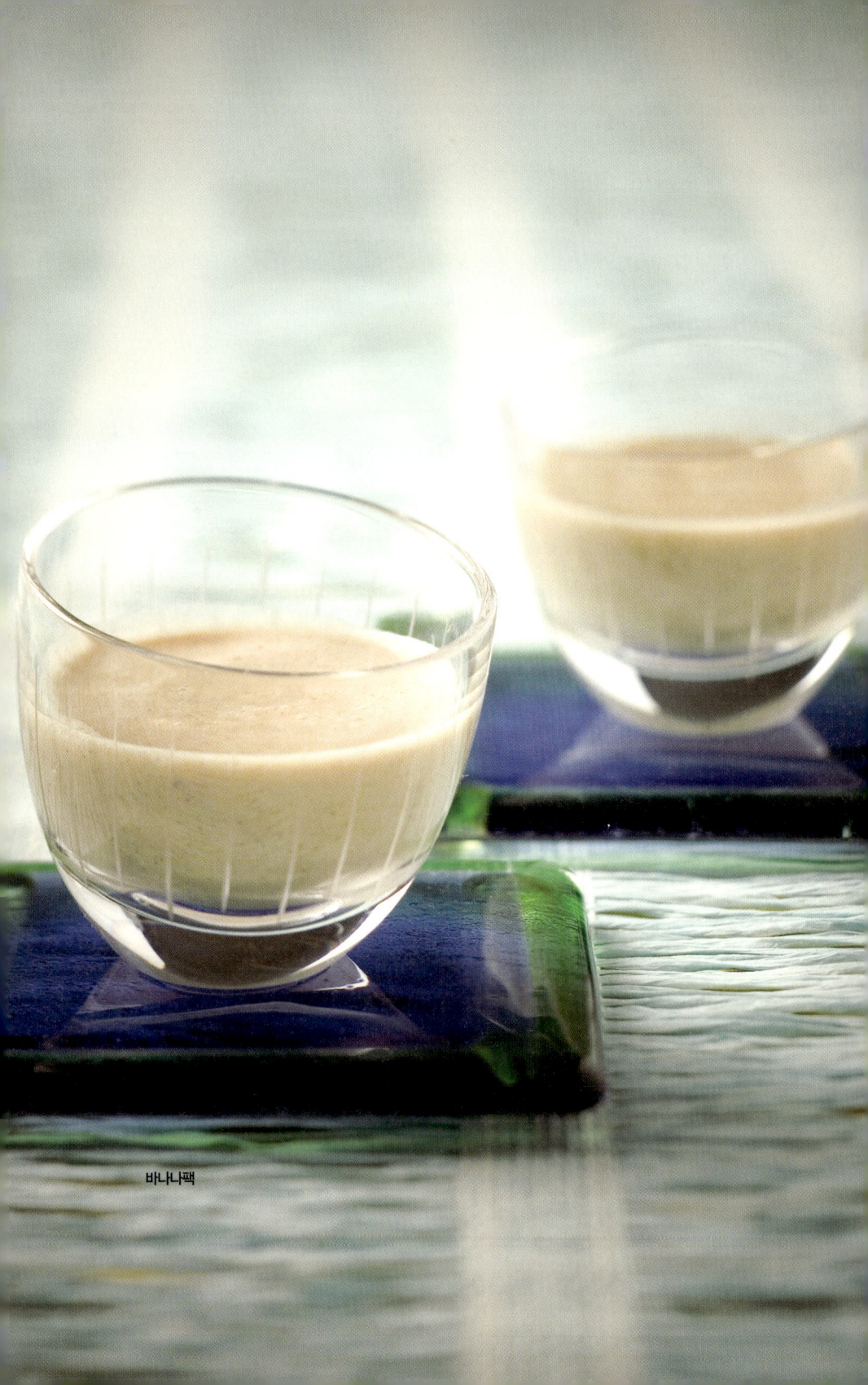

바나나팩

바나나팩

바나나팩은 각질화되는 피부를 정상으로 돌려주는 비타민 A가 풍부하고 보습작용이 뛰어나 건성 피부나 노화된 피부에 효과적이다.

재료 바나나 ½개, 밀가루 적당량

만들기
1. 바나나 ½개를 으깬다.
2. 으깬 바나나에 밀가루를 섞어 팩으로 만든다.
3. 15~20분 정도 지난 다음 미지근한 물로 세안한다.

피부타입 거칠어지고 푸석해진 피부
효과 피부 윤기, 화이트닝 효과

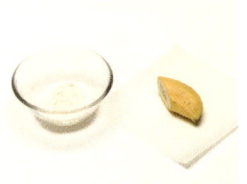
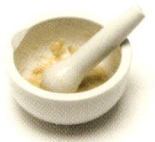
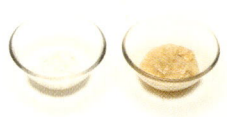

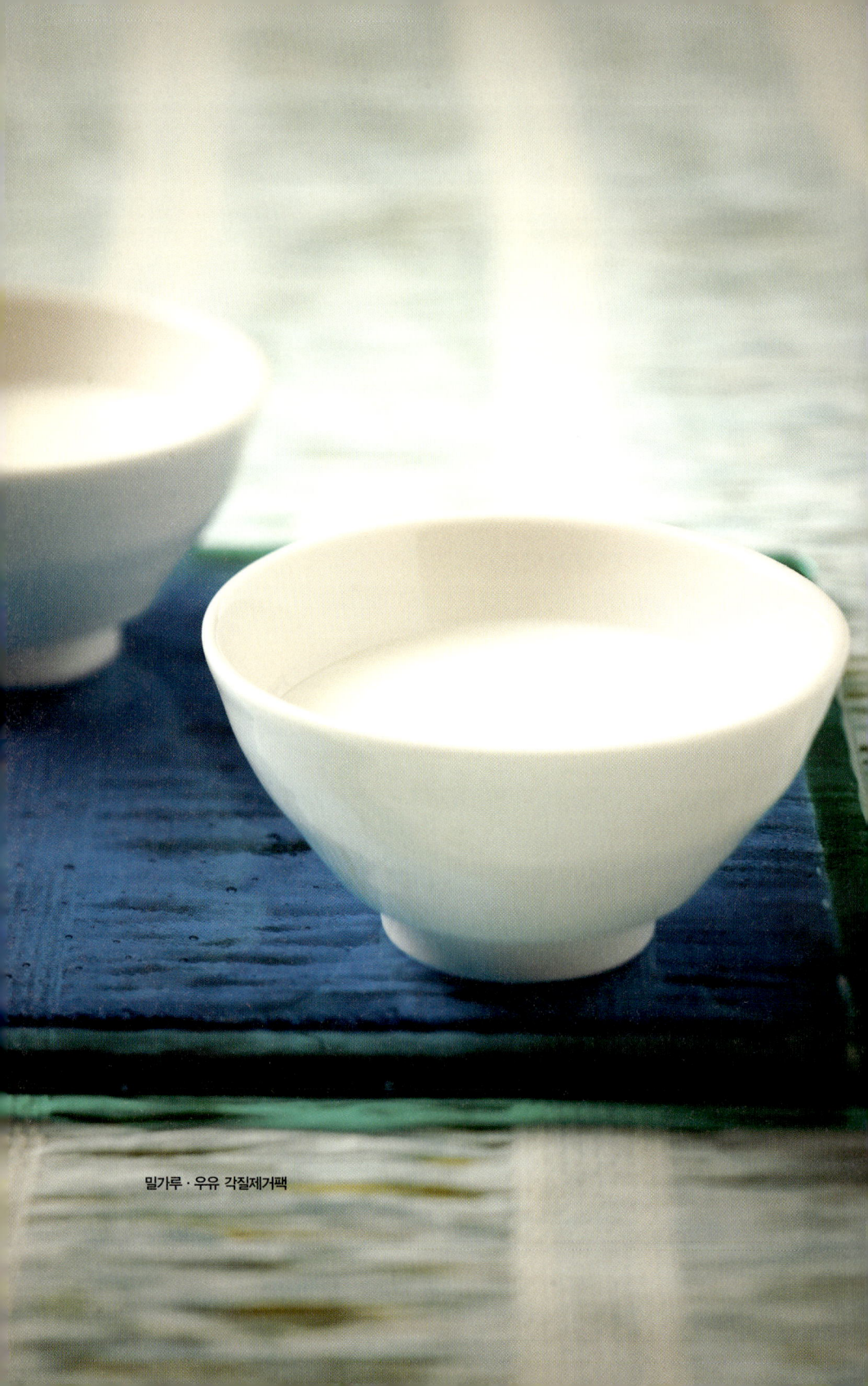

밀가루 · 우유 각질제거팩

밀가루·우유 각질제거팩

부작용이 전혀 없어 안심할 수 있는 우유팩은 저지방유를 사용하면 특히 좋은데, 진정작용과 피부를 깨끗하고 촉촉하게 해준다. 이와 함께 사용되는 밀가루는 노화된 피부 각질을 없애주고 피지를 제거해준다.

재료 밀가루 적당량, 우유 $\frac{1}{2}$컵

만들기
1. 얼굴에 잘 붙을 정도의 점성이 생길 만큼 밀가루와 우유를 섞어서 반죽한다.
2. 얼굴에 골고루 바른 다음 10~15분 정도 기다린다.
3. 미지근한 물로 세안하듯이 씻어낸다.

피부타입 지친 피부
효과 묵은 때와 각질 제거, 보습

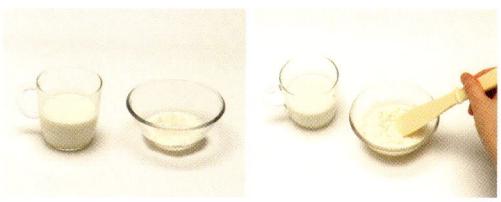

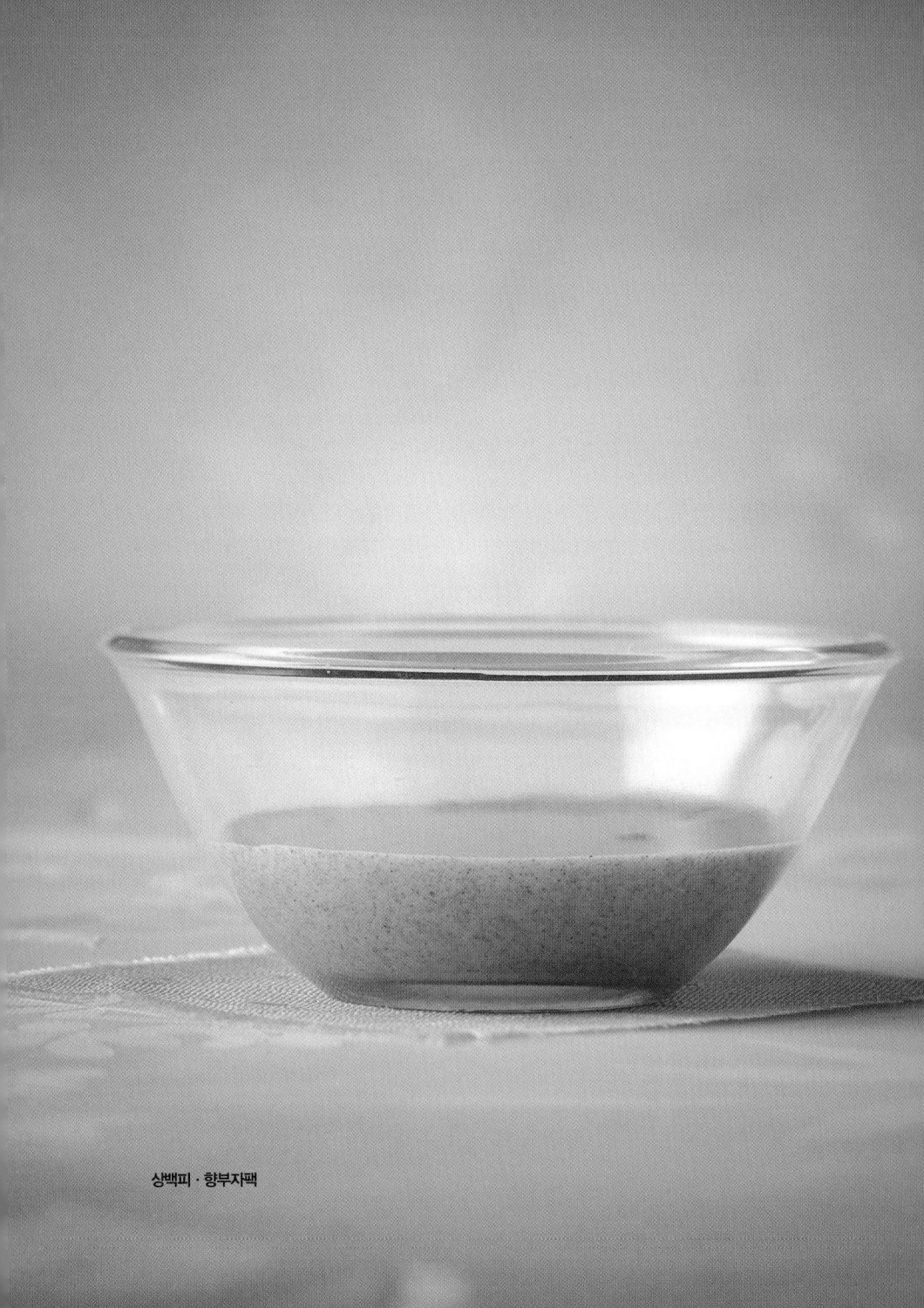

상백피 · 향부자팩

상백피 · 향부자팩

상백피는 화이트닝 화장품에 많이 쓰이는 재료로 미백과 보습, 상처나 염증 회복을 촉진시켜 준다. 향부자는 혈액순환을 개선시키며 어혈을 풀고 얼굴색을 정돈시켜 준다.

재료 상백피(뽕나무 뿌리껍질), 향부자, 달걀 흰자 혹은 정종 적당량

만들기
1. 두 가지 약재를 곱게 가루상태로 만든다.
2. 달걀 흰자나 정종을 섞어 젤상태로 만든다.
3. 일주일 2회 정도 일반 팩을 하듯이 사용한다. 20분 정도가 적당하다.

피부타입 모든 피부타입
효과 미백 효과

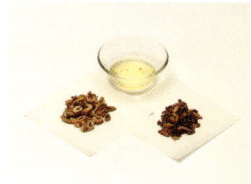 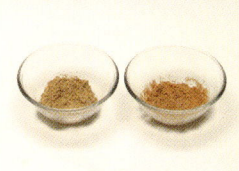 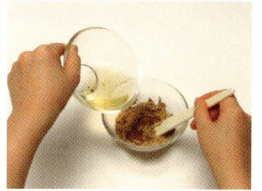

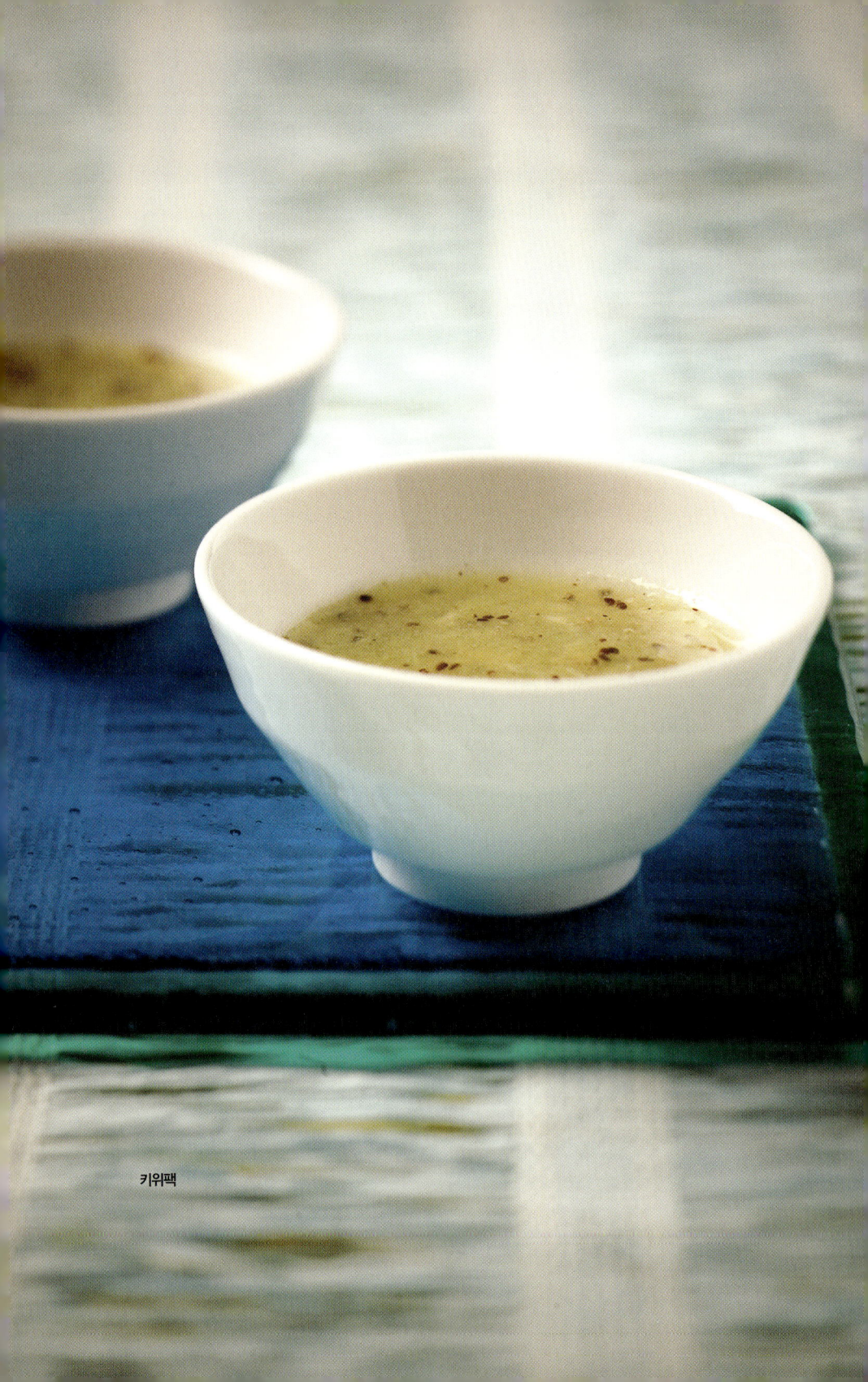

키위팩

🦋 키위팩

재료 키위, 요구르트, 알긴산, 해초가루, 전지분유

만들기

1. 키위를 잘게 으깨어 요구르트, 알긴산을 섞은 다음 걸쭉하게 젤상태가 될 때까지 저어준다. 해초가루, 전지분유를 뿌려 넣어도 좋다.
2. 깨끗이 세안하고 스킨을 바른 후 거즈를 덮은 다음 얼굴에 키위팩을 펴 발라준다.
3. 20분 후 팩을 떼내고 찬물로 가볍게 씻은 후 스킨로션과 영양크림으로 마무리한다.

피부타입 자외선으로 인해 손상된 피부
효과 피부 진정, 미백 효과

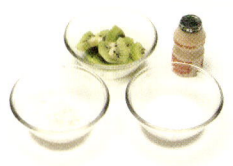 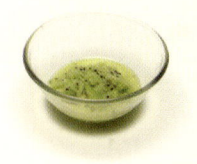 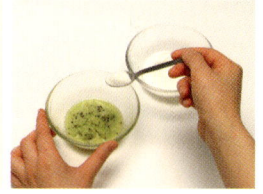

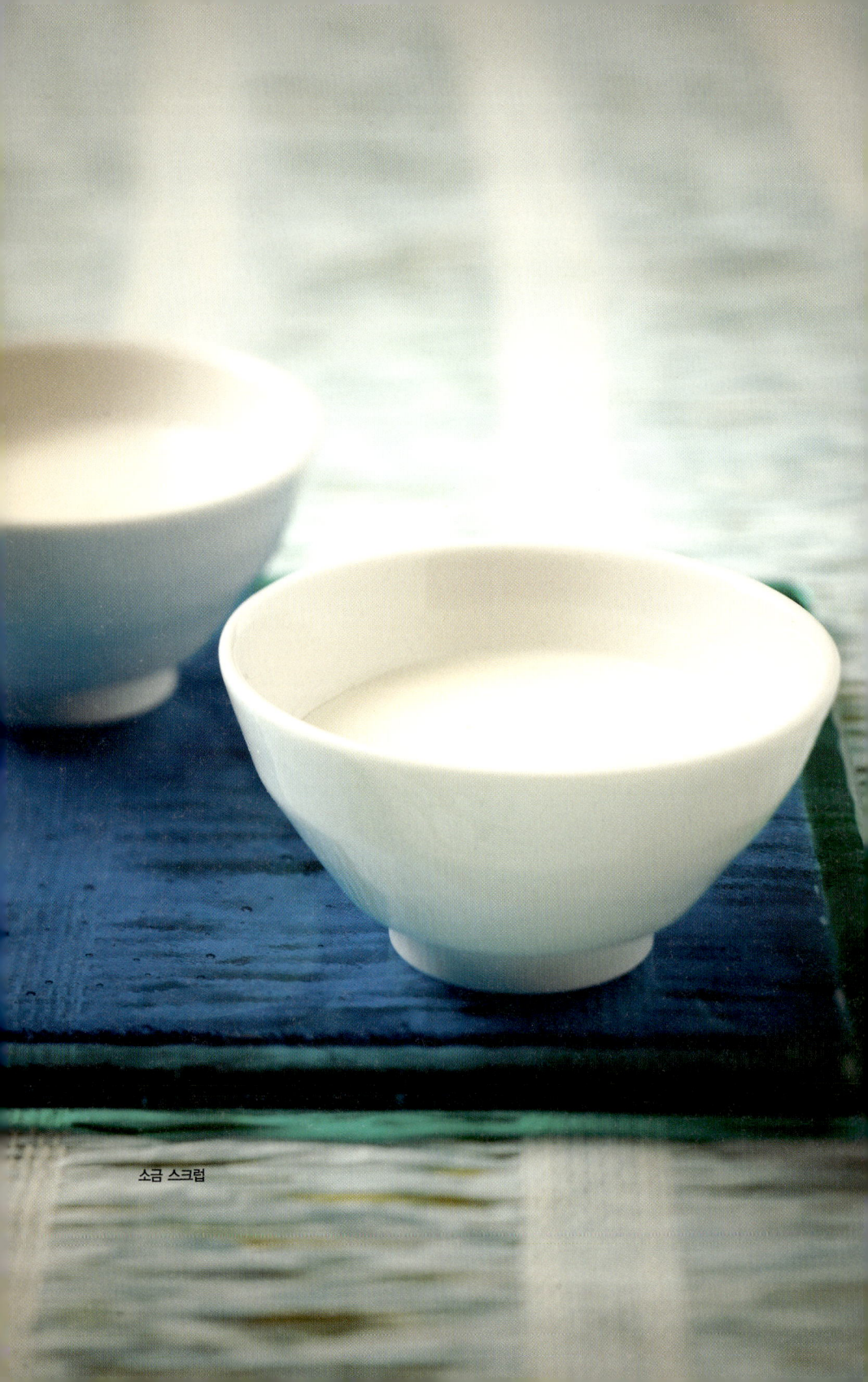

소금 스크럽

소금 스크럽

재료 우유 $\frac{1}{2}$컵, 미용 소금 혹은 죽염 $\frac{1}{4}$컵

만들기
1. 미지근하게 데운 우유 반 컵에 미용소금이나 죽염을 넣고 완전히 녹인다.
2. 이것을 피지가 많은 콧등, 이마 같은 T존에 마사지한다.

피부타입 모든 피부타입(특히 지성 피부와 여드름 피부에 효과)
효과 소금의 살균 기능으로 피지 제거

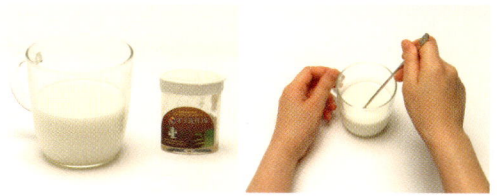

Cosmetic Advice

피부의 신진대사를 돕는 소금

사람의 혈액은 0.9%가 염분으로 되어 있어 사람의 생명을 유지하는 데 염분을 필수요소다. 또한 몸속에 들어간 소금은 신진대사를 촉진시키고, 삼투압을 유지시켜 체액의 균형을 이룬다. 소화를 돕고, 위장기능을 강화시키는 건 물론 심장과 신장의 기능을 강화시킨다. 또 죽염이나 미용 소금이나 세안과 목욕을 하면 피부의 신진대사를 도와 윤기 있는 피부로 가꿀 수 있다.

죽염
천일염을 대나무 속에 넣어 3번 이상 구운 소금이다. 짭짤한 맛에 대나무 향이 느껴진다. 천일염의 독성물질이 제거되고 미네랄 성분이 다량 함유되어 질병 치료에도 효과가 있다. 양치질을 할 때나 마사지용으로 많이 이용된다.

굵은 소금
바닷물을 증발시켜 소금의 간수만 뺏기 때문에 불순물이 완벽하게 걸러지지 않은 소금이다. 대신 수분과 무기질이 풍부하다. 무나 배추를 절일 때, 생선에 밑간을 할 때 사용한다. 입자가 크고 거칠 뿐 아니라 불순물이 끼어 있어 미용 소금으로는 적합하지 않다.

꽃소금

굵은 소금의 불순물을 없앤 깨끗한 소금이다. 구운 소금이나 볶은 소금, 죽염에 비해 짠맛이 강하다. 게다가 입자가 거칠기 때문에 피부에 직접 닿는 마사지용으로는 적합하지 않다. 절구에 빻아 입자를 곱게 만들면 목욕 소금이나 양치질을 할 때 사용할 수 있다.

구운 소금

자연염인 천일염을 400℃의 불에 1시간 정도 구운 것이다. 천일염을 그대로 구워 구수한 맛이 나고 무기질과 미네랄이 그대로 남아있어 영양면에서도 좋다.

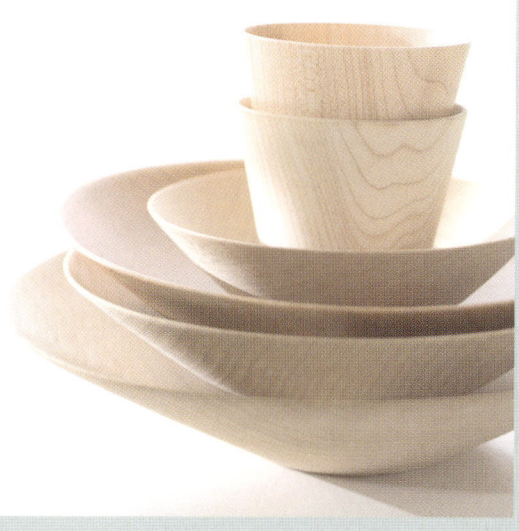

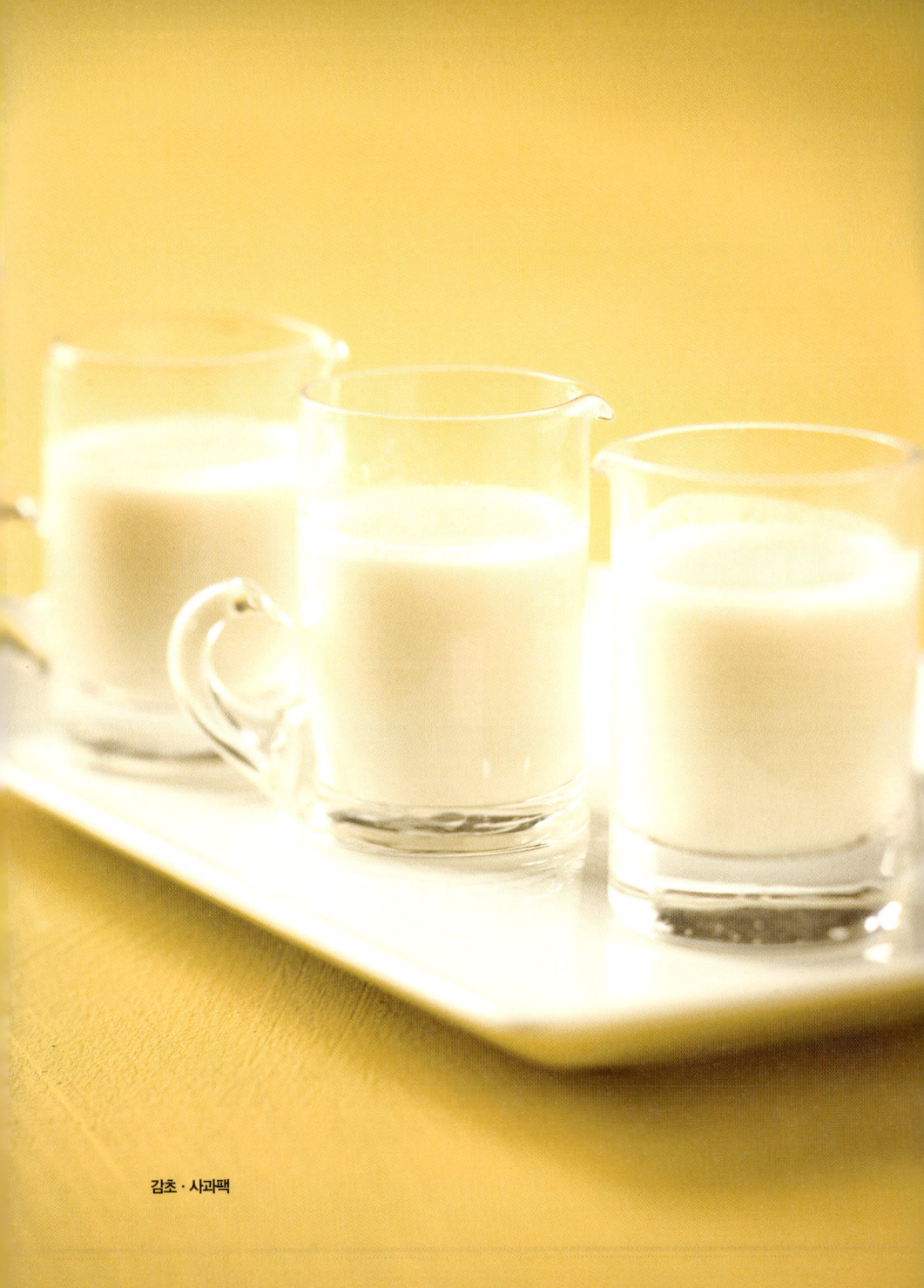

감초 · 사과팩

감초 · 사과팩

재료 사과, 밀가루, 감초가루

만들기
1. 감초가루는 감초 성분이 우러나올 때까지 끓여 놓는다.
2. 사과는 믹서기 대신에 강판으로 곱게 갈아서 감초물과 함께 섞는다. 여기에 밀가루를 조금씩 넣으면서 흘러내리지 않을 정도의 농도로 만든다.
3. 미리 세안한 깨끗한 얼굴에 감초 · 사과팩을 꼼꼼하게 펴 바른다.
4. 15분쯤 후에 미지근한 물로 씻어낸다.

피부타입 건성 피부, 민감성 피부
효과 보습 효과, 진정작용

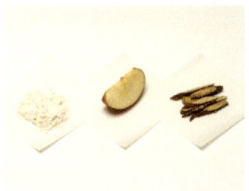
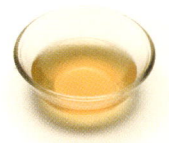

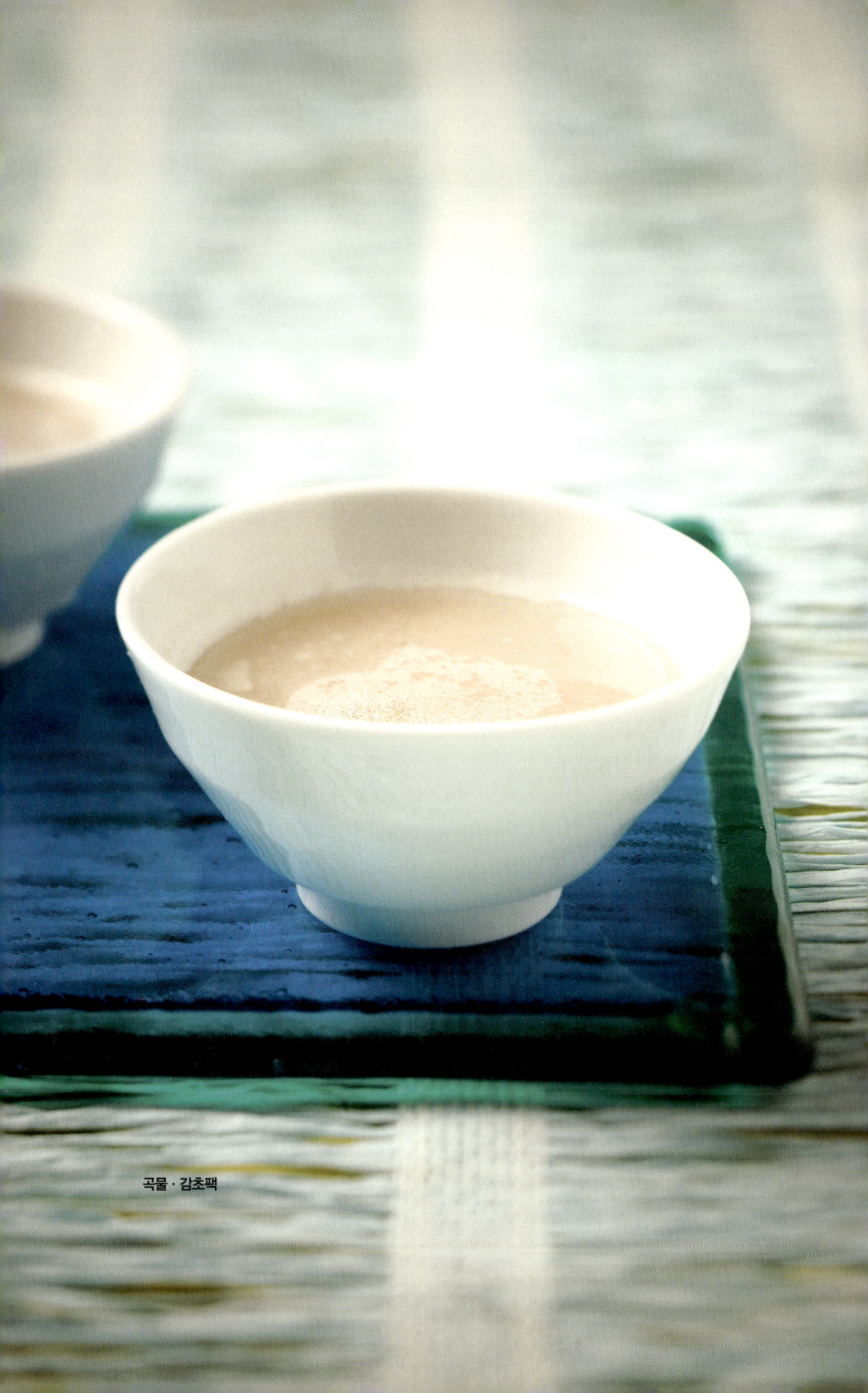

곡물·감초팩

🦋 곡물 · 감초팩

재료 현미가루 1작은술, 녹두가루 1작은술, 감초물 $\frac{1}{3}$컵 정도

만들기
1. 현미가루와 녹두가루를 각각 1작은술씩 함께 섞는다.
2. 여기에 감초물을 적당히 넣어 걸쭉하게 반죽한다.
3. 깨끗이 세안한 얼굴에 골고루 펴 바르고 마사지용 거즈를 덮은 후 한 번 더 발라준다.
4. 40분 정도 지나면 미지근한 타월로 한 번 닦아내고 냉타월로 한 번 더 닦아준다.

피부타입 알레르기성 피부
효과 피부 진정 및 보습 효과

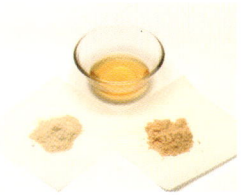 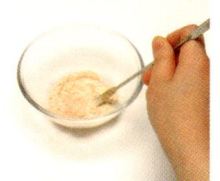 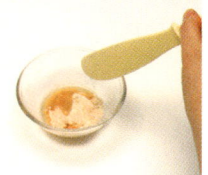

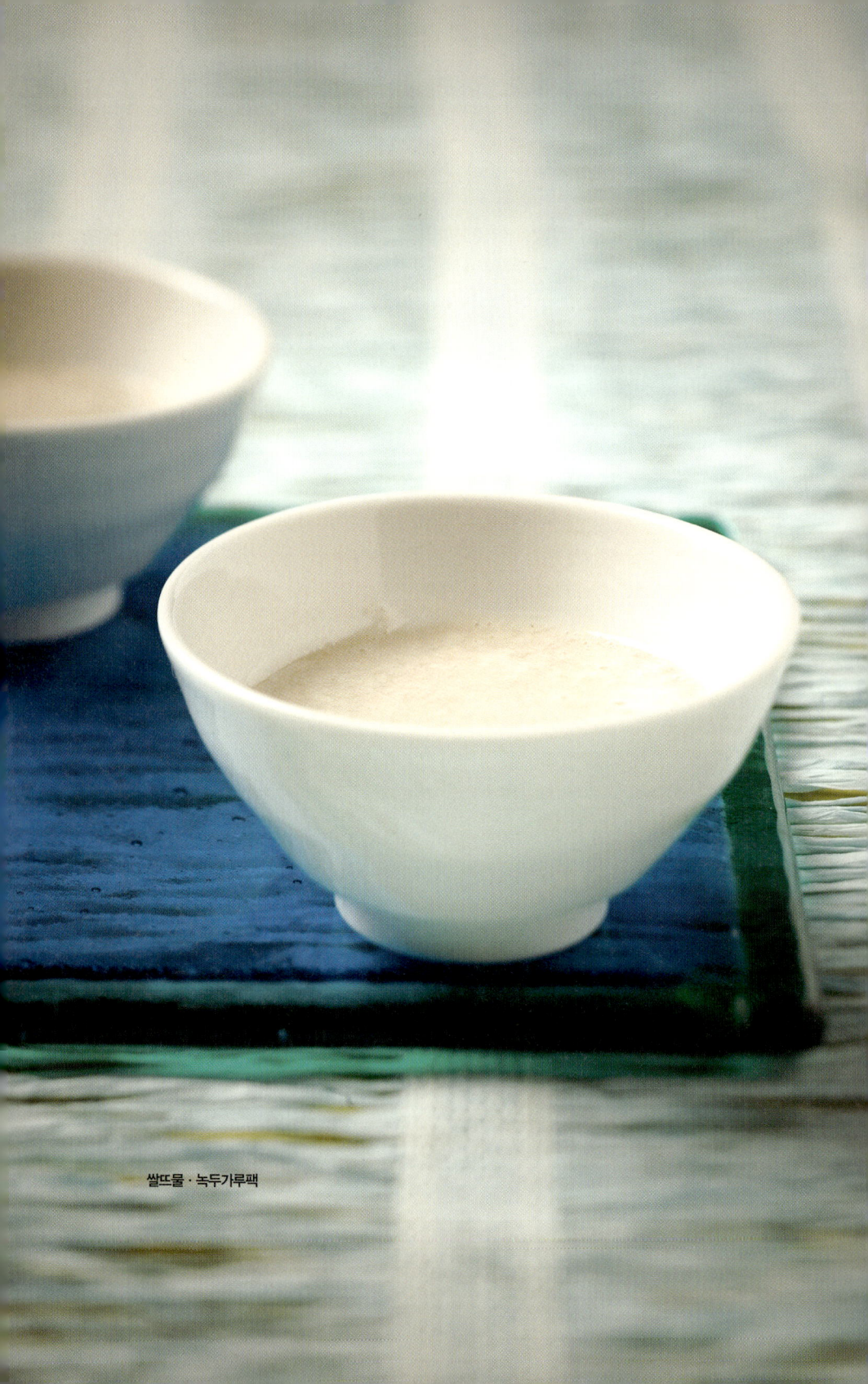

쌀뜨물·녹두가루팩

쌀뜨물 · 녹두가루팩

쌀뜨물로 세안을 하면 피부세포가 활성화되어 기미, 주름을 없애주고 피부 탄력을 되찾아준다. 특히 각종 비타민과 미네랄이 풍부한 현미 쌀뜨물을 이용하면 더욱 효과를 얻을 수 있다.

재료 쌀뜨물, 녹두가루

만들기
1. 쌀을 씻고 얻은 쌀뜨물에 녹두가루를 섞는다.
2. 세안 후 마사지하듯이 얼굴에 발라준다.
3. 10분 정도 마사지하고 미지근한 물로 세안한다.

피부타입 모든 피부타입
효과 주름 제거, 피부 탄력 생성

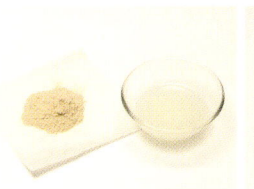 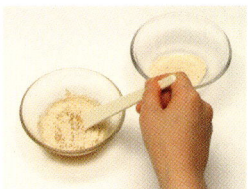

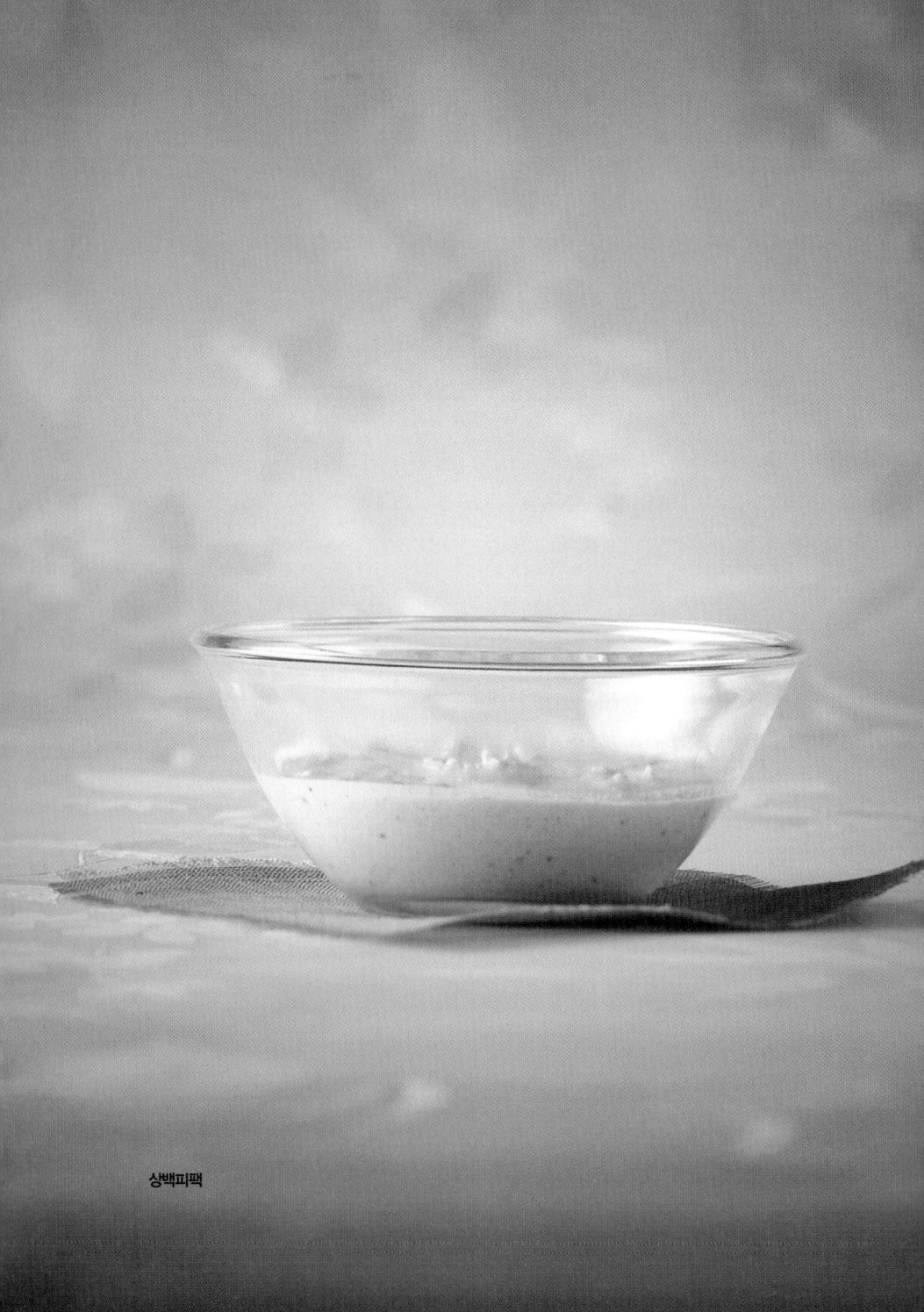

상백피팩

뽕나무 뿌리껍질인 상백피는 한방에서 해열, 진해, 이뇨제 등으로 쓰인다. 또한 미백 효과가 탁월해 미용재료로도 많이 사용된다.

재료 상백피 50g, 감초 30g, 녹두가루 1큰술, 현미가루 1큰술

만들기
1. 상백피 50g과 감초 30g을 생수에 넣고 끓이다가 한 번 끓어오르면 불을 줄여 30분간 우려낸다.
2. 상백피 감초물이 식은 후에 녹두가루와 현미가루를 각 1큰술씩을 넣어 반죽한다.
3. 얼굴에 골고루 펴 바른 후 마사지용 거즈를 덮고 한 번 더 발라준다.
4. 15~20분 정도 후 다 마르면 거즈를 떼어내고 온타월과 냉타월을 이용하여 잘 닦아낸다.

피부타입 알레르기를 동반하는 피부
효과 알레르기성 피부 개선

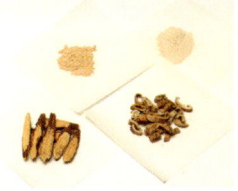 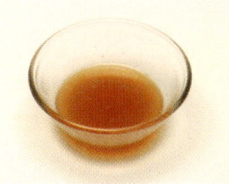 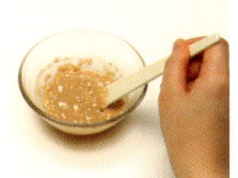

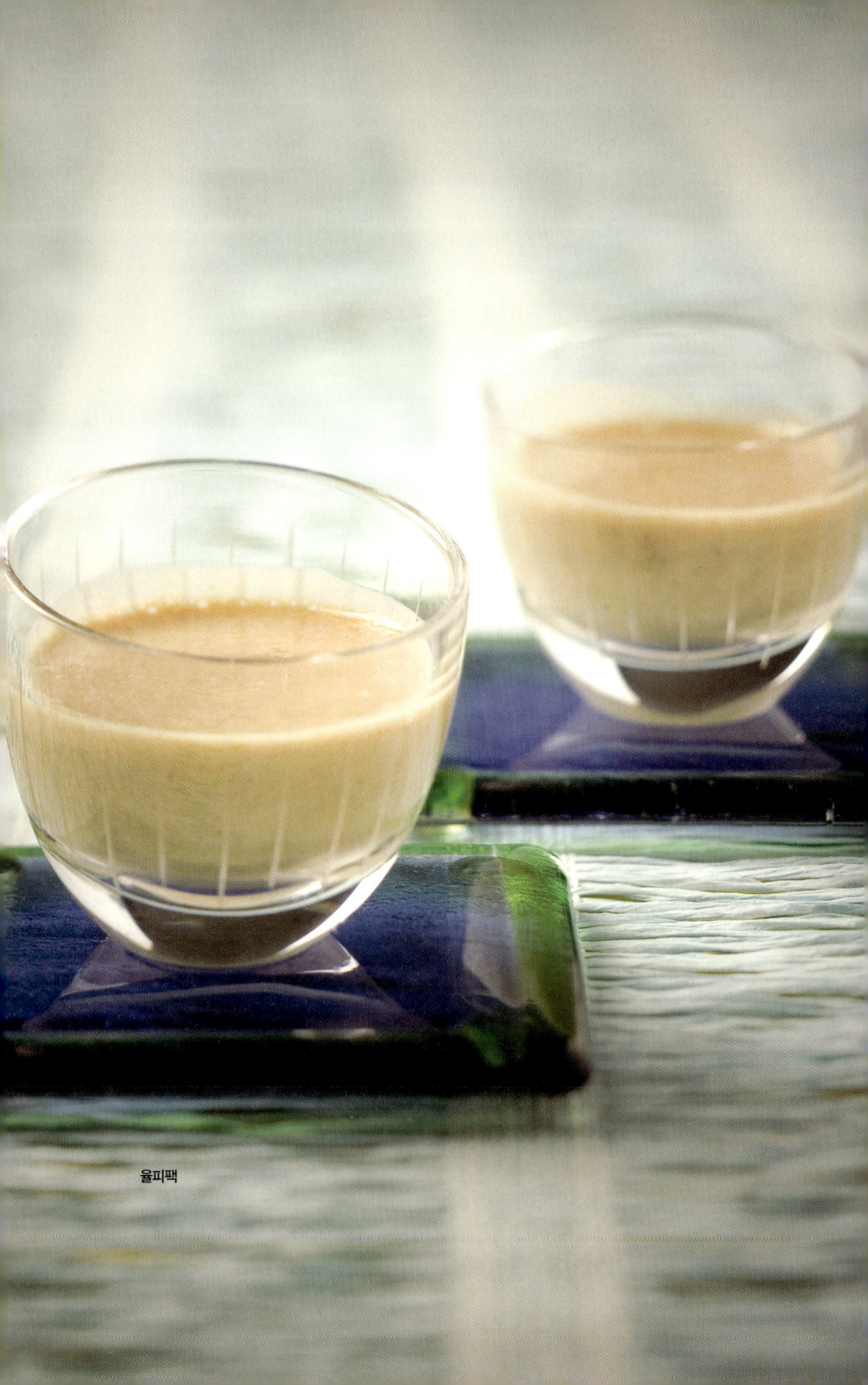

율피팩

🦋 율피팩

밤의 속껍질인 율피는 한방에서는 흔히 원기회복, 혈액순환의 목적으로 탕약으로 달여서 복용한다. 또한 율피는 노화 피부와 기미 피부에 좋으며, 탄닌 성분이 해독작용을 해주어 여드름 및 피지 제거에 좋다. 각질 제거, 모공 수축 및 탄력 증진에도 아주 좋다. 율피는 건재상에서 쉽게 구입할 수 있다.

재료 율피(밤 속껍질), 달걀 노른자, 꿀

만들기
1. 밤 속껍질을 곱게 가루로 만든다.
2. 달걀 노른자에 꿀 1작은술을 넣는다.
3. 위 재료를 섞은 후 바른다.
4. 20분이 지난 다음 온타월과 냉타월순으로 닦아낸다.

피부타입 지성 피부, 여드름 피부, 노화 피부
효과 기미 제거, 탄력 증진

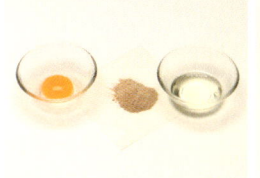 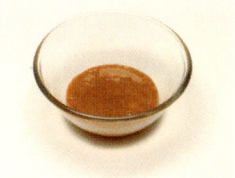

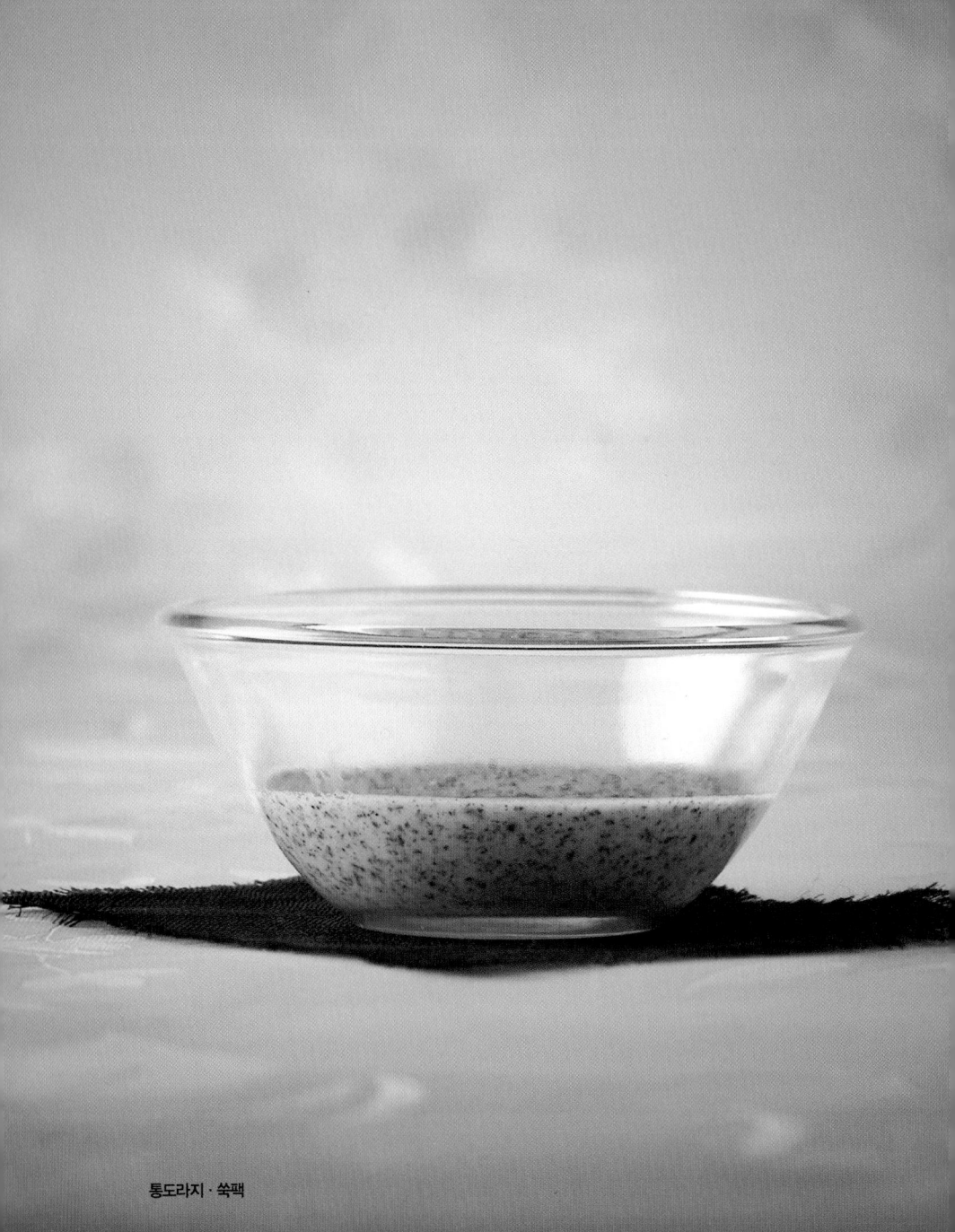

통도라지 · 쑥팩

🦋 통도라지 · 쑥팩

통도라지 · 쑥팩에 사용되는 나팔꽃씨 역시 각질 제거와 미백 효과가 뛰어나다. 다만, 붉고 민감한 피부는 트러블이 생길 수 있으므로 주의해서 사용한다.

재료 통도라지, 애엽(쑥가루), 나팔꽃씨, 율무가루, 달걀 노른자

만들기
1. 껍질을 벗긴 통도라지를 빻는다.
2. 나팔꽃씨는 한약 건재상에서 구입하여 가루로 만든다.
3. 준비한 위의 재료를 섞은 다음 율무가루를 첨가하여 달걀 노른자로 반죽한다.
4. 반죽한 것을 깨끗이 세안한 얼굴에 골고루 발라준다.
5. 거즈를 덮은 다음 한 번 더 발라준다.
6. 20분 정도 지난 다음 팩을 떼어내고 온타월과 냉타월 순서로 말끔히 닦아낸다.

피부타입 지성 피부, 산후 기미나 바캉스로 생긴 기미 피부에 효과
효과 기미, 잡티 제거

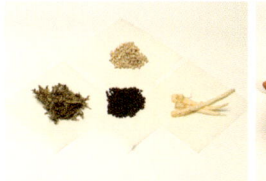
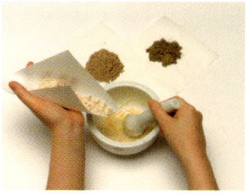
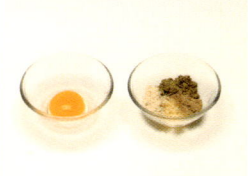

옛 미인들이 즐겨쓴 천연 화장품

● 인류 최초의 화장품 연지

연지(燕脂)는 연지의 원료인 붉은색의 홍화꽃을 중국의 연나라 연지산에서 가져온 것에서 연유된 말로, 중국 은나라 주왕의 왕비로 요염하고 음탕하기로 이름났던 달기가 처음 만들었다.

처음에는 한나라 때 궁녀들이 월경이 있을 경우 연지를 얼굴에 발라 표시하는 데 사용하였으나 차차 화장품으로 발달하여 볼, 입술, 손톱 등에 바르기에 이르게 된 것이다.

우리나라에는 결혼식 때 새색시 얼굴에 연지곤지를 찍는 풍습이 있는데, 이는 신부의 얼굴을 더 곱게 보이도록 하고, 붉은색이 악마를 막아준다는 주술적인 뜻도 함께 있었다.

● 피부를 부드럽게 하는 천연 화장수, 미안수

미안수는 피부를 부드럽게 하는 액체상태의 화장품을 말한다. 우리나라의 미안수는 액체의 농도에 의해 두 가지로 나눌 수 있다. 하나는 스킨로션에 해당되는 것으로 농도가 옅은 묽은 액이며, 또 하나는 밀크로션에 해당되는 것으로 스킨로션에 비해 농도가 짙으며 살갗에 영양을 주며 보습작용을 한다.

과거의 여인들은 채소, 과일, 약초, 곡식 등의 재료로 미안수를 직접 만들었다. 채소에서 추출한 것은 피부에 보습과 수렴 효과가 크며, 과실에서 추출한 것은 과일산이 살결에 영양을 공급하고 각질을 적절하게 정돈해서 거친 피부를 부드럽고 매끈하게 해주는 효과가 있다. 또 약초는 미용 효과와 치료 효과를 동시에 얻을 수 있으며, 곡식을 이용한 것은 탄력 회복을 위한 수렴제 역할이 주된 것이다.

● 피부 독을 없애는 천연팩

최근 인기리에 판매되고 있는 진흙팩(황토팩)은 《본초강목》에 백토나 적토를 곱게 가루를 내어 분으로 발랐다고 쓰여있듯이 꽤 오랫동안 여인들 사이에서 행해졌던 것이다. 석고팩 역시 조선시대부터 행해졌던 미용팩이다.

또한 《동의보감》을 보면 얼굴에 생긴 검은 사마귀나 군살, 화장독을 없애기 위해 석회를 바르라고 했는데 석회를 물에 개어 바르면 물이 증발되면서 얼굴이 조이게 되고 열이 발생되어 땀으로 노폐물이 나오므로 군살이나 독성 제거에 효과가 있다.

곡식을 이용한 팩으로는 세수 때마다 사용했던 조두를 멜라닌 색소를 감소시킨다 하여 팩의 재료로 사용했다. 꽃팩도 있었는데 기미, 주근깨에는 복숭아꽃을 곱게 찧어서 바른 후에 찬물로 씻어낸다. 복숭아 꽃술을 담아 화장수로 사용하면서 꽃팩을 하면 더욱 효과적이다.

◉ 피부를 일시적으로 부드럽게 만드는 분

분(粉)은 한자로는 米와 分이 합해 이루어진 글자다. 이것은 쌀을 가루로 내어 얼굴에 바르던 미용법에서 형성된 것이라 추측된다. 그러나 실제로는 쌀로만 만들지 않고, 쌀가루 1홉 반에 기장·옥수수·조를 각각 1홉의 비율로 섞은 뒤 고운 가루를 내어 분으로 만들어 발랐다고 한다.

반면, 우리나라에 수은분이 들어온 것은 조선 말기였다. 수은에 명반염을 섞어서 만든 것이 수은분인데, 백분이나 연분에 비해 부착력이 강하며 살결도 일시적으로는 부드럽게 해준다. 하지만 수은이 든 화장품을 오래 쓰면 수은 독이 몸에 퍼지는데 수은은 살 속에서 쉽게 스며들어 살을 썩게 하고, 관절의 마디를 이완시킬 뿐 아니라 간장과 신장에 축적되어 중금속 중독을 일으키며 태아에게도 영향을 미쳐 아이를 백치로 만드는 아주 위험한 화장품이다.

◉ 문제성 피부에도 좋은 감초

약방의 감초라는 말이 달리 생겼을까. 한약재를 만들 때 반드시 필요한 약재인 감초는 당연히 피부 미용에도 쓰임새가 많다. 감초의 가장 큰 장점은 모든 피부타입에 사용할 수 있고 각 피부타입에 따라 효과도 다양하다는 것이다.

우리나라에서 잘 자라는 약초라 구하기 쉽지만 특히 가을에 채취해 말린 감초에는 몸에 좋은 성분이 많고 보습 효과가 뛰어나다. 보습 성분이 뛰어나 건성 피부에도 좋으며 염증을 억제하는 성분이 있어 여드름 피부에도 좋다. 계절이나 주위 환경에 민감한 반응을 일으키는 알레르기성 피부나, 기온 차이에 의해 예민해진 피부의 경우에는 탁월한 진정작용을 한다.

감초를 피부 미용에 이용하는 방법은 가루를 내어 다른 여러 가지 재료와 섞어 사용하거나 한약처럼 달여서 우려낸 물로 세안하는 방법이 있다.

감초에 함유되어 있는 글리시리진은 피부를 진정시키는 데 효과가 있으며, 풍부한 플라보노이드는 혈관을 튼튼하게 한다. 여드름 소염작용이 뛰어나고 붉음증 진정작용과 상처를 치료하는 효과도 있다. 또한 피지 분비가 활발한 여드름 피부, 햇살에 오랫동안 노출된 피부에 효과적이다.

5장
피부를 살리는 한방죽 & 한방차

> "꾸준히 먹고 마시면 몸의 변화를 확실히 느낄 수 있는
> 한방 약재를 이용한 한방죽과 한방차를 소개한다.
> 평소 집에서 즐길 수 있는 죽과 차를 이용한
> 피부 살리기로 몸이 건강해질 뿐만 아니라
> 피부 역시 저절로 깨끗해진다."

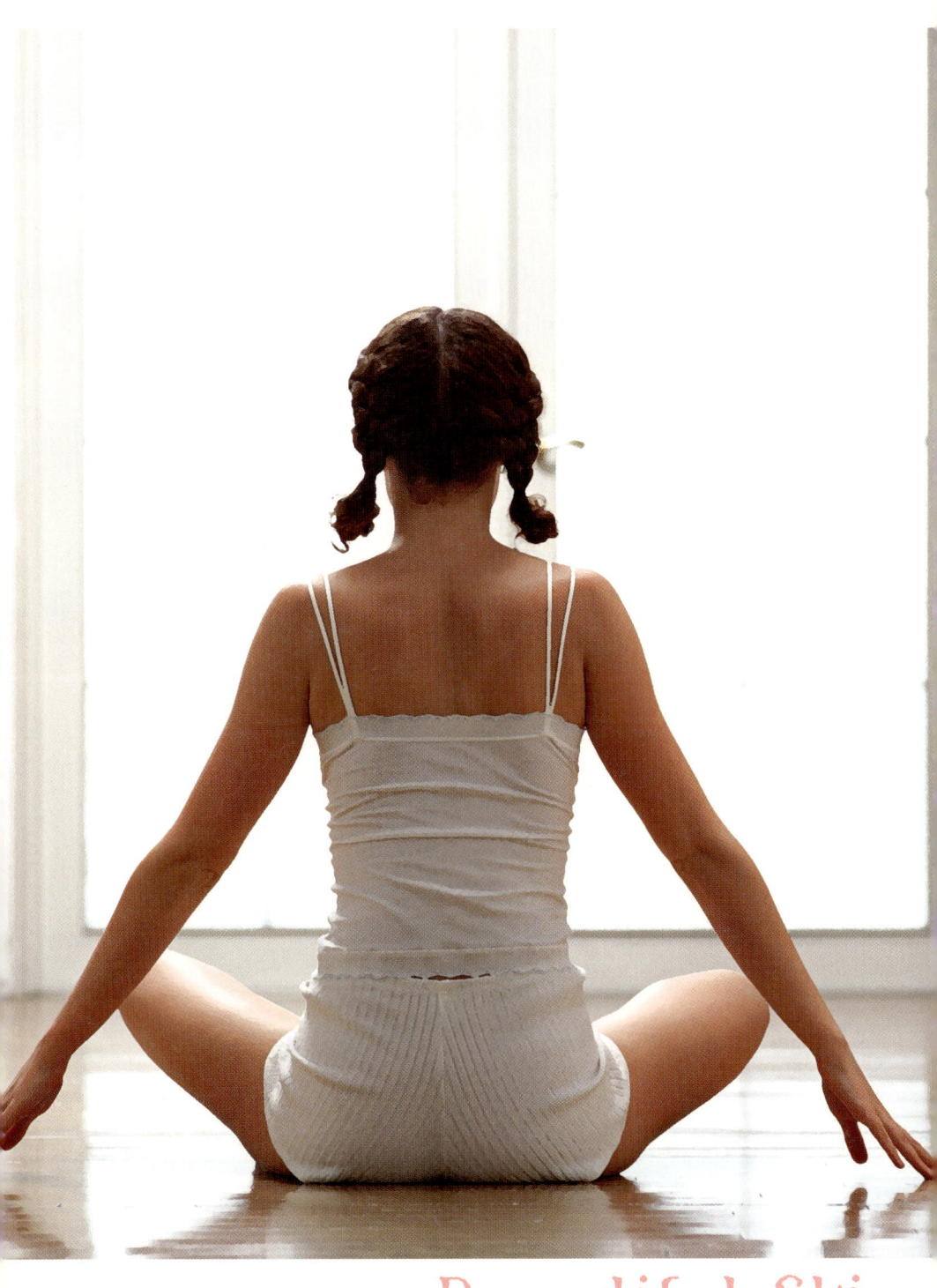
Beautiful Skin

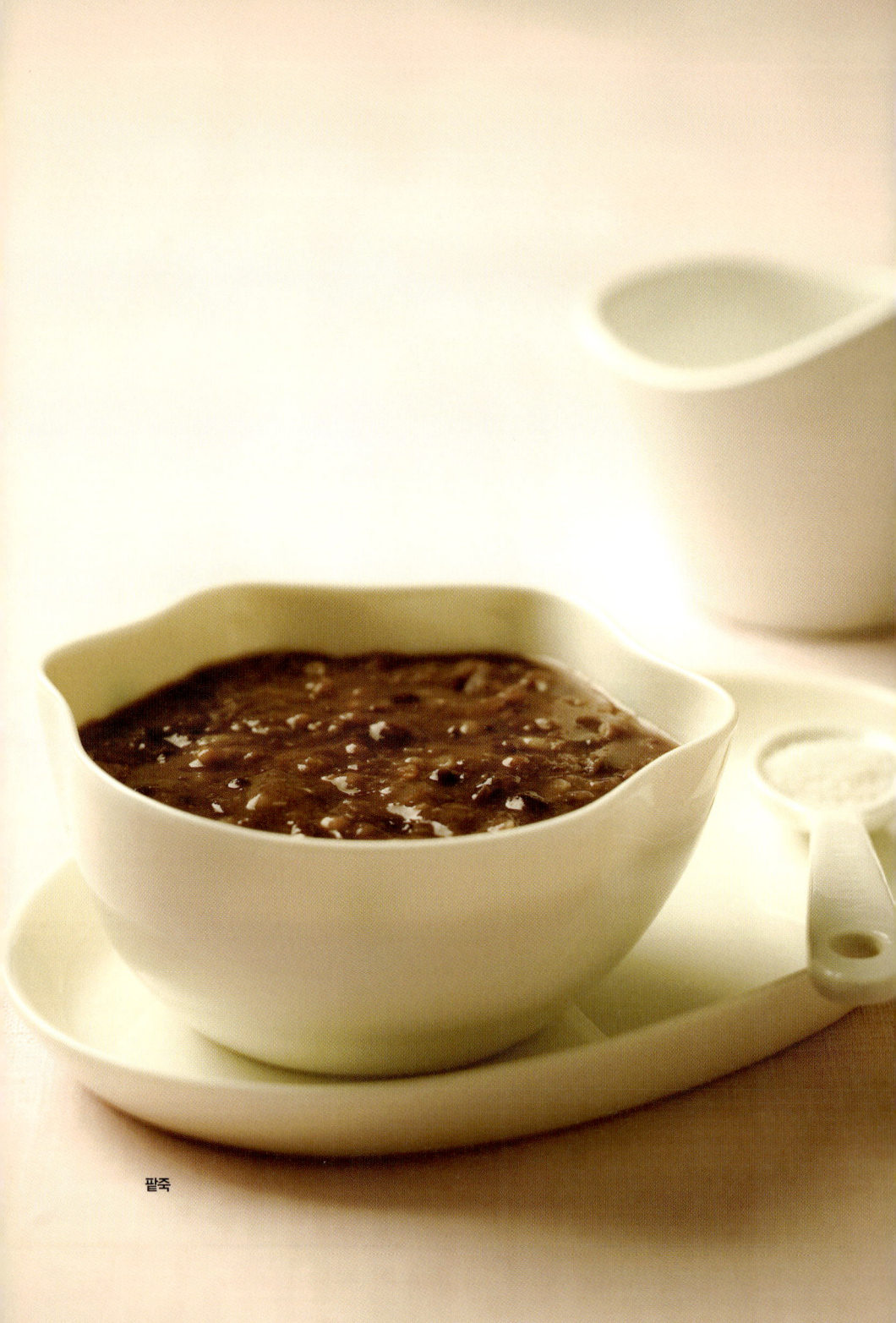
팥죽

팥죽 기미와 잡티를 없앤다

붉은팥(赤小豆)은 이뇨, 소염, 해독작용이 강하며 부종 치료에 효능이 있다. 따라서 몸이 잘 붓거나 비만 체질, 심약하여 잘 놀래거나 두근거리는 경우 붉은팥을 먹으면 좋은 효과를 볼 수 있다. 찬 성질의 단맛이 있어 소양인으로서 변비나 부종이 있는 경우 적합하며 땀이 많고 비습한 태음인에게도 좋다.

재료 팥 ½컵, 멥쌀 ¼컵, 물 4컵, 소금 약간

만들기

1. 팥은 반나절 이상 물에 담가 부드럽게 불린 후 자작하게 물을 붓고 푹 무르도록 삶는다.
2. 쌀을 씻어 30분 정도 물에 담가 불린 후 건져 삶은 팥과 함께 믹서에 넣어 20초 정도 곱게 간다.
3. 냄비에 ②를 담고 물을 부은 후 처음에는 센 불에서 저어가면서 끓이다가 죽물이 끓어 넘치기 시작하면 불을 약하게 줄여 은근히 끓인다. 먹기 전에 소금으로 간한다.

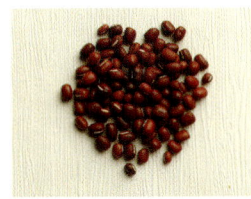
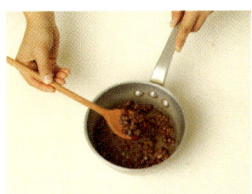
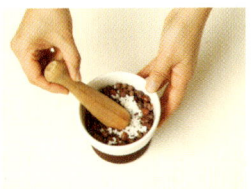

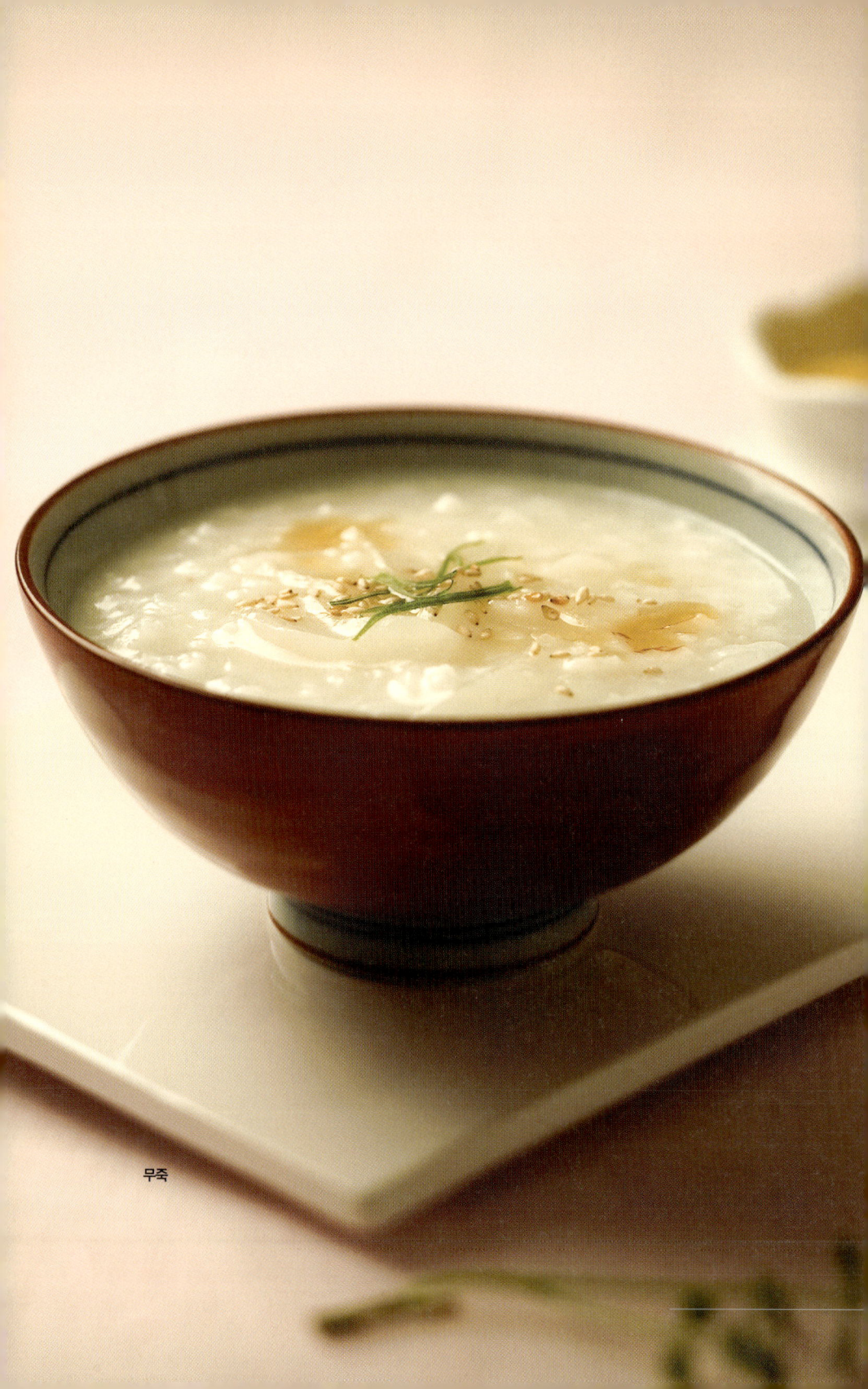

무죽

무죽 노화를 방지하고 피부를 하얗게 만든다

우리나라 토종 무는 소화와 해독기능이 뛰어나 예로부터 산삼에 버금간다고 하였다. 담을 삭혀주고 니코틴 중화, 해독작용이 있어 흡연자나 기관지가 약한 사람에게 더욱 좋다. 기침, 감기, 가래, 인후통이 있는 경우 장기간 복용하면 더욱 좋다.

재료 무 200g, 멥쌀 ½컵, 참기름 1큰술, 통깨 1작은술, 소금 약간, 물 4컵

만들기

1. 무는 껍질째 씻어 곱게 채 썰고, 쌀은 깨끗하게 씻어 물에 30분 정도 담 갔다가 건진다.
2. 냄비에 참기름을 두르고 쌀을 볶다가 쌀이 투명해지기 시작하면 무를 넣고 고루 저어가면서 볶는다.
3. ②에 물을 붓고 한소끔 끓이다가 불을 약하게 줄여 부드럽게 죽을 끓인다. 쌀이 충분히 퍼지고 부드럽게 죽이 쑤어지면 통깨와 소금으로 맛을 더한다.

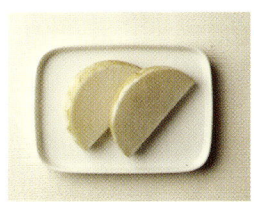 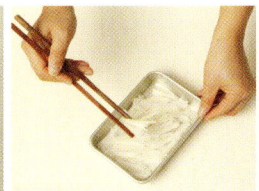 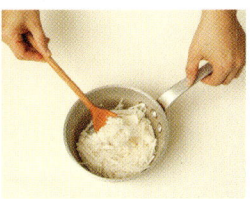

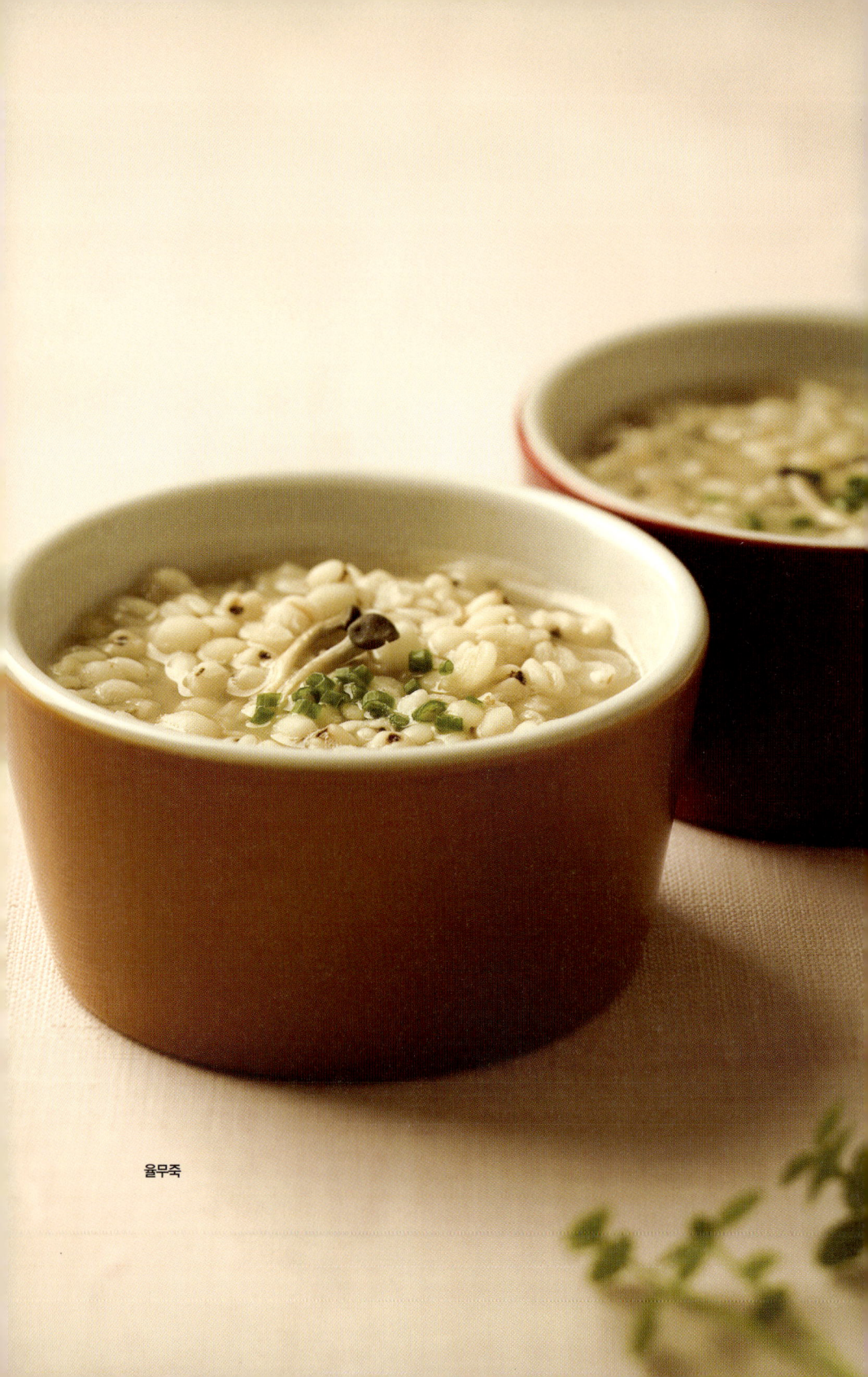

율무죽

율무죽 여드름 및 미백 효과, 비만을 예방한다

율무는 기미, 주근깨 등 색소질환에 좋은 필수아미노산과 유기산의 함량이 높으며, 체내 혈액이나 수분대사를 촉진시키고 노폐물을 정화하는 작용이 있다. 특히 산후에 부종이 없어지지 않고 임신 중 기미가 남아있는 경우 복용하면 적절한 다이어트와 미용식이 된다.

재료 율무 1컵, 물 4컵, 소금 약간

만들기

1. 율무는 물에 담가 부드럽게 불린 뒤 건진다.
2. 냄비에 율무를 담고 물을 붓고 주걱으로 저어가며 끓인다. 물이 끓기 시작하면 불을 약하게 줄인 뒤 율무가 부드럽게 익을 때까지 약한 불에서 푹 끓인다.
3. 먹기 전에 소금을 약간 넣어도 좋다. 율무를 가루로 만들어 차로 즐겨도 같은 효과를 볼 수 있다.

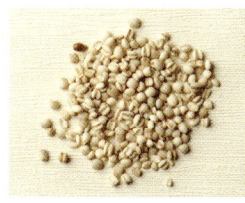 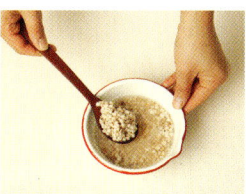 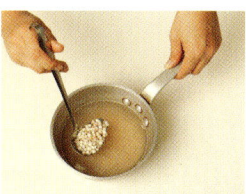

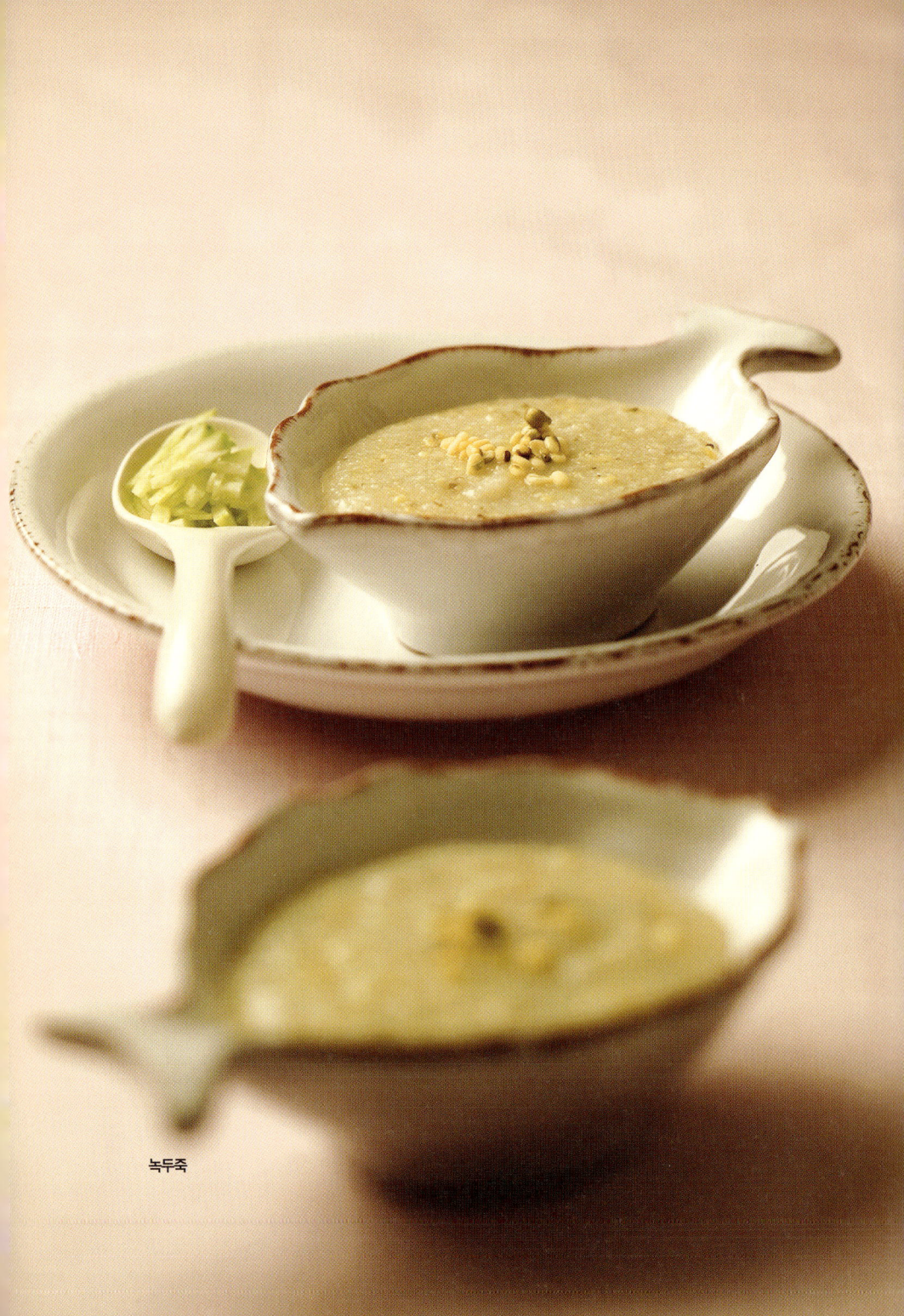

녹두죽

녹두죽 몸속의 독소를 없앤다

녹두는 필수아미노산이 풍부하고, 요즘 각광받는 불포화지방산이 다량 함유되어 있다. 화농성 여드름으로 여드름이 곪거나 아프고 단단하게 부어오르는 경우, 아토피로 인해 붉고 진물 나고 가려운 경우, 입안이 헐거나 입병이 났을 때 더욱 좋다.

재료 녹두 ½컵, 멥쌀 ⅓컵, 물 5컵, 소금 약간

만들기

1. 녹두는 미리 물에 담가 반나절 이상 부드럽게 불리고, 멥쌀도 30분 정도 물에 담가 부드럽게 불린다.
2. 불린 녹두와 쌀을 믹서에 담고 준비한 물 중에 1컵 정도만 붓고 30초 정도 곱게 간다.
3. 냄비에 ②를 붓고 남은 물을 마저 붓고 중불에서 저어가며 끓인다. 먹기 전에 소금으로 간한다. 물 대신 조개 삶은 국물을 이용해도 좋다. 바지락이나 모시조개를 1봉지 준비해 해감을 토하게 한 뒤 물을 붓고 대파와 마늘 몇 쪽을 넣어 삶아 그 육수를 면보자기에 걸러 사용하면 된다.

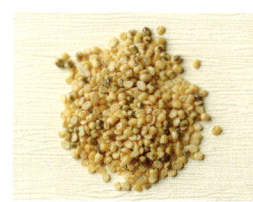 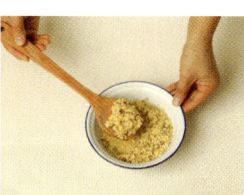 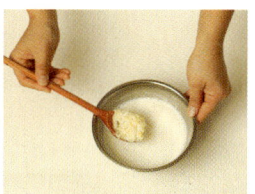

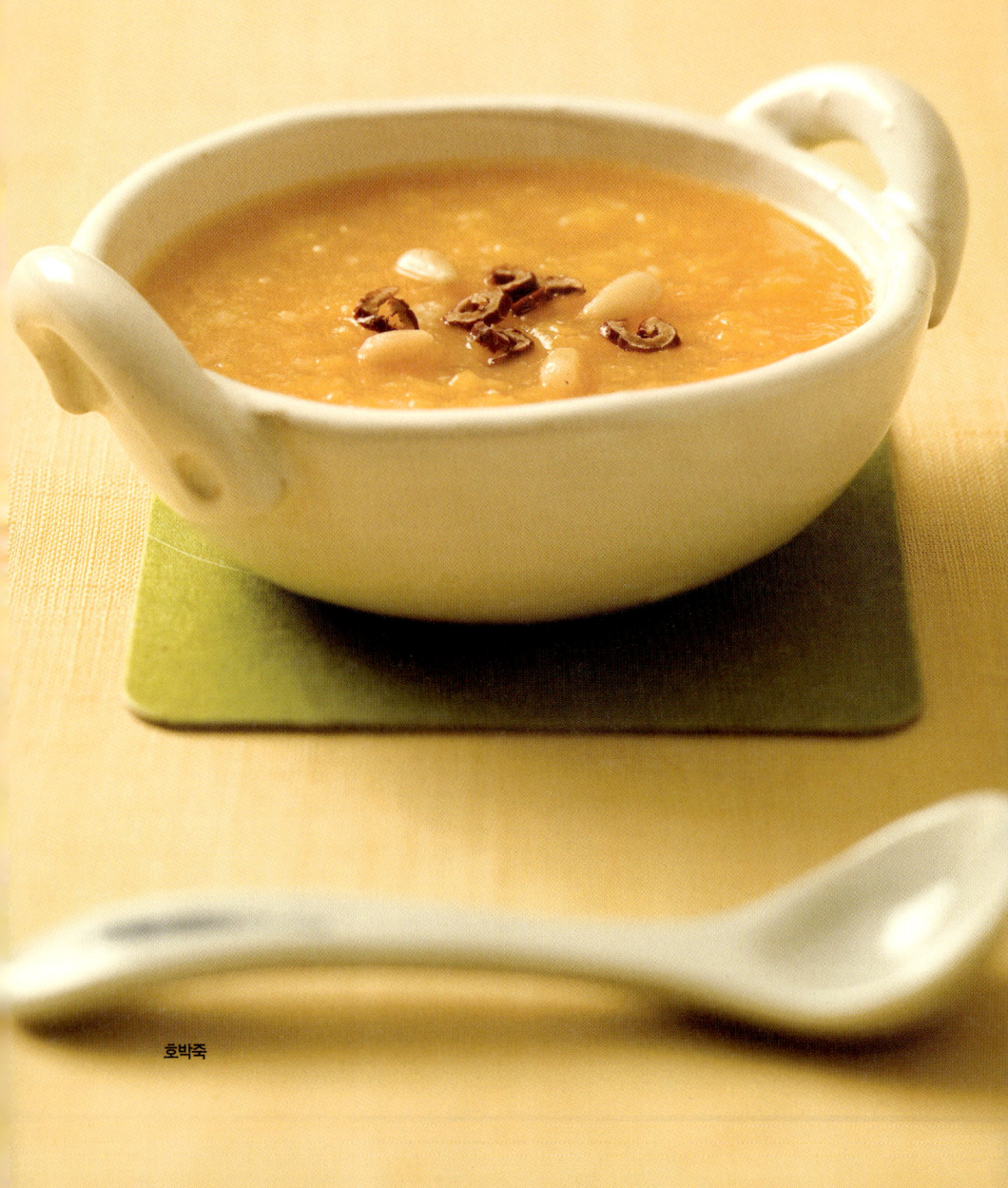

호박죽

호박죽
피부를 재생시키고 노화를 막는다

늙은 호박은 몸을 따뜻하게 해서 기혈 순환을 원활하게 하고 체내 축적된 노폐물을 배출시키는 효능이 뛰어나다. 또 손상된 피부의 재생을 돕고 거친 피부를 매끄럽고 맑게 해주며 펙틴 성분이 다이어트 및 부종 제거에 효과가 있는 것으로 알려져 있다.

재료 늙은 호박 100g, 멥쌀 ½컵, 연자(연꽃씨) 5g, 물 4컵, 소금 약간

만들기
1. 늙은 호박은 속을 정리하고 껍질째 찌거나 삶아 살만 바른다.
2. 쌀은 물에 담가 부드럽게 불린 뒤 건져, 믹서에 넣고 준비한 물 1컵을 붓고 20초 정도 간다.
3. 냄비에 호박과 쌀을 넣고 연자를 씻어 넣은 후 남은 물을 마저 붓고 고루 저어가면서 죽을 끓인다. 연자는 끓여도 딱딱하므로 건져내고 부드러운 죽을 먹는다. 소금 대신 진간장으로 간을 맞추어도 좋다. 연자는 연꽃의 씨앗으로 건재상에서 구입할 수 있다. 없으면 넣지 않아도 된다.

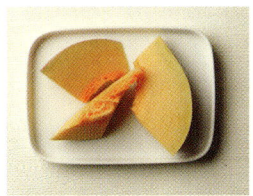 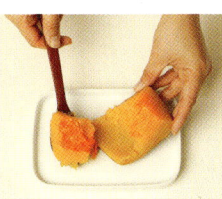 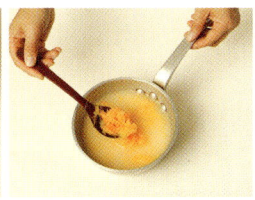

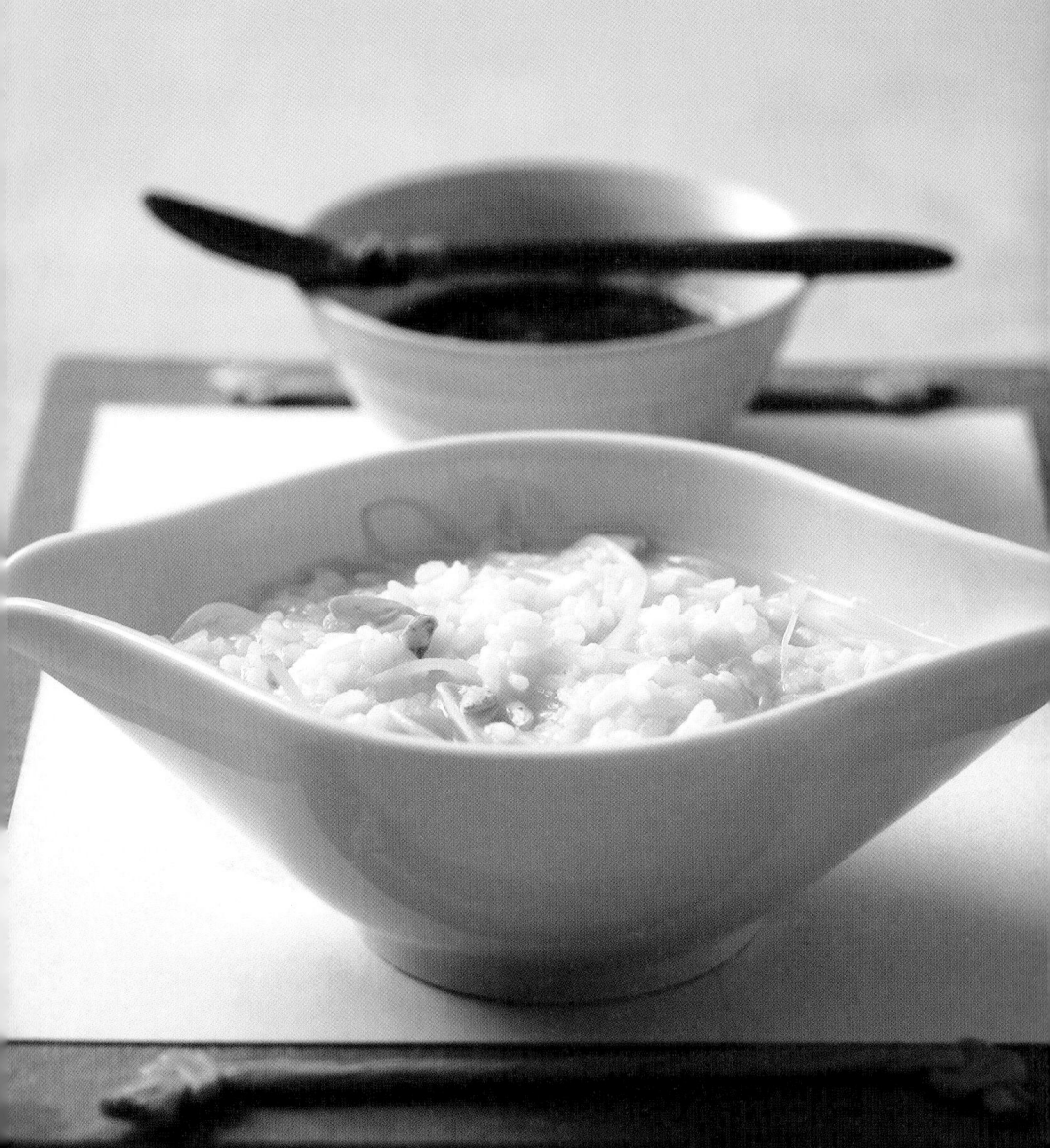

콩나물죽

콩나물죽 피부를 매끄럽게 하며 변비를 예방한다

콩나물은 발아과정에서 콩에 없는 비타민 C와 섬유소가 생긴다. 콩나물의 머리에는 사포닌, 레시틴 등이 많아 뇌세포 손상을 막고 기억력을 증진시킨다는 연구 보고가 있다. 뿌리에는 유명한 아스파라긴산이 많으므로 가급적 손질을 적게 하고 통째로 먹는 것이 좋다.

재료 콩나물 100g, 멥쌀 ½컵, 물 4컵, 참기름 1큰술, 진간장 1작은술

만들기

1. 콩나물은 씻어 물기를 빼고, 멥쌀은 씻어 30분 정도 물에 담가 부드럽게 불린다.
2. 냄비에 참기름을 두르고 쌀을 넣어 달달 볶다가 쌀알이 투명해지기 시작하면 물을 붓고 콩나물을 넣어 뚜껑을 덮고 끓인다.
3. 뚜껑이 들썩이면서 끓기 시작하면 불을 약하게 줄이고 주걱으로 저어가며 끓인다.

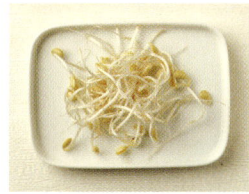 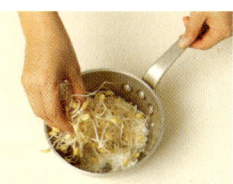 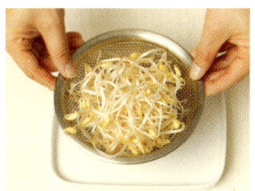

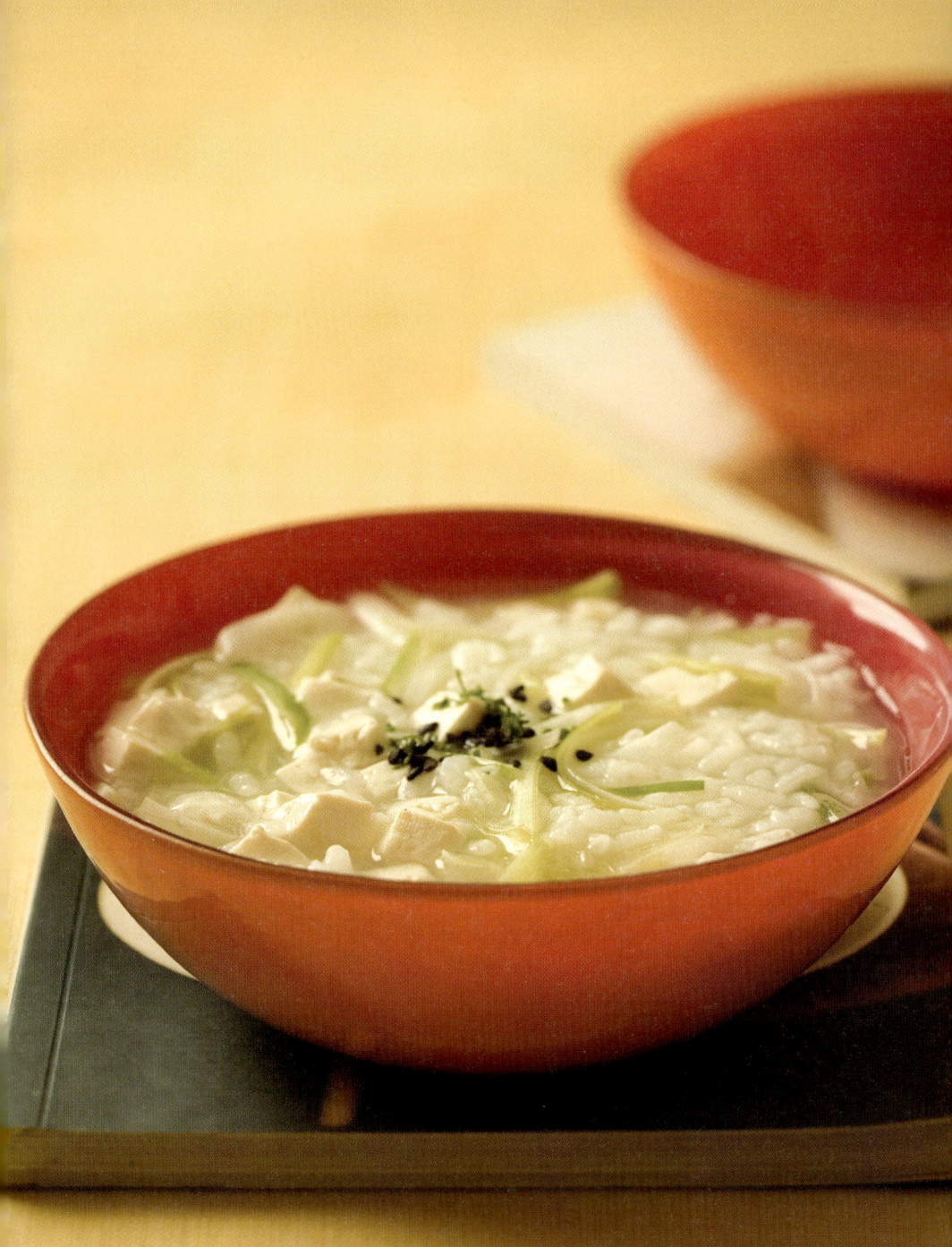

파죽

파죽 스트레스를 해소, 거친 피부를 매끄럽게 한다

한의학에서는 파의 머리쪽 흰부분을 '총백(蔥白)'이라고 하는데 피부 표면에 울체된 열을 풀어 원활하게 소통시켜주는 온순한 약재로 많이 애용되고 있다. 감기 초기, 정서적 긴장이나 흥분이 있을 때, 몸이 차고 땀이 잘 나지 않을 때 먹으면 편안해진다.

재료 대파 1뿌리, 멥쌀 $\frac{1}{2}$컵, 물 4컵, 두부 $\frac{1}{4}$모, 참기름 1큰술, 통깨 1작은술, 소금 약간

만들기

1. 대파는 뿌리를 깨끗하게 다듬어 씻은 후 곱게 채 썰어 물에 담가 가볍게 주물러가며 씻어 건진다.
2. 멥쌀은 씻은 다음 물에 30분 정도 담갔다가 건지고, 두부는 흐르는 물에 씻은 뒤 손톱만한 크기로 자른다.
3. 냄비에 참기름을 두르고 쌀을 넣어 달달 볶다가 대파를 넣은 뒤 물을 붓고 한소끔 끓인다. 여기에 두부를 넣은 후 고루 저어가며 부드럽게 끓인다. 통깨와 소금으로 맛을 낸다.

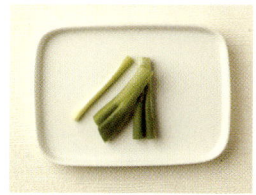 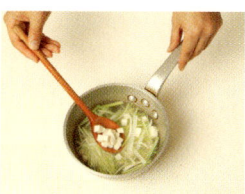 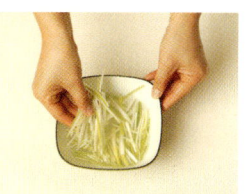

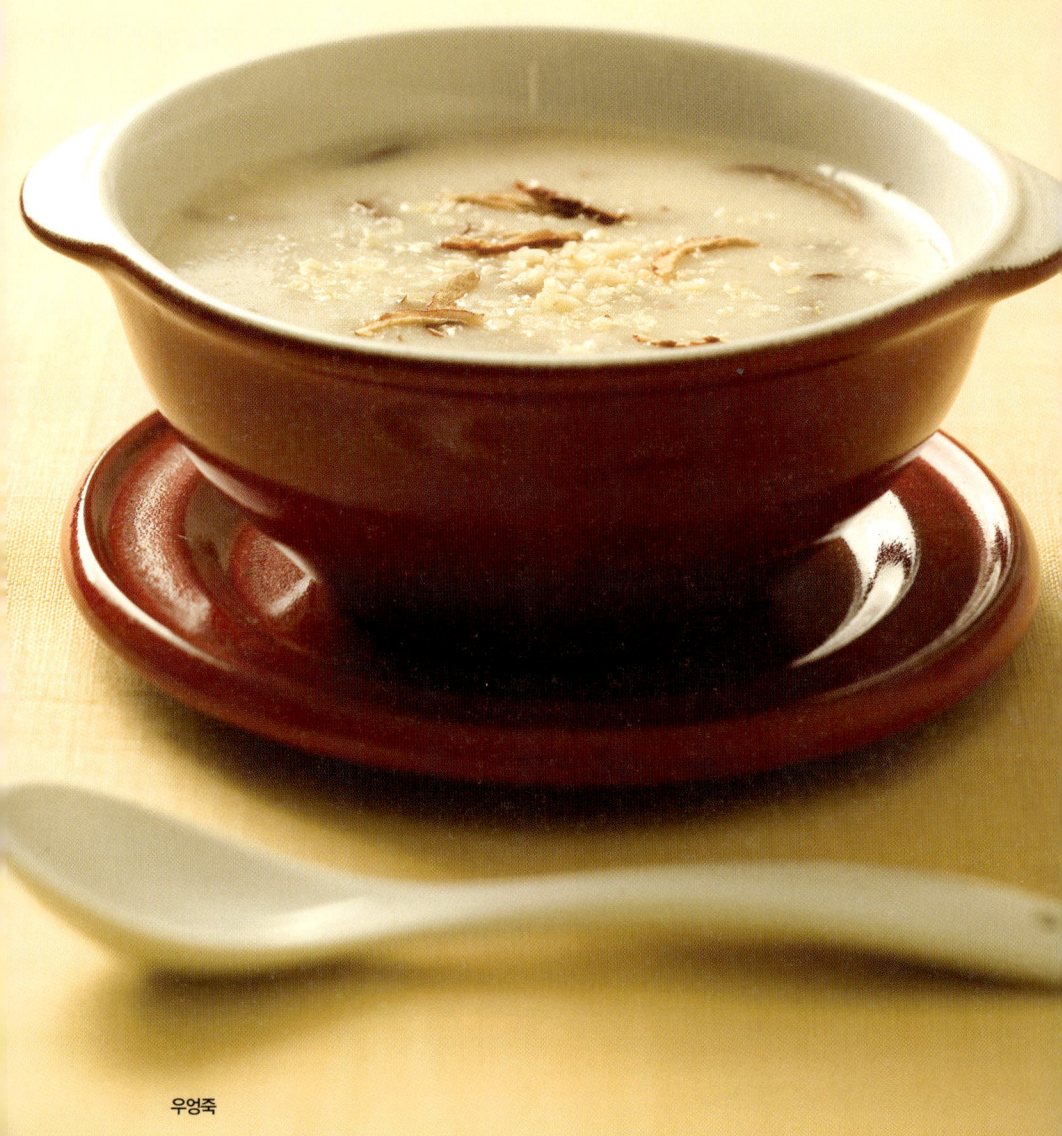

우엉죽

우엉죽 부스럼, 각종 염증을 개선한다

우엉은 신수(腎水)를 이롭게 하므로 예로부터 한의학에서는 자양강장제로 알려져 있다. 현대에 와서는 우엉의 아르기닌이라는 물질이 성호르몬의 분비를 돕는다고 보고되기도 했다. 우엉의 섬유질은 장을 자극해서 변비를 예방하고 철분이 많아 빈혈, 미용에 매우 좋다.

재료 우엉 50g, 멥쌀 ½컵, 물 3컵, 참기름 1큰술, 식초 1작은술, 진간장 1작은술

만들기
1. 우엉은 껍질을 채로 곱게 채 썰어 식초 넣은 물에 한 번 삶아 건진다.
2. 멥쌀을 씻어 30분 정도 물에 담가 불린 뒤 냄비에 담고 참기름으로 달달 볶는다.
3. 쌀알이 투명해지기 시작하면 우엉을 넣은 뒤 물을 붓고 주걱으로 저어가며 부드럽게 끓인다. 쌀알이 충분히 퍼져 부드럽게 되면 약한 불에서 부드럽게 더 끓이다가 진간장으로 간을 맞춘다.

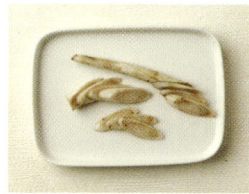 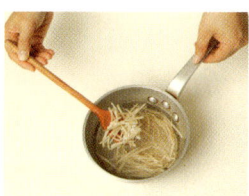 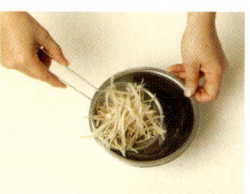

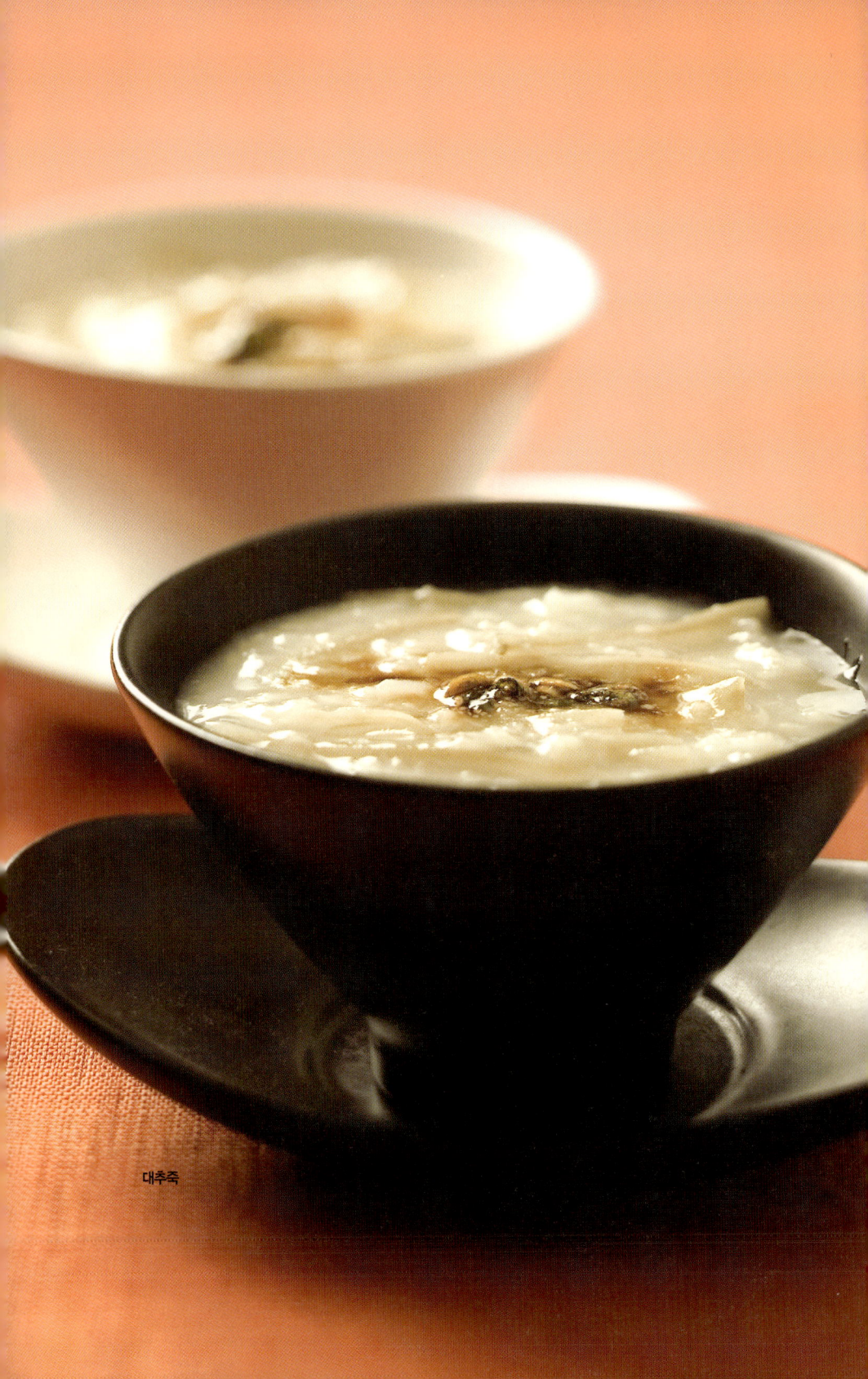

대추죽

대추죽 　피부 노화 방지에 효과적이다

대추는 스트레스를 풀며 마음을 안정시키고 혈액 생성을 도와 여성의 빈혈, 월경 불순, 전신 허약에 더욱 좋다. 비타민 C와 베타카로틴이 많아 몸속의 유해 노폐물 배출 및 노화 방지에 효과가 있으며 신경 쇠약, 불면증, 식욕 부진, 소화불량 및 갱년기 근육통에도 좋다.

재료 멥쌀 $\frac{1}{2}$컵, 대추 10알, 잣 1큰술, 물 3컵, 소금 약간

만들기

1. 쌀은 깨끗하게 씻어 30분 정도 물에 담갔다가 건지고, 대추는 반으로 갈라 씨를 도려낸 뒤 곱게 채 썬다. 잣은 기름기를 닦는다.
2. 믹서에 쌀과 잣을 담고 준비한 물 1컵을 붓고 20초 정도 곱게 간다.
3. 냄비에 ②를 담고 남은 물을 부은 후 채 썬 대추를 고루 저어가며 끓인다. 소금으로 약하게 간해 내놓는다. 불면증이 있는 경우 씨를 모아 말린 후 팬에 살짝 볶아 가루 내어 죽과 함께 먹으면 좋다.

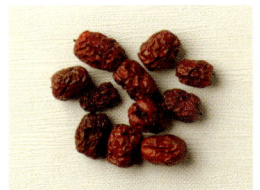
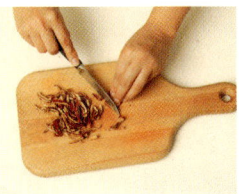
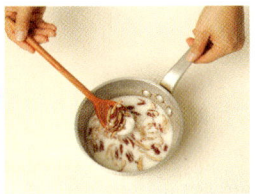

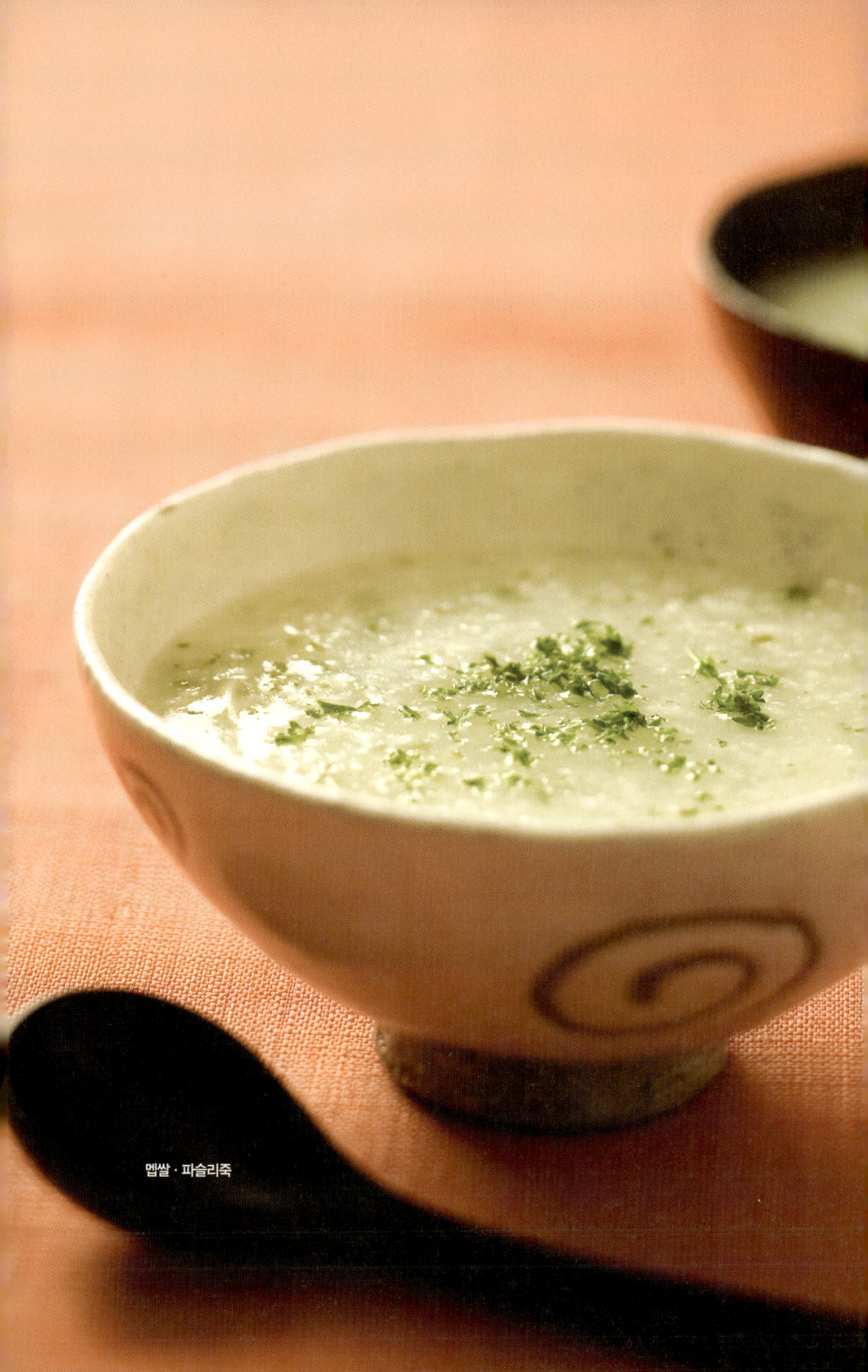

멥쌀·파슬리죽

멥쌀·파슬리죽 노화, 각질 피부, 안면홍조에 좋다

비타민 C가 가장 많이 함유되어 있는 야채 중 하나인 파슬리는 단독으로 녹즙을 만들어 먹기보다는 다른 야채와 함께 즙을 내서 먹는 것이 좋다. 파슬리는 인체에서 호르몬 활동에 유효하며 모세혈관계통을 건강하게 하고, 피부를 매끈하게 하는 비타민 A가 많다.

재료 파슬리 10g, 멥쌀 ½컵, 물 3컵, 소금 약간

만들기

1. 파슬리는 씻어 물기를 털고 곱게 다진다.
2. 멥쌀은 씻어 30분 정도 물에 담가 불린 뒤 믹서에 담고 준비한 물 1컵을 붓고 20초 정도 곱게 간다.
3. 냄비에 간 쌀을 담고 남은 물을 붓고 고루 저어가면서 끓이다가 부드럽게 퍼지면 다진 파슬리를 넣고 소금으로 간을 맞춘다.

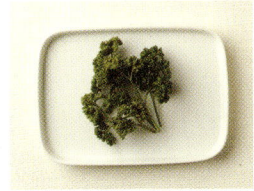 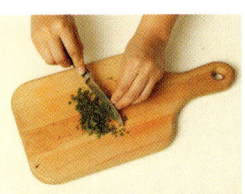 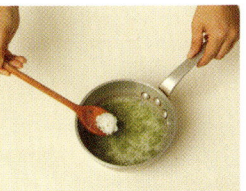

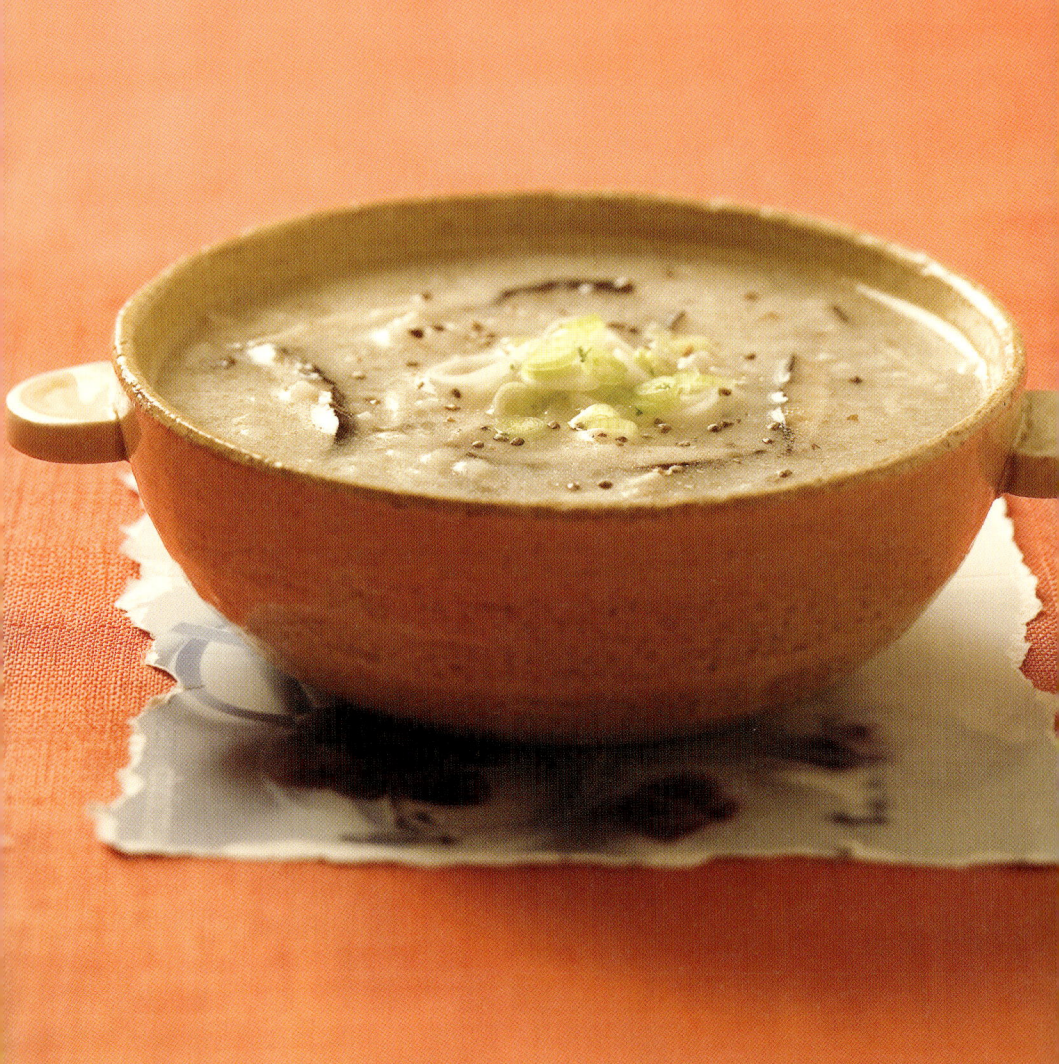

표고버섯죽

표고버섯죽 소화기관이 약해서 생기는 트러블에 좋다

전 세계에서 두 번째로 가장 많이 생산되는 버섯이다. 피부 가려움증과 긁은 뒤 나타나는 염증, 각질에 효과가 있다. 표고버섯은 일반 식용버섯 중 항암효과가 우수하며, 소화불량과 골다공증 개선에 좋다. 그리고 기를 보충하며 기갈을 없애고 막힌 혈을 뚫어준다.

재료 표고버섯 2개, 멥쌀 ½컵, 물 3컵, 들기름 1큰술, 들깨 ½큰술, 소금 약간

만들기
1. 표고버섯은 기둥을 자르고 곱게 채 썬다.
2. 멥쌀은 씻어 30분 정도 물에 담가 불린 뒤 건져 냄비에 담고 들기름으로 달달 볶는다.
3. ②에 물을 붓고 표고버섯을 넣어 고루 저어가면서 끓이다가 반 정도 으깨지도록 간 들깨를 넣어 맛을 더한다. 소금을 넣어 간을 맞춘다. 마른 표고버섯을 이용해도 좋은데 마른 표고버섯을 물에 담가 불린 후 불린 물을 죽물로 사용하면 감칠맛이 더 깊은 죽을 끓일 수 있다.

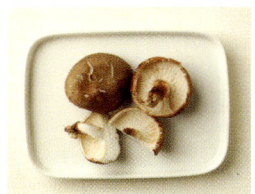 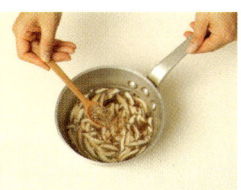 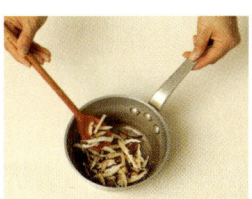

Cosmetic Advice

더 알아보는 한방 미용죽

복분자죽

복분자죽은 피부를 아름답게 하고 노화를 방지하며 간장과 신장을 보하고 스태미나를 강화시키는 효과가 있다. 또한 계속 자주 먹으면 청춘의 활력을 보존할 뿐만 아니라 허리앓이와 성냉감증(性冷感症)도 치료한다.

재료 쌀 ½컵, 복분자 ½컵, 물 3컵, 설탕이나 꿀 약간
만들기 복분자를 으깨어 면천으로 만든 주머니 속에 담은 것과 쌀을 함께 섞어 죽을 쑨 뒤, 주머니는 건져내고 먹는다. 입맛에 따라 설탕이나 꿀을 넣어도 좋다.

사신죽

중국 역대 왕비들의 미용죽으로 '선죽(仙粥)'이라 부르기도 한다. 이 죽은 대소변에 이로우며 머리를 검게 하고 눈을 밝게 한다.

재료 감인(가시연꽃의 씨) ½컵, 백복령 ⅓컵, 대추 10개
만들기 감인 ½컵, 백복령 ⅓컵에 씨를 뺀 대추 10개를 잘게 썰어 넣고 걸쭉하게 끓이면 된다.

율무쌀죽

열을 제거하고, 소화를 돕고, 부기를 가라앉히며, 변비에 좋다. 일설에는 암을 치료하는 데도 효과가 있다고 한다.

재료 율무쌀 ½컵, 쌀 ½컵, 소금이나 설탕 약간

만들기 율무쌀 ½컵에 물을 넣고 끓이다가 쌀알이 70% 정도 익으면, 쌀 ½컵을 넣고 묽은 죽으로 만든다. 입맛에 따라 소금이나 설탕, 살구씨, 은행, 호두, 천문동, 대추, 잣, 밤 등을 넣어도 좋다.

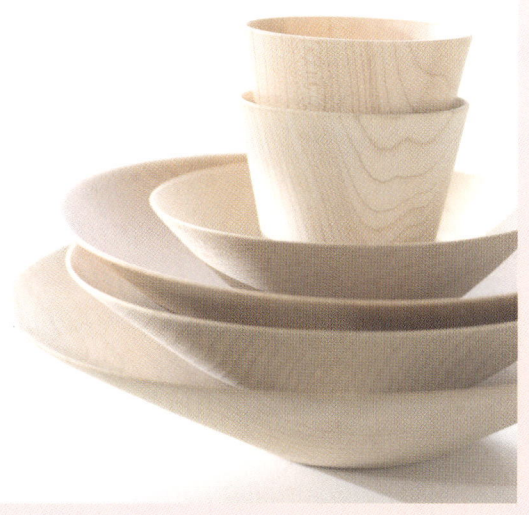

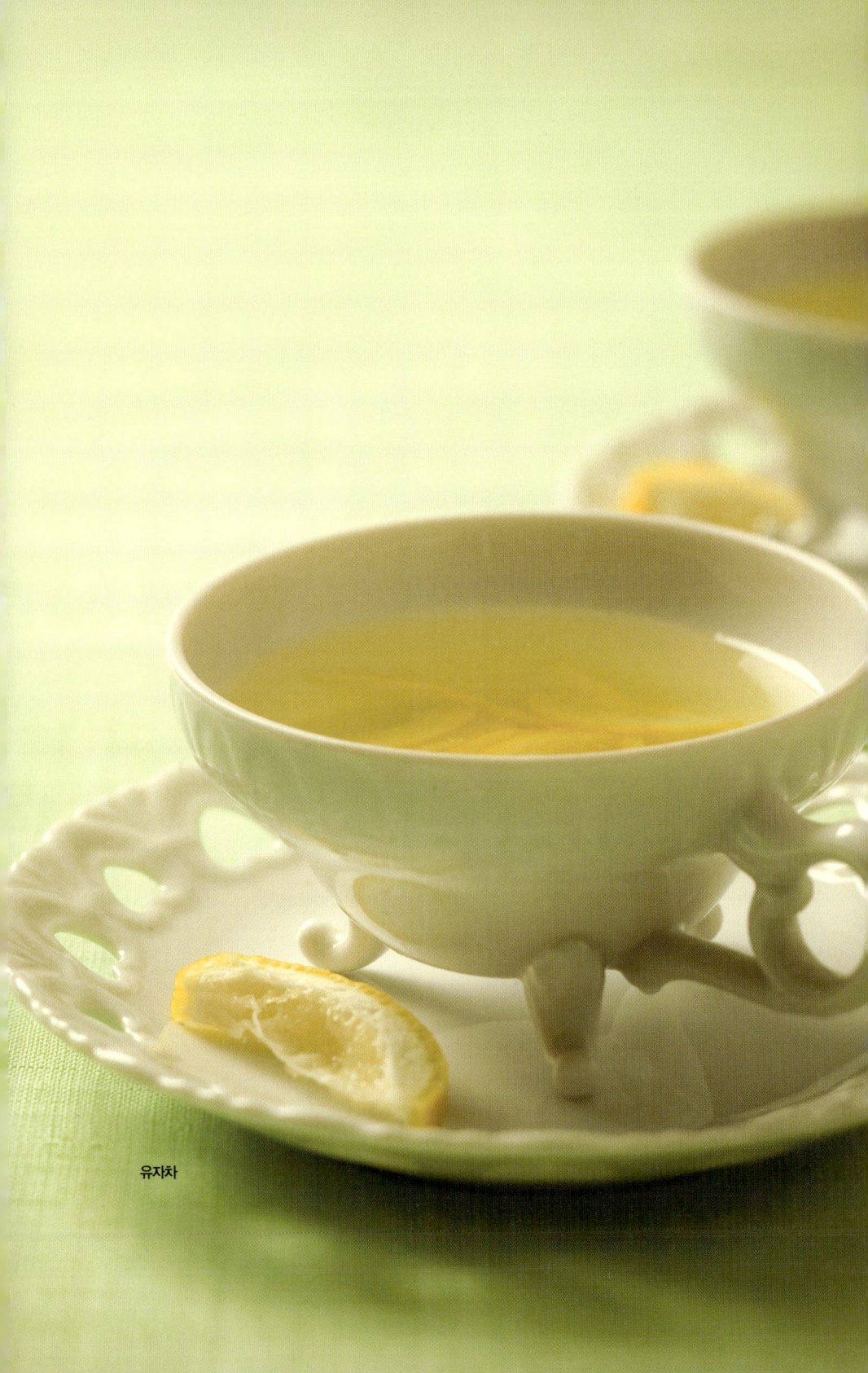
유자차

유자차 피부를 탄력 있게 만든다

감기와 피부미용, 노화 방지, 피로 회복에 좋은 유기산이 많고 모세혈관을 보호하는 헤스페리딘(hesperidin)이라는 성분이 있어 피부가 쉽게 붉어지는 안면홍조에 좋다. 또한 배농작용이 높아 화농성 여드름, 종기 등이 잘 생기는 경우 빠르게 염증 제거를 할 수 있다.

재료 유자 1개, 물 4컵, 꿀 1작은술

만들기

1. 유자는 껍질째 깨끗하게 씻어 노란색 껍질부분만 도려낸 뒤 껍질을 곱게 채 썬다. 이때 속은 버리지 말고 잼으로 만들어 먹거나, 목욕할 때 목욕물에 담가서 사용한다.
2. 유자 채를 냄비에 담고 물을 부어 한소끔 팔팔 끓인 뒤 꿀을 넣는다.
3. 유자가 제철일 때 넉넉히 준비해 껍질만 도려낸 뒤 설탕에 재워두었다가 끓는 물을 부어 마셔도 좋다.

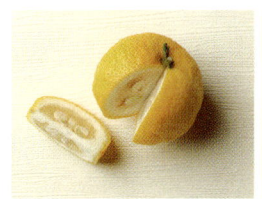 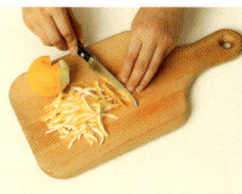 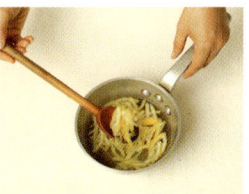

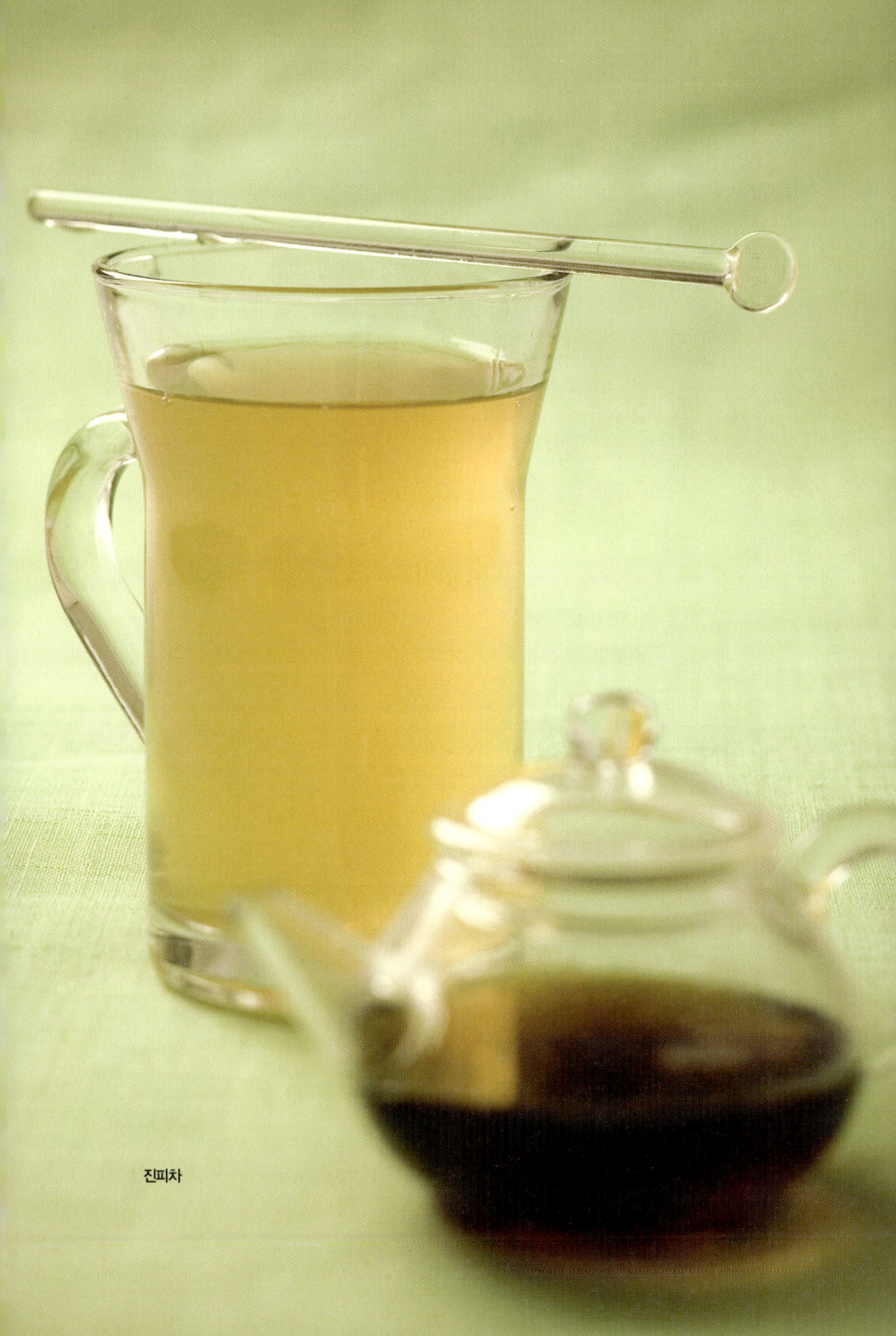

진피차

진피차 피부를 매끄럽게 한다

귤의 말린 껍질을 진피(陳皮)라고 한다. 《동의보감》에는 소화기능을 조화롭게 하며 소화불량, 특히 먹으면 잘 체하고, 조금만 신경써도 스트레스가 쌓이고, 몸이 뻐근하고, 쉽게 피곤한 사람에게 좋다고 쓰여 있다.

재료 진피 30g, 물 4컵, 꿀 1작은술

만들기

1. 진피를 흐르는 물에 살짝 씻은 다음 냄비에 담고 물을 부어 한소끔 팔팔 끓인다.
2. 밝은 갈색으로 물이 우러나면 한소끔 더 끓이다가 진피를 건져내고 꿀을 넣는다.
3. 식성에 따라, 혹은 계절에 따라 따뜻하게 마셔도 좋고 차게 마셔도 좋다.

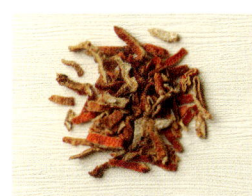 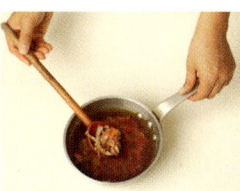 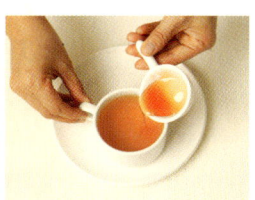

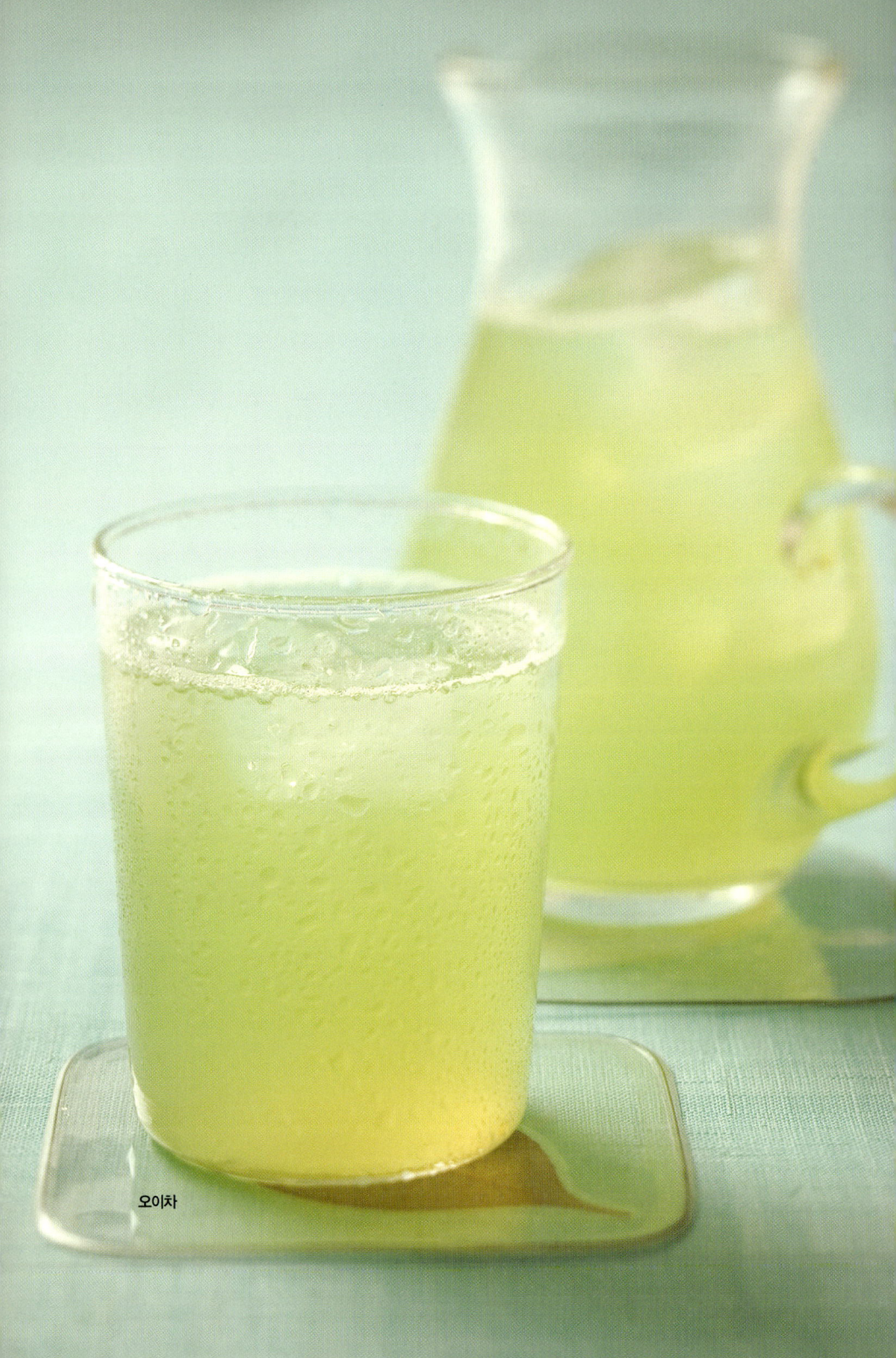

오이차

🦋 오이차 얼굴의 부기, 열이 있을 때 좋다

수분 공급과 진정 효과가 좋으며 칼륨의 함량이 높아서 혈액 및 근육조직을 강화하고 노폐물 배출에 좋은 알칼리성 식품이다. 몸에 열이 많은 소양인에 적합하며, 땀을 많이 흘리는 경우에도 좋다.

재료 오이 1개, 소금 약간, 조각 얼음 약간

만들기
1. 오이는 껍질을 소금으로 박박 문질러가며 씻은 뒤 가시부분은 떼고 맑은 물에 다시 한 번 헹군다.
2. 강판에 오이를 갈아 면보자기나 고운 체에 걸러낸 즙을 유리잔에 붓고 조각 얼음을 띄워 시원하게 마신다.

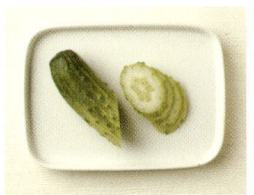 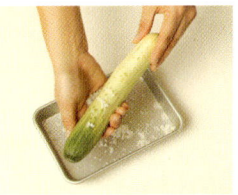 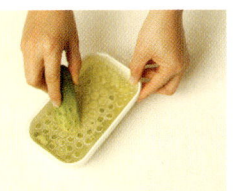

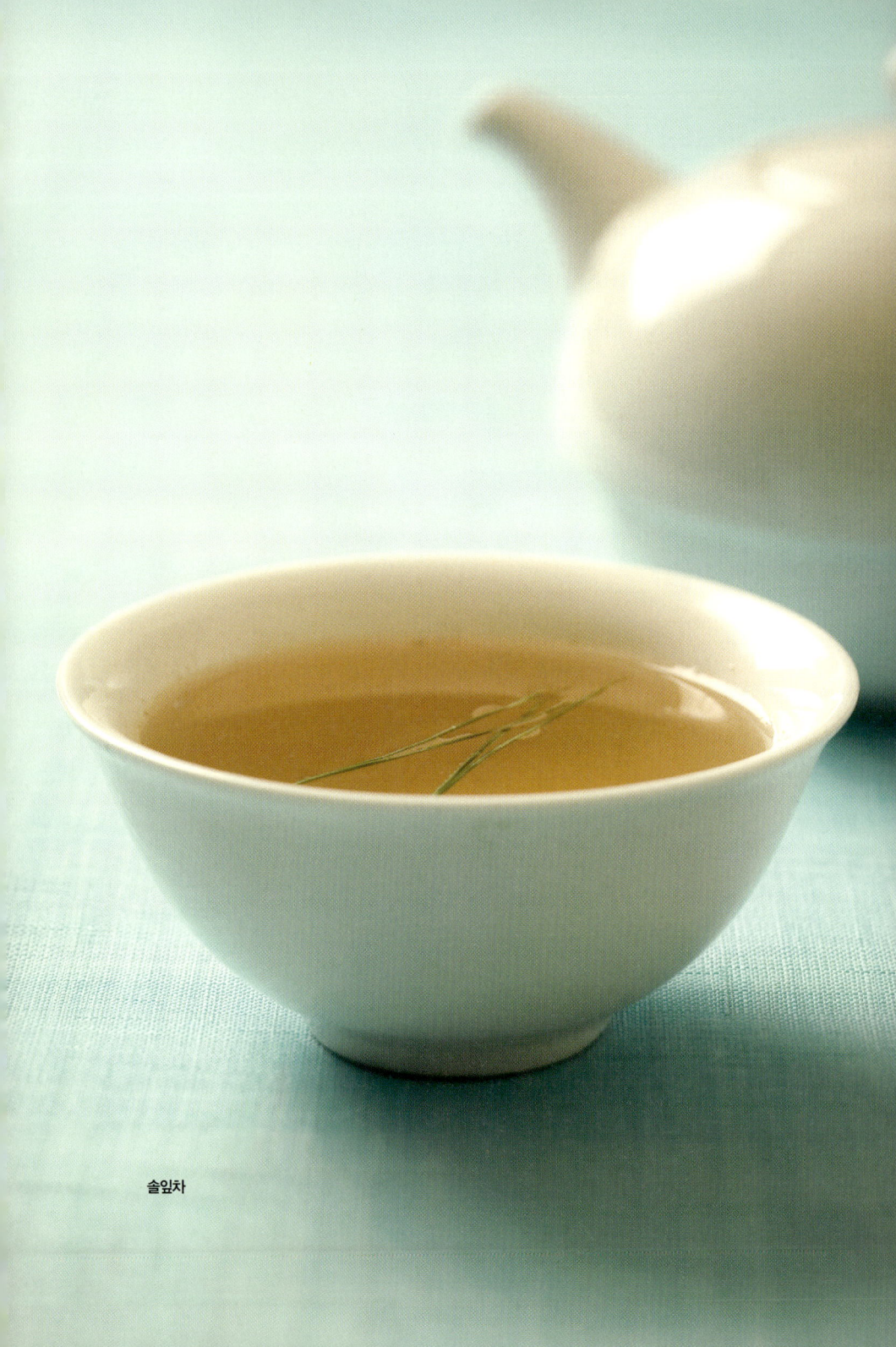

솔잎차

솔잎차 _혈액순환이 나빠 생기는 피부 트러블과 소염, 진정에 좋다_

《동의보감》에서는 솔잎을 고혈압, 말초혈액순환으로 인한 팔다리 저림, 불면증, 중풍, 신경쇠약에 효과가 있다고 하였다. 또한 풍(風)과 습(濕)으로 인한 피부병을 다스리고 머리카락을 나게 하며 오장육부를 편안하게 만들어준다. 노화 방지에도 효과가 있다.

재료 우리나라 솔잎 20g, 물 3컵, 꿀 1작은술

만들기
1. 솔잎은 깨끗하게 씻어 건진다.
2. 냄비에 물을 담고 끓이다가 솔잎을 넣어 향이 우러나면 불을 약하게 줄인 뒤 한소끔 더 끓이고 나서 건더기를 건진다.
3. 기호에 따라 꿀을 약간 넣어 마셔도 좋다. 따뜻할 때 즐기는 것이 솔향을 진하게 즐길 수 있어 좋다.

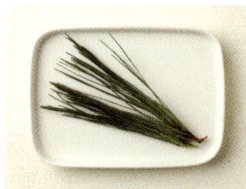
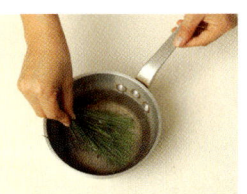

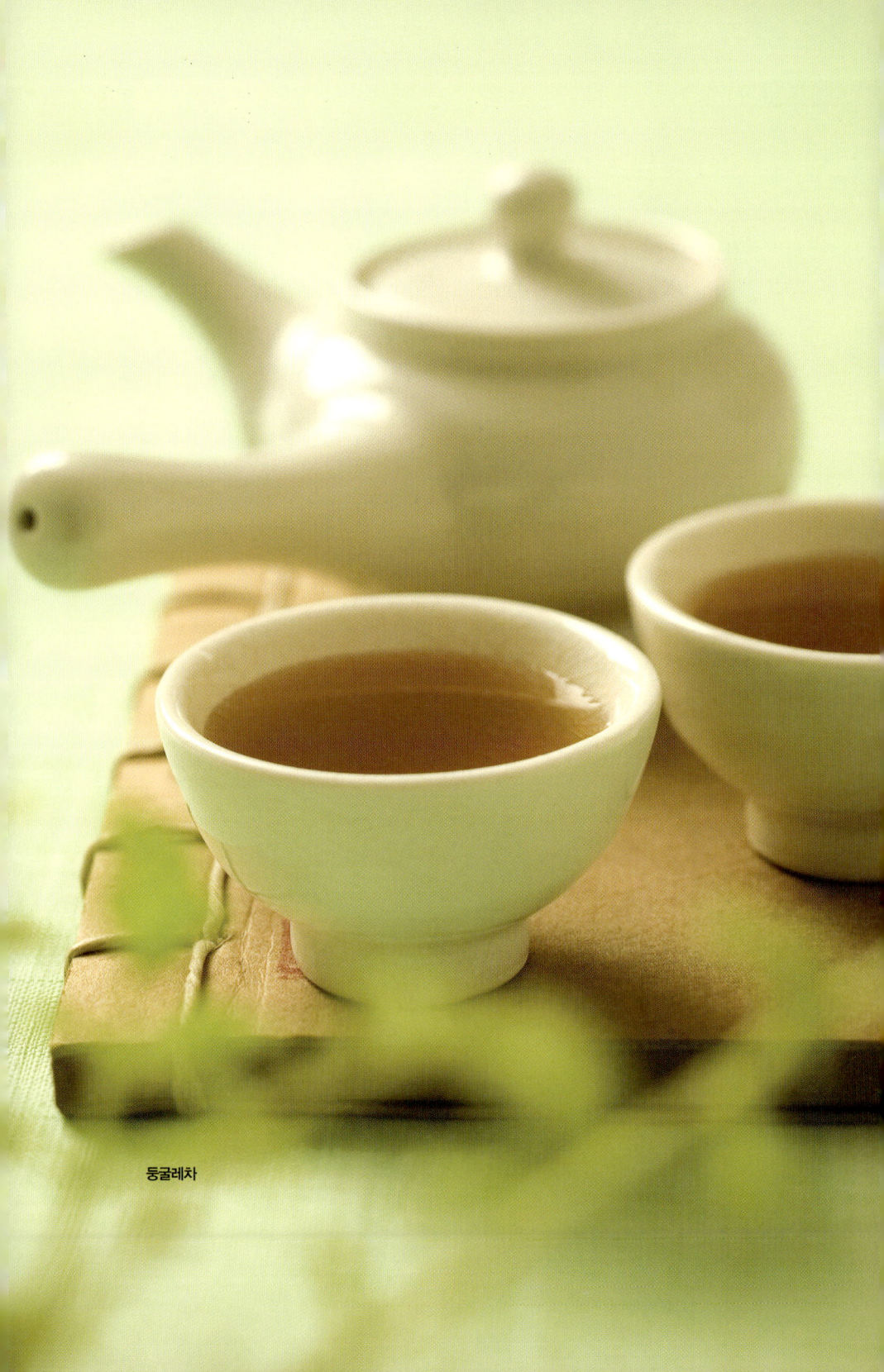
둥굴레차

둥굴레차 하얀 피부로 가꿔준다

《동의보감》에서는 태양의 정(精)을 받은 생약이라 허하고 쇠약한 몸을 보하고, 근육과 뼈를 튼튼하게 하며, 정신을 맑게 하고, 간과 신장을 보하고, 정력을 도와 심기를 편안하게 해주는 약재로 오랫동안 먹으면 몸이 가벼워지고 장수한다고 하였다. 자음, 강장, 미백에도 효과가 있다.

재료 둥굴레 뿌리 10g, 물 3컵

만들기
1. 잘 마른 둥굴레 뿌리를 흐르는 물에 씻어 냄비에 담고 물을 부어 한소끔 팔팔 끓인다.
2. 갈색이 우러나기 시작하면 불을 약하게 줄여 국물이 반으로 졸아들 때까지 끓인다.
3. 하루 3회 이상 꾸준히 마시면 효과를 볼 수 있다.

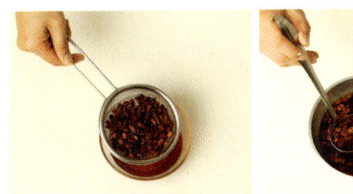
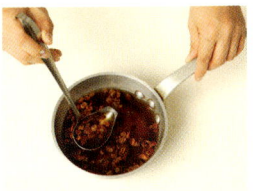

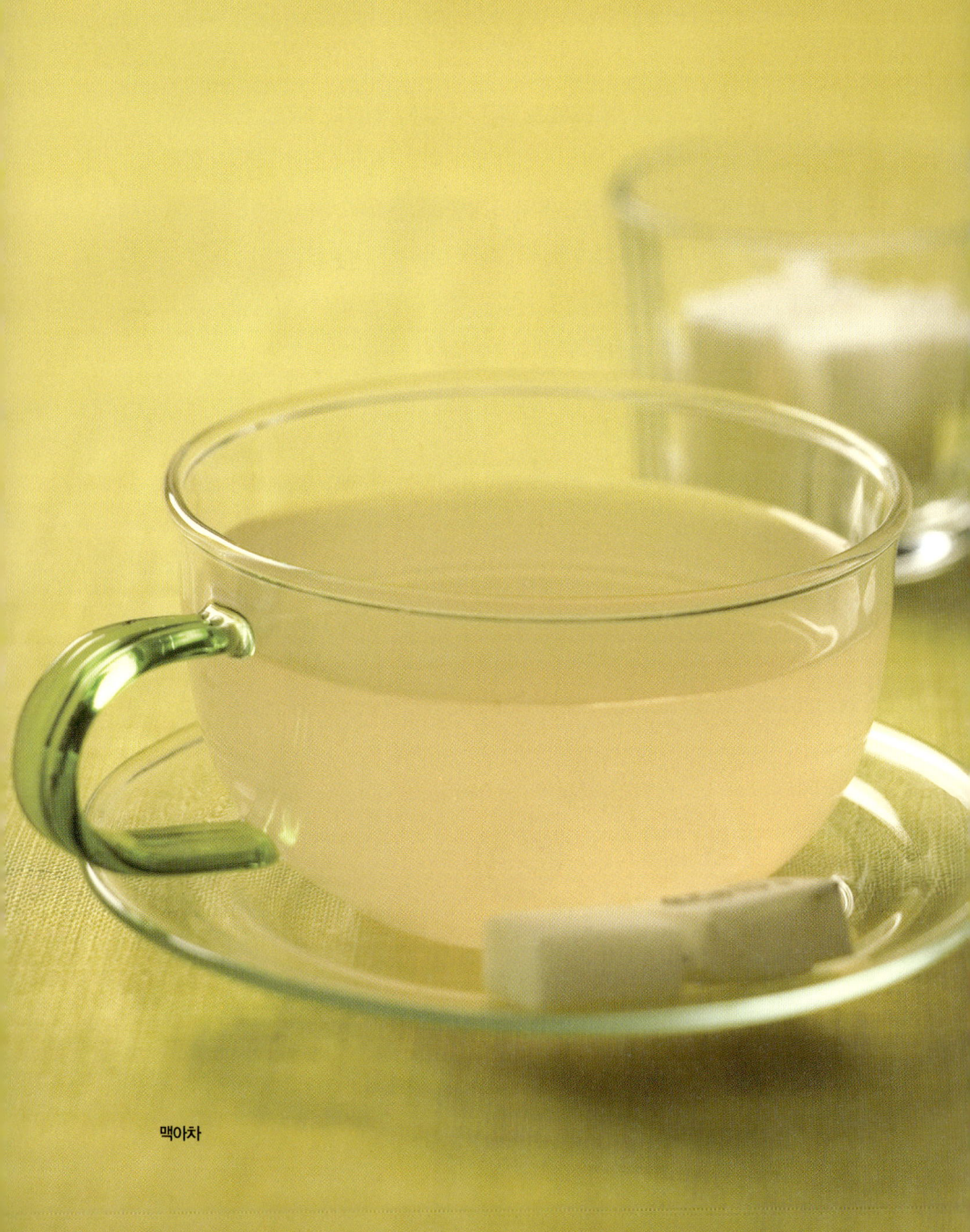

맥아차

맥아차   소화불량으로 인한 피부 트러블에 효과적이다

한방에서 애용되는 소화제로 보리를 발효시킨 것이다. 만성 소화불량이나 자주 체하는 소음인에게 적합하다. 요즘은 정수기의 물이나 생수를 많이 마시지만 10여 년 전만 해도 가정에서 수시로 마시는 물은 바로 보리차였다. 위가 약한 사람들이라면 생수 대신 보리차를 권한다.

재료 맥아 20g, 물 5컵, 설탕 ½큰술

만들기

1. 맥아는 체에 밭쳐 흐르는 물에 씻어 물기를 뺀다.
2. 씻은 맥아를 냄비에 담고 물을 부어 약한 불에서 15분 정도 은근히 끓인 뒤 체에 밭쳐 물만 받는다.
3. 기호에 따라 맥아를 끓인 물에 설탕을 넣는다. 시판하는 식혜도 맥아를 이용해 만든 것이므로 식혜를 자주 마시는 것도 좋은 방법이다.

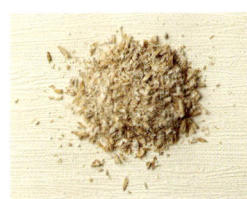
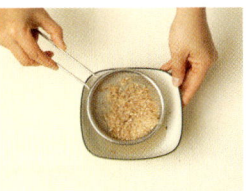
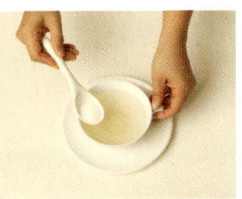

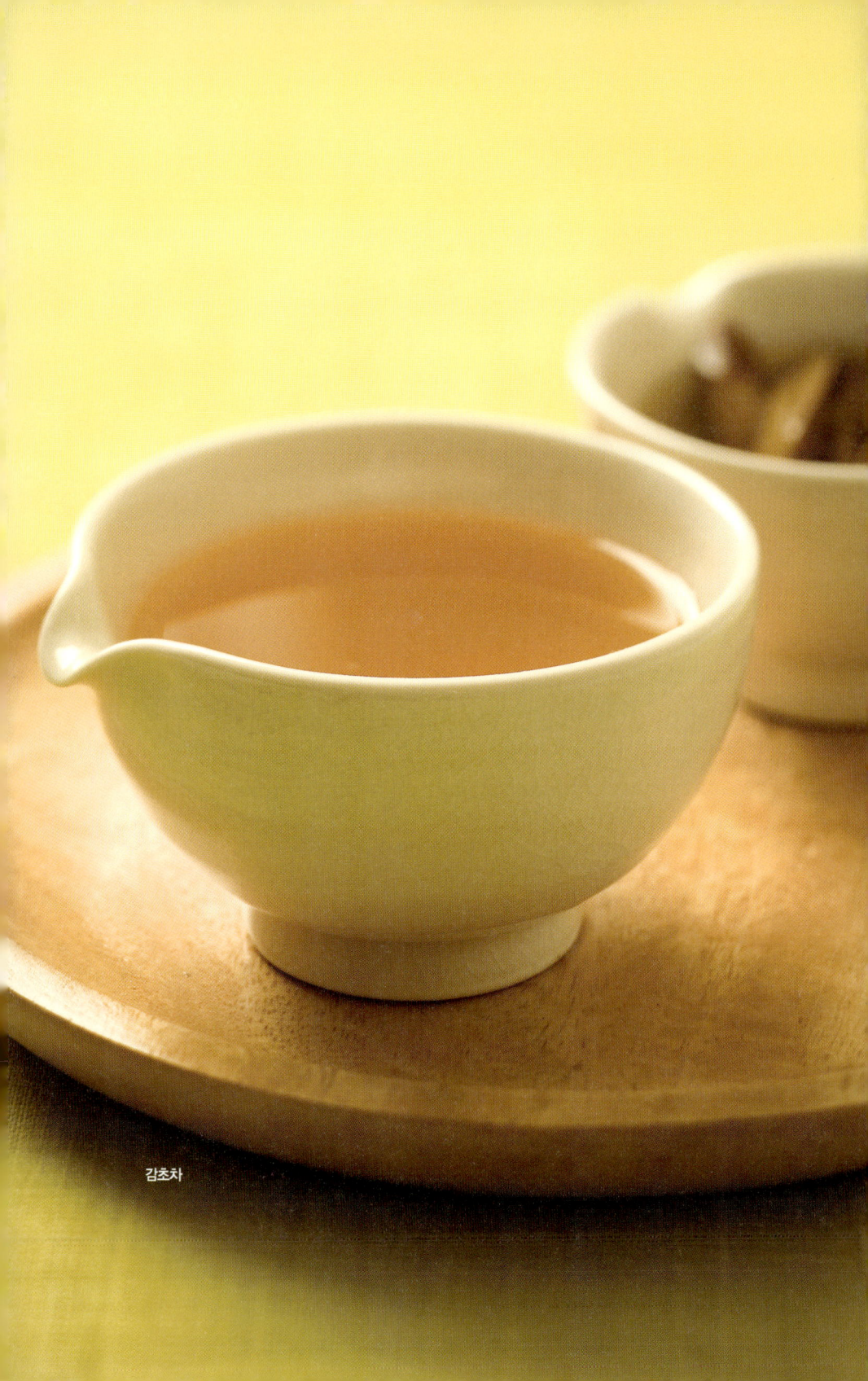
감초차

감초차 피부 상처의 치유, 새 살을 돋게 한다

감초는 피부염, 동상, 손발 트는 데 효과가 좋고 해독과 살균뿐만 아니라 진정과 재생 효능도 뛰어나다. 환경공해와 대기오염으로 지친 피부에 트러블까지 생기는 경우 더욱 적합하다. 단, 습관적으로 잘 붓는 사람은 자주 마시지 않도록 한다.

재료 감초 15g, 물 4컵, 꿀 1작은술

만들기
1. 감초는 흐르는 물에 씻어 냄비에 담고 물을 부어 끓인다.
2. 국물의 색이 진하게 우러나면 불을 약하게 줄인 뒤 국물이 반으로 졸아들 때까지 끓인다.
3. 감초를 건져내고 식힌 뒤 기호에 따라 꿀을 탄다. 감초에 달착지근한 맛이 돌아 꿀을 넣지 않아도 좋다.

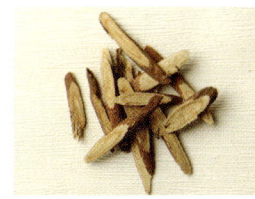 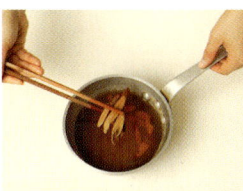 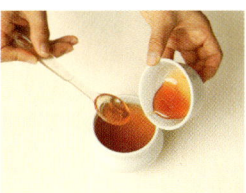

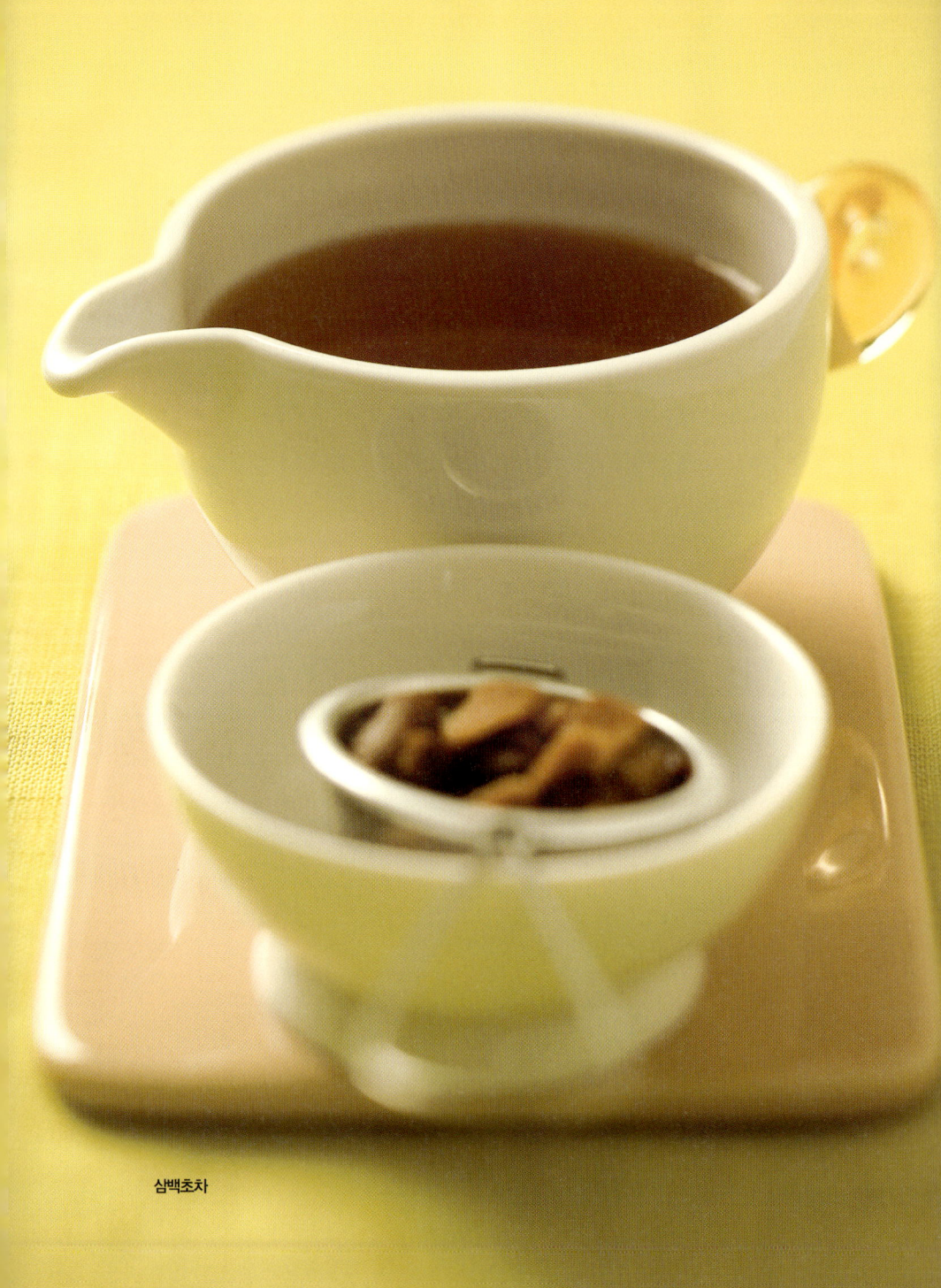

삼백초차

삼백초차 지루성 여드름에 효과적이다

삼백초는 하늘의 성품을 이어받은 풀이라 하여 '천성초(天性草)'라고도 부른다. 말초 혈액순환 개선 및 여성의 냉·대하 치료에 좋으며, 장기능을 좋게 하여 비만과 부종을 치료하는 데 효과적이다. 또한 지성 피부 및 거친 피부에 좋으며 여드름 피부의 소염 및 미백에 해초가루나 꿀을 섞어 거즈 마스크를 해도 좋다.

청미래덩굴 뿌리는 항암작용이 높은 식품으로 널리 알려져 있다. 용담 뿌리는 맛이 쓴 편이나 열을 내리고 염증을 없애는 데 탁월한 효과를 자랑한다. 모두 약령시장이나 한의원에서 구입할 수 있다.

재료 삼백초 15g, 청미래덩굴 뿌리 5g, 용담 뿌리 2g, 물 2컵

만들기
1. 준비한 약재를 흐르는 물에 씻어 냄비에 담고 물을 부어 푹 끓인다.
2. 색이 우러나면 약재는 건져내고 물만 걸러 마신다.

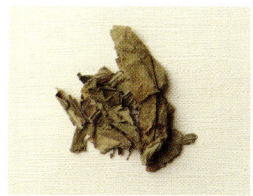 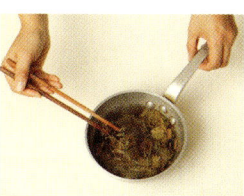 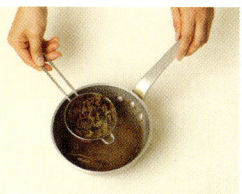

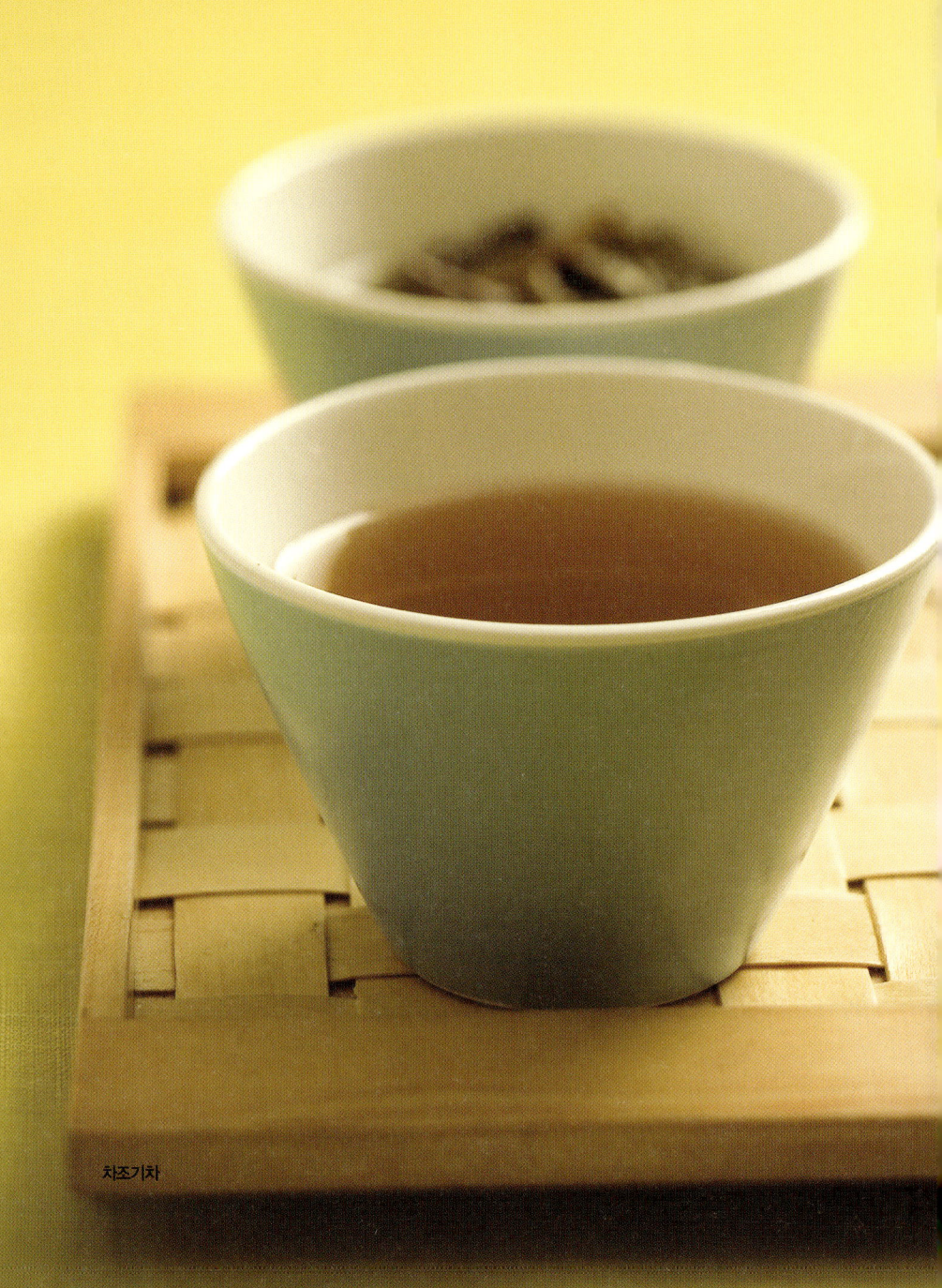

차조기차

차조기차 스트레스로 인해 생긴 피부 트러블에 좋다

정신적인 긴장 해소 및 노이로제 완화에 좋고, 불면증과 야맹증 예방에 효과적이다. 스트레스를 많이 받거나 감기 기운이 있는 경우, 어린이가 신경성 식욕 부진이나 소화장애가 있는 경우, 잦은 인후염이나 가래에도 좋다.

재료 차조기잎 15g, 물 3컵

만들기

1. 차조기잎을 씻어 냄비에 담고 물을 부어 붉은색과 갈색이 약간 날 정도로 색이 우러나면 건진다.
2. 우려낸 차를 마실 때 설탕이나 꿀을 약간 넣어 마셔도 좋다.

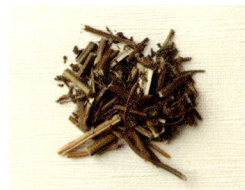 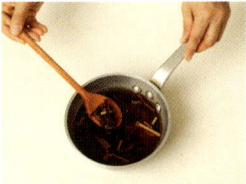 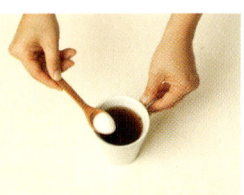

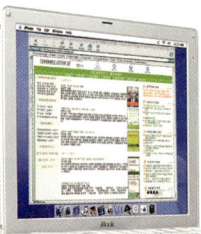
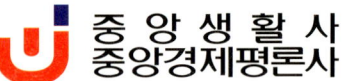

중앙생활사 중앙경제평론사

Joongang Life Publishing Co./Joongang Economy Publishing Co.

중앙생활사는 건강한 생활, 행복한 삶을 일군다는 신념 아래 설립된 건강·실용서 전문 출판사로서 치열한 생존경쟁에 심신이 지친 현대인에게 건강과 생활의 지혜를 주는 책을 발간하고 있습니다.

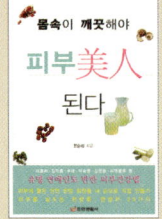

몸속이 깨끗해야 피부미인 된다

초판 1쇄 발행 | 2011년 1월 25일
개정초판 1쇄 인쇄 | 2014년 5월 2일
개정초판 1쇄 발행 | 2014년 5월 7일

지은이 | 한승섭(Seungseob Han)
펴낸이 | 최점옥(Jeomog Choi)
펴낸곳 | 중앙생활사(Joongang Life Publishing Co.)

대   표 | 김용주
책임편집 | 범수미
본문디자인 | 박성현

출력 | 케이피알 종이 | 타라유통 인쇄 | 케이피알 제본 | 은정제책사

잘못된 책은 바꾸어 드립니다.
가격은 표지 뒷면에 있습니다.

ISBN 978-89-6141-124-0(13510)

등록 | 1999년 1월 16일 제2-2730호
주소 | ㉾ 100-826 서울시 중구 다산로20길 5(신당4동 340-128) 중앙빌딩
전화 | (02)2253-4463(代) 팩스 | (02)2253-7988
홈페이지 | www.japub.co.kr 이메일 | japub@naver.com

♣ 중앙생활사는 중앙경제평론사·중앙에듀북스와 자매회사입니다.

Copyright ⓒ 2011 by 한승섭

이 책은 중앙생활사가 저작권자와의 계약에 따라 발행한 것이므로 본사의 서면 허락 없이는
어떠한 형태나 수단으로도 이 책의 내용을 이용하지 못합니다.

※ 이 책은 《몸속부터 고쳐야 피부미인이 된다》를 독자들의 요구에 맞춰 새롭게 출간하였습니다.

▶ 홈페이지에서 구입하시면 많은 혜택이 있습니다.

중앙북샵 www.**japub**.co.kr
전화주문 : (02) 2253 - 4463

※ 이 도서의 국립중앙도서관 출판시도서목록(CIP)은 e-CIP 홈페이지(www.nl.go.kr/cip.php)에서
   이용하실 수 있습니다.(CIP제어번호: CIP2014008471)